Evidenz-basierte Therapie der Psoriasis - Schwerpunkt *Biologics*

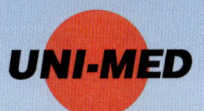

UNI-MED Verlag AG
Bremen - London - Boston

Boehncke, Wolf-Henning:
Evidenz-basierte Therapie der Psoriasis - Schwerpunkt *Biologics*/Wolf-Henning Boehncke.-
5. Auflage - Bremen: UNI-MED, 2009
(UNI-MED SCIENCE)

© 2001, 2009   by UNI-MED Verlag AG, D-28323 Bremen,
          International Medical Publishers (London, Boston)
          Internet: www.uni-med.de, e-mail: info@uni-med.de

Printed in Europe

UNI-MED. Die beste Medizin.

In der Reihe UNI-MED SCIENCE werden aktuelle Forschungsergebnisse zur Diagnostik und Therapie wichtiger Erkrankungen "state of the art" dargestellt. Die Publikationen zeichnen sich durch höchste wissenschaftliche Kompetenz und anspruchsvolle Präsentation aus. Die Autoren sind Meinungsbildner auf ihren Fachgebieten.

Vorwort und Danksagung

Die Geschichte der Dermatologie ließ sich oft anhand der jeweiligen Konzepte zur Pathogenese und Therapie der Psoriasis als einer der klassischen Entitäten dieses Faches ablesen. Dies gilt auch weiterhin.

Auf dem Gebiet der Pathogenese wird klar, dass das Konzept der Organ-gebundenen Entzündung zumindest modifiziert werden muss, denn Entzündung hat immer einen systemischen Charakter. Vor diesem Hintergrund zeigt sich: Einige der mit Psoriasis "assoziierten" Erkrankungen stellen tatsächlich Komplikationen derselben dar. In der hautärztlichen Praxis ist es daher erforderlich, aktiv nach diesen Co-Morbiditäten zu suchen und diese beim Patienten-Management zu berücksichtigen.

Auf therapeutischem Gebiet ist die Psoriasis die erste Erkrankung, für deren Behandlung eine neue Klasse von Biologics zugelassen wurde, welche die Effekte der sog. TH17-Lymphozyten blockieren. Charakteristisch für diese neuen Medikamente ist eine ausgezeichnete Effektivität, verbunden mit einer sehr niedrigen Behandlungsfrequenz.

Für die Therapieentscheidung hilfreich sind Studien, welche die Wirkung mehrerer Therapeutika direkt miteinander vergleichen ("head to head"). Mehrere einschlägige Studien liegen nunmehr vor und haben Eingang in dieses Buch gefunden. Die Neuauflage erfasst und kommentiert somit neueste Daten von höchster praktischer Relevanz und möchte so dazu beitragen, die "Lücke" bis zum Erscheinen der überarbeiteten Psoriasis-Therapieleitlinie (wurde um 1 Jahr verschoben) zu überbrücken.

Für diese Auflage haben wir mit viel Freude aus der Fülle neuer Daten zur Psoriasis unter dem Aspekt ihrer Wichtigkeit für die hautärztliche Praxis geschöpft. Dabei wurden wir erneut von mehreren Kollegen intensiv unterstützt, für deren fortgesetztes Engagement wir uns sehr bedanken wollen.

Ihnen wünschen wir, dass dieses Buch bei Ihrer Arbeit mit und für Psoriasis-Patienten nützlich sein möge.

Frankfurt am Main, im März 2009

Wolf-Henning Boehncke
Roland Kaufmann

Autoren

Herausgeber

Prof. Dr. Wolf-Henning Boehncke
Zentrum der Dermatologie und Venerologie (ZDV)
Johann Wolfgang Goethe-Universität
Theodor-Stern-Kai 7
60590 Frankfurt am Main

Kap. 2., 3.1, 3.7, 3.8., 3.9., 3.10. 3.11., 4., 5., 6., 8.

Prof. Dr. Roland Kaufmann
Zentrum der Dermatologie und Venerologie (ZDV)
Johann Wolfgang Goethe-Universität
Theodor-Stern-Kai 7
60590 Frankfurt am Main

Kap. 1.

Coautoren

Dr. Frank Behrens
Zentrum der Inneren Medizin/Rheumatologie
Johann Wolfgang Goethe-Universität
Theodor-Stern-Kai 7
60590 Frankfurt am Main

Kap. 5.

Dr. Sandra Boehncke
Zentrum der Inneren Medizin/Endokrinologie
Johann Wolfgang Goethe-Universität
Theodor-Stern-Kai 7
60590 Frankfurt am Main

Kap. 6.

Prof. Dr. Jens Gille
Zentrum der Dermatologie und Venerologie (ZDV)
Johann Wolfgang Goethe-Universität
Theodor-Stern-Kai 7
60590 Frankfurt am Main

Kap. 3.7., 3.9.

Dr. Ralf Joachim Ludwig
Zentrum der Dermatologie und Venerologie (ZDV)
Johann Wolfgang Goethe-Universität
Theodor-Stern-Kai 7
60590 Frankfurt am Main

Kap. 3.8.

Prof. Dr. Falk Rüdiger Ochsendorf
Zentrum der Dermatologie und Venerologie (ZDV)
Johann Wolfgang Goethe-Universität
Theodor-Stern-Kai 7
60590 Frankfurt am Main

Kap. 3.5., 3.6.

Priv.-Doz. Dr. Maurizio Podda
Zentrum der Dermatologie und Venerologie (ZDV)
Johann Wolfgang Goethe-Universität
Theodor-Stern-Kai 7
60590 Frankfurt am Main

Kap. 3.1., 3.10.

Prof. Dr. Helmut Schöfer
Zentrum der Dermatologie und Venerologie (ZDV)
Johann Wolfgang Goethe-Universität
Theodor-Stern-Kai 7
60590 Frankfurt am Main

Kap. 7.

Dr. Diamant Thaçi
Zentrum der Dermatologie und Venerologie (ZDV)
Johann Wolfgang Goethe-Universität
Theodor-Stern-Kai 7
60590 Frankfurt am Main

Kap. 3.2., 3.3., 3.4.

Inhaltsverzeichnis

1.	**Klinik der Psoriasis**	**12**

2.	**Ätiologie und Pathogenese**	**22**
2.1.	Das Konzept des kutanen Immunsystems	22
2.2.	Die Komponenten der psoriatischen Entzündungsreaktion	23
2.3.	Die Dynamik der psoriatischen Entzündungsreaktion	27
2.4.	Die genetische Kontrolle der psoriatischen Entzündungsreaktion	28
2.5.	Die Pathogenese der psoriatischen Entzündungsreaktion - eine Arbeitshypothese	29

3.	**Therapie der Psoriasis: "klassische" Konzepte**	**32**
3.1.	Dithranol	32
3.2.	Fumarsäureester	36
3.3.	Teerpräparate	39
3.4.	Vitamin-D_3-Analoga	42
3.5.	Retinoide	47
3.5.1.	Systemische Retinoide	48
3.5.2.	Topische Retinoide	56
3.6.	Physikalische Behandlungsverfahren der Psoriasis	61
3.6.1.	Dermatom, Dermabrasio	61
3.6.2.	Kryotherapie	62
3.6.3.	Laser	64
3.6.4.	Okklusion	67
3.6.5.	Indikationen und klinische Anwendung	68
3.7.	Glukokortikoide	71
3.8.	Cyclosporin A	76
3.9.	Methotrexat	80
3.10.	Phototherapie	86
3.11.	Alternative und unterstützende Methoden	96

4.	**_Biologics_ in der Therapie der Psoriasis**	**100**
4.1.	Herstellung von _Biologics_: biotechnologische Grundlagen	100
4.2.	Die Rolle der T-Lymphozyten im Rahmen der Psoriasispathogenese	103
4.3.	Wirkmechanismen von _Biologics_	104
4.4.	Alefacept	107
4.5.	Efalizumab	110
4.6.	Etanercept	113
4.7.	Infliximab	117
4.8.	Adalimumab	121
4.9.	Ustekinumab	122
4.10.	Anwendung von _Biologics_: formale Aspekte	125
4.11.	Anwendung von _Biologics_: Differenzialtherapie	127

5.   Psoriasisarthritis   130

5.1.   Einteilung und Klinik...130

5.2.   Ätiologie und Pathogenese 132

5.3.   Diagnostik...132

5.4.   Medikamentöse Therapie 134

5.4.1.   Nicht-steroidale Antirheumatika (NSAR) 134

5.4.2.   Krankheitsmodifizierende Langzeittherapie (DMARD = disease modifying antirheumatic drug). 134

5.4.3.   Zusammenfassung Therapie 139

5.4.4.   Ausblick 139

6.   Co-Morbidität   144

6.1.   Epidemiologie...144

6.1.1.   Depression und Abhängigkeit 144

6.1.2.   Chronisch-entzündliche Erkrankungen 144

6.1.3.   Metabolisches Syndrom..144

6.2.   Pathogenese 145

6.3.   Klinische Konsequenzen 146

6.3.1.   Berücksichtigen der Risiken bei der Therapieentscheidung 146

6.3.2.   Problemkomplex Co-Medikation...146

6.3.3.   Prävention und Innovation 146

6.4.   Fazit für die Praxis 147

7.   Spezielle therapeutische Problemsituationen   150

7.1.   *Psoriasis capitis* 150

7.2.   *Psoriasis intertriginosa*...151

7.3.   *Psoriasis palmoplantaris* 152

7.4.   Psoriasis der Nägel..153

7.5.   Psoriasis im Gesicht...154

7.6.   Psoriasis bei Kindern 155

7.7.   Psoriasis bei Schwangeren 157

7.8.   Psoriasis bei HIV-Infektion..160

8.   Der Psoriasis Area and Severity Index (PASI) - ein Crash-Kurs   166

8.1.   Messung des Therapieerfolges bei Psoriasis 166

8.2.   Wie erhebt man den PASI? 166

8.2.1.   Messung des "Areals" 166

8.2.2.   Messung der "Schwere" 167

8.3.   Wie der PASI funktioniert: Stärken und Schwächen 169

9.   Anhang - hilfreiche Adressen   172

**   Index   173**

Klinik der Psoriasis

1. Klinik der Psoriasis

 Historische Aspekte

Die Begriffe Psoriasis und *Psora* (Ψωρα) wurden im Sinne der borkigen, trockenen, schuppigen oder rauhen Flechten bereits im Altertum für unterschiedliche entzündliche Dermatosen gebraucht und später von Willan 1799 erstmals zur Beschreibung einer nach seiner Meinung zusammengehörenden nicht-kontagiösen Krankheitsgruppe genutzt, die er gegenüber den leprösen und venerischen Formen von Flechten abgrenzte. Die von ihm unter dem Begriff Psoriasis definierten Bilder entsprachen überwiegend den verschiedenen Varianten der Schuppenflechte im heutigen Verständnis, wenngleich sie wohl auch einige Ekzemformen (z.B. seborrhoisches Ekzem, Lippenekzeme, degenerativ-toxische Dermatitis) oder schubweise verlaufende entzündliche Dermatosen (z.B. M. Reiter) subsumierten. U.a. beschrieb er die *Psoriasis guttata, Psoriasis gyrata, Psoriasis palmaria, Psoriasis inveterata* oder *infantilis*. Auch stellte er die Bedeutung konstitutioneller Faktoren und der erblichen Disposition heraus, beschrieb den hartnäckigen, chronisch-rezidierenden Verlauf, die Möglichkeit der spontanen Abheilung, das Auftreten an mechanisch belasteten Stellen, den potentiellen Übergang in eine generalisierte erythrodermatische Form *(Psoriasis diffusa)*, die mögliche Assoziation mit Gelenkbeschwerden und einen Zusammenhang mit fieberhaften und eitrigen Erkrankungen. Wenngleich inzwischen das Krankheitsbild der Psoriasis mit seinen variablen Manifestationsvarianten klinisch gut charakterisiert erscheint, so sind dennoch auch heute abgesehen vom limitierten Verständnis um die Details der Ätiologie und Pathogenese begriffliche Unschärfen wie Seborrhiasis, psoriasiformes Ekzem oder ekzematisierte Psoriasis Ausdruck einer nicht immer eindeutigen Zuordnung, und in gewissen klinischen Situationen (z.B. Psoriasis im Kindesalter, pustulöse Hand- und Fußdermatitiden) wird eine Diagnose entzündlicher Hauterscheinungen mitunter erst histologisch oder im Verlaufe des weiteren Krankheitsverlaufes möglich.

 Definition

Die Psoriasis (Schuppenflechte) ist eine durch exogene und endogene Noxen triggerbare dispositionelle chronisch-rezidierend verlaufende entzündliche Dermatose mit läsional gestörter Reifung der Epidermis, die sich klinisch in typischen erythematosquamösen Plaques im Bereich distinkter Prädilektionen äußert und im Einzelfall verschiedene Manifestationsvarianten aufweisen kann.

 Epidemiologie

Die *Psoriasis vulgaris* zählt zu den wichtigsten entzündlichen Hauterkrankungen. Familiäre Häufung und bevorzugtes Auftreten in bestimmten ethnischen Gruppen sind Hinweise für die kausale Rolle genetisch-dispositioneller Faktoren. Während die Psoriasis z.B. bei Indianern, Eskimos und Schwarzafrikanern unbekannt oder selten ist, kommt sie bei hellhäutigen Kaukasiern mit einer Prävalenz von 1-3 % vor und betrifft hier gleichermaßen Männer und Frauen aller Altersgruppen.

Epidemiologisch lassen sich zwei Typen differenzieren. Die Mehrzahl der Psoriatiker gehört dem Typ I an. Dieser zeigt ein frühes Manifestationsalter (<40 Jahre) und signalisiert in der Regel einen schwereren Verlauf. Die Familienanamnese ist meist positiv, und es findet sich eine starke Kopplung zu HLA Cw 6, HLADr7, aber auch eine Assoziation zu den Klassen HLA B 13 und HLA B 17. Typ II charakterisiert hingegen leichtere Fälle ohne familiäre Häufung und manifestiert sich erst im mittleren bis späteren Erwachsenenalter.

 Auslösefaktoren

Neben der erblichen Disposition (polygener Vererbungsmodus mit Schwellenwerteffekt) beeinflussen vielfältige exogene Noxen, aber auch endogene Faktoren den in der Regel chronisch-schubweisen Verlauf dieser Erkrankung. Zu den häufigeren exogenen Triggerfaktoren zählen mechanische Traumata, Sonnenbrand, irritative Lokaltherapie, zu den endogenen Triggerfaktoren insbesondere Infekte (Streptokokkenangina), Medikamente (z.B. β-Blocker, Lithium, Chloroquin) und emotionale Belastungen. Bei Patienten mit hohem klinischen Eruptionsdruck der Erkrankung besteht eine besonders leichte Provozierbarkeit der Herde an mechanisch irritierten oder lädierten Hautstellen. Dieses Phänomen der umschriebenen Auslösbarkeit einer typischen psoriatischen Effloreszenz wird auch als isomorpher Reizeffekt oder Köbner-Phänomen bezeichnet. Die provozierten Herde folgen dem Trauma etwa nach 2 Wochen.

Klinische Erscheinungsformen

Unabhängig von den beiden epidemiologisch trennbaren Verlaufstypen unterscheidet man auch verschiedene klinische Manifestationsformen dieser Erkrankung (☞ Tab. 1.1). Neben der *Psoriasis vulgaris* mit ihren unterschiedlichen morphologischen Ausprägungen kommen als Sonderformen die psoriatische Erythrodermie und die pustulösen Psoriasisvarianten vor.

- *Psoriasis vulgaris:*
  - Chronisch-stationärer Typ
  - Akut-exanthematischer Typ
  - *Psoriasis inversa*
- Isolierte Nagelpsoriasis
- *Psoriasis pustulosa:*
  - *Psoriasis pustulosa palmoplantaris* (Königsbeck-Barber)
  - *Psoriasis pustulosa generalisata* (von Zumbusch)
  - *Impetigo herpetiformis*
  - *Akrodermatitis continua suppurativa* (Hallopeau)
  - Pustulöse Psoriasis vom Typ des *Erythema anulare centrifugum*
- Psoriatische Erythrodermie
- *Psoriasis arthropathica* (☞ auch Kap. 5.)

Tab. 1.1: Klinische Klassifikation der Psoriasisformen.

Psoriasis vulgaris

Die *Psoriasis vulgaris* manifestiert sich am häufigsten in chronisch stationärer Form und ist in diesen Fällen durch hartnäckige erythematosquamöse Plaques an den für die Psoriasis typischen Lokalisationen charakterisiert (Plaquetyp). Die Prädilektionsstellen der chronisch stationären Psoriasis vulgaris sind die Extremitätenstreckseiten (vor al-

lem Ellenbogen, Kniescheiben), der behaarte Kopf und die Lumbosakralregion (☞ Abb. 1.1a, 1.2, 1.3).

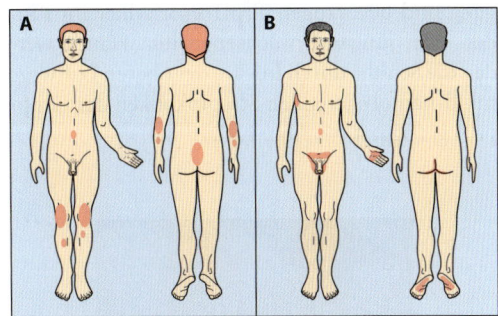

Abb. 1.1: Prädilektionsstellen der *Psoriasis vulgaris* (A) und der *Psoriasis inversa* (B).

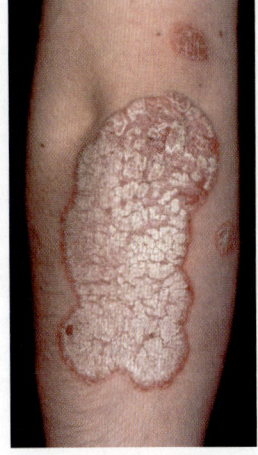

Abb. 1.2: *Psoriasis vulgaris.* Chronisch stationäre Form. Erythematosquamöser Plaque am Ellenbogen.

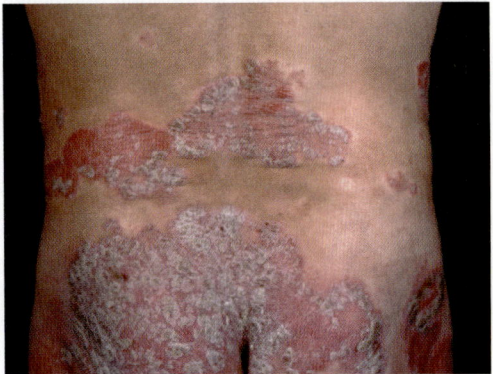

Abb. 1.3: *Psoriasis vulgaris.* Chronisch stationäre Form. Befall der Lumbosakralregion.

Diese Verlaufsform kann sich sowohl bei Typ-I- als auch bei Typ-II-Psoriasis ausprägen. Demgegenüber zeigen akute Verlaufsformen einen starken Eruptionsdruck mit exanthematischer Ausprägung und bevorzugen Typ-I-Psoriatiker im Kindes- oder jungen Erwachsenenalter. Häufig werden die Schübe durch Infekte der oberen Luftwege mit β-hämolysierenden Streptokokken der Gruppe A getriggert (☞ Abb. 1.4).

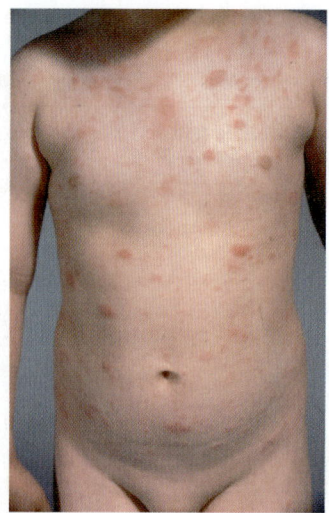

Abb. 1.4: Akut exanthematischer Schub einer Psoriasis im Kindesalter nach Streptokokkenangina. Positive Familienanamnese. Ekzematisierte Herde unter dem Bild der "Seborrhoide".

Die Primäreffloreszenz der *Psoriasis vulgaris* ist initial eine Papel, die je nach Verlaufsform auch in erythematöse Plaques unterschiedlicher Größe mit nachfolgend silbriger Schuppung übergehen kann. Das sog. "Kerzentropfphänomen" (abgelöste silbrig-weiße Schuppen ähneln Kerzenwachs), das "Phänomen des letzten Häutchens" (glänzendes denudiertes Epithel nach Hornschichtablösung) und das "Auspitz-Phänomen" oder "Phänomen des blutigen Taus" (kapilläre Punktblutung nach weiterem Schaben) sind klinisch hilfreiche Zeichen, die sich durch den gestörten Aufbau des Epithels mit histologisch sichtbarer Parahyperkeratose, hochreichenden Papillenspitzen und einer darüber liegenden verdünnten Epidermis erklären. Bei hohem Eruptionsdruck und insbesondere bei Typ-I-Psoriatikern ist an mechanisch irritierten Stellen der isomorphe Reizeffekt auslösbar mit

Entwicklung typischer psoriatischer Effloreszenzen (☞ Abb. 1.5).

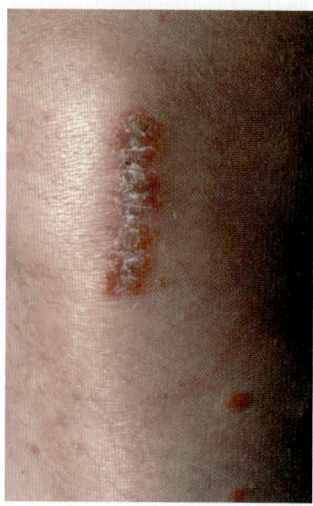

Abb. 1.5: *Psoriasis vulgaris.* Köbner-Phänomen.

Bei exanthematischer Aussaat können neben den punkt- oder tropfenförmigen erythematosquamösen Papeln *(Psoriasis punctata, Psoriasis guttata)* auch gyrierte, nummuläre, anuläre, serpinginöse, oder landkartenartige Ausbreitungsmuster *(Psoriasis geographica)* dominieren oder gar vielgestaltig nebeneinander in Erscheinung treten (☞ Abb. 1.6, 1.7, 1.8).

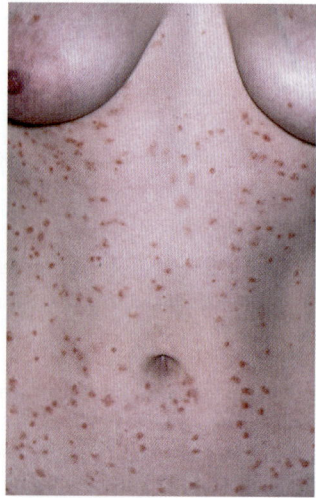

Abb. 1.6: *Psoriasis vulgaris.* Exanthematischer Schub mit punktförmigen Effloreszenzen am Stamm *(Psoriasis punctata).*

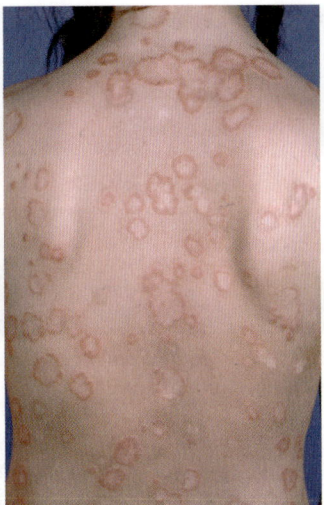

Abb. 1.7: *Psoriasis* vulgaris, disseminierte Form. Gyrierte und anuläre Effloreszenzen.

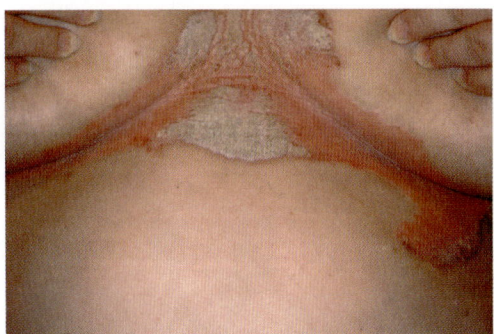

Abb. 1.9: *Psoriasis inversa* mit submammären Plaques.

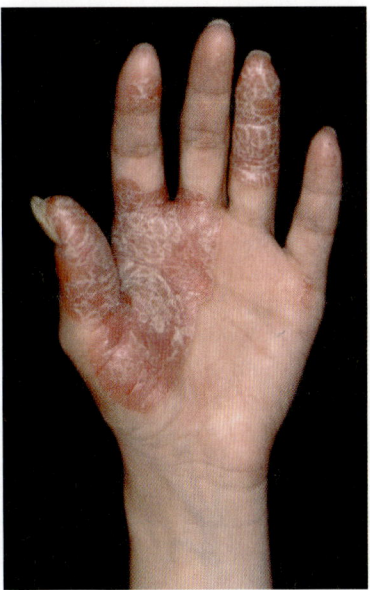

Abb. 1.10: *Psoriasis inversa* mit palmarem Befall.

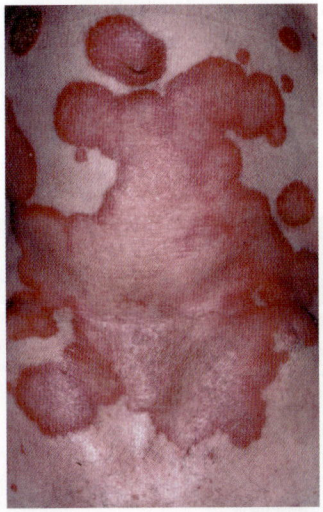

Abb. 1.8: *Psoriasis geographica* mit landkartenartigen Effloreszenzenmuster am Stamm.

Bei der so genannten inversen Form der Psoriasis treten die Effloreszenzen in den intertriginösen Bereichen oder aber palmoplantar oft mit großer Hartnäckigkeit auf und sparen die Prädilektionsstellen gewöhnlich aus (☞ Abb. 1.1b, 1.9, 1.10). Bei mazerierten Herden in den okkludierten Körperfalten kann die sonst typische Schuppung völlig fehlen und scharf begrenzte, düsterrote Plaques das Bild dominieren. Die Psoriasis an Handtellern und Fußsohlen entwickelt sich in der Regel als umschriebene pustulöse Form (☞ unten).

■ Psoriatische Nagelerkrankung

Eine Nagelbeteiligung (psoriatische Onychopathie) ist bei allen Verlaufsformen der Psoriasis möglich, aber auch ein isolierter Befall des Nagelbettes mit entsprechend gestörtem konsekutivem Nagelwuchs kommt vor. Typischerweise manifestieren sich an der Nagelplatte sichtbare psoriatische Grübchen ("Tüpfelnägel"), fleckförmige Onycholysen ("psoriatischer Ölfleck") oder Onychodystrophien ("Krümelnägel") (☞ Abb. 1.11).

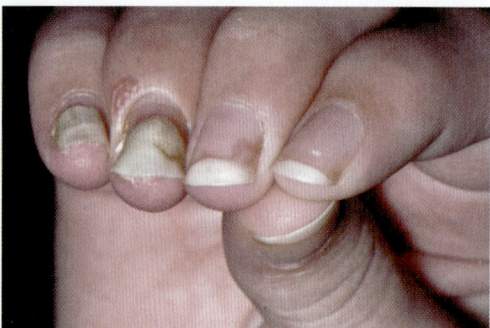

Abb. 1.11: Psoriatische Nagelveränderungen. Typische Ölflecke.

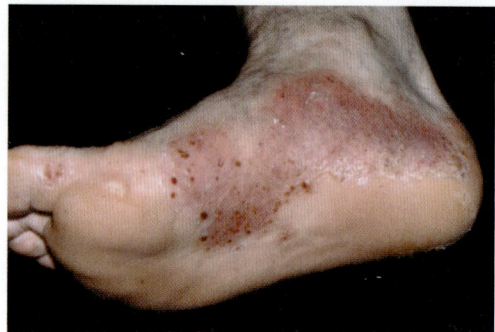

Abb. 1.12: *Psoriasis palmoplantaris* mit pustulösen Effloreszenzen an der Fußsohle.

■ Pustulöse Psoriasisformen

Verschiedene pustulöse Manifestationsvarianten sind als Sonderformen der Psoriasis bekannt und u.U. von anderen pustulösen Dermatosen abzugrenzen. Hierbei lassen sich umschriebene Formen von solchen mit disseminierter Effloreszenzenaussaat unterscheiden. Letztere sind von exanthematischen Formen mit begleitender Pustulation zu differenzieren *(Psoriasis cum pustulatione)*. Die epidermalen, nicht follikulär gebundenen Pusteln der Psoriasis sind immer steril.

Zu den akral lokalisierten pustulösen Ausprägungen werden die *Psoriasis palmoplantaris* (Barber-Königsbeck) und die *Acrodermatitis continua suppurativa* (Hallopeau) gerechnet. Bei der palmoplantaren Form findet sich meist ein hartnäckiger chronisch geprägter Verlauf mit scharf begrenzten psoriasiformen Herden an Handtellern und/oder Fußsohlen (☞ Abb. 1.12). Diese sind durchsetzt von frischen Pusteln oder im Abklingen befindlichen bräunlichen Residuen die auch auf nicht entzündlichen Hautpartien gefunden werden können. Die *Acrodermatitis continua suppurativa* befällt mit seenartig konfluenten Pusteln Zehen und Finger vornehmlich im Bereich der Nagelregion. Die entzündlichen Läsionen im Nagelbettbereich führen konsekutiv zur *Onychodystrophie* und können schließlich einen Nagelverlust zur Folge haben.

Varianten der generalisierten pustulösen Form sind die infantile und juvenile pustulöse Psoriasis, die *Psoriasis pustulosa generalisata* Typ Zumbusch, bei Graviden die *Impetigo herpetiformis*, sowie die subakut anuläre Psoriasis (zirzinäre Psoriasis vom Typ des *Erythema anulare centrifugum*). Bei der generalisierten pustulösen Psoriasis entwickeln sich disseminiert hochentzündliche z.T. düsterrote Erytheme mit ausgeprägten Pustulationen, die zur seenartigen Konfluenz neigen (☞ Abb. 1.13).

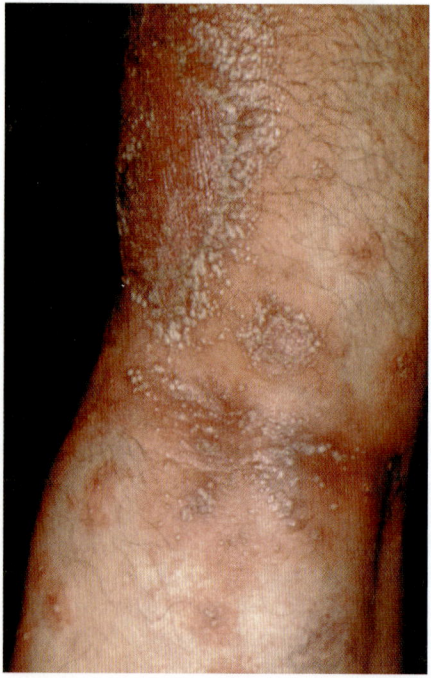

Abb. 1.13: *Psoriasis pustulosa.*

Vor allem bei schwerer generalisierter pustulöser Psoriasis können sich neben dem Hautbefall auch Veränderungen im oralen Schleimhautbereich ausprägen. Zu diesen seltenen Begleitmanifestationen zählen die *Stomatitis geographica*, die *Stomatitis areata migrans* und die *Lingua geographica*.

■ Psoriatische Erythrodermie

Die *Psoriasis vulgaris*, aber auch die *Psoriasis pustulosa*, kann bei generalisiertem Verlauf sukzessive in eine Erythrodermie münden (☞ Abb. 1.14a+b). Auch kann sich bereits primär ein erythrodermatischer Schub ausprägen. Hierbei sind Erythrodermieformen im Rahmen anderer Dermatosen zu differenzieren. Provozierend können irritierende Behandlungen, Sonnenbrände oder auch das Absetzen einer Steroidtherapie diese Verlaufsform begünstigen. Die generalisierte Dermatitis mit einem gesamthaft erythematösen, schuppenden und nässenden Integument ist eine schwere Erkrankung und führt zu den für die Erythrodermie charakteristischen Komplikationsmöglichkeiten (Eiweißverlust mit hypalbuminämischen Ödemen, gestörte Temperaturregulation mit Frösteln, Elektrolyt- und Flüssigkeitsverlust mit gestörter Bilanz des Wasser- und Salzhaushaltes, gestörte Immunantwort mit Gefahr der Superinfektionen).

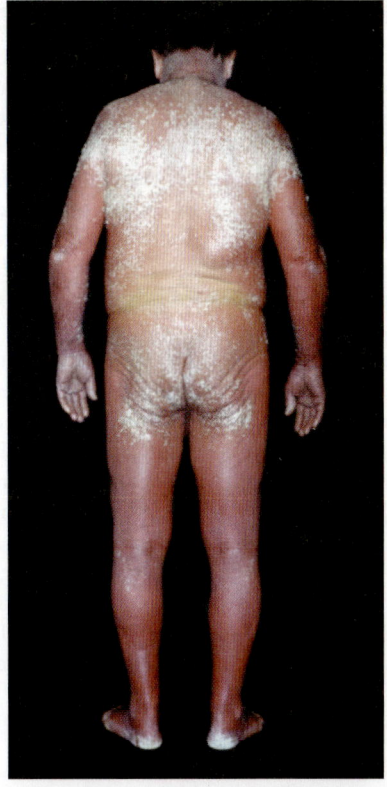

a

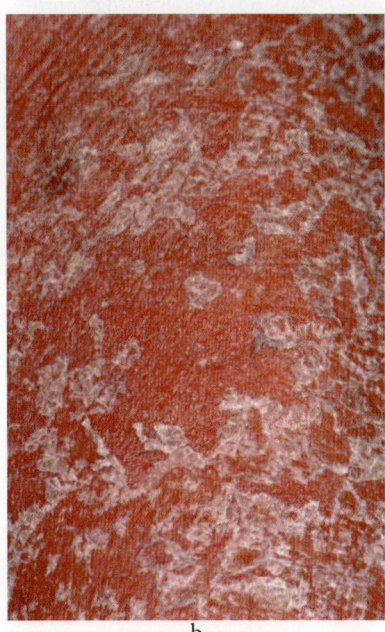

b

Abb. 1.14a+b: Psoriatische Erythrodermie. **a:** Übersicht. **b:** Detail.

■ Psoriatische Gelenkerkrankung

Die fakultative Gelenkbeteiligung (psoriatische Arthropathie) ist Ausdruck des Systemcharakters der Psoriasis. Weitere extrakutane Manifestationen betreffen die in bis zu 0,1 % der Fälle zu beobachtenden Skelettmanifestationen. Die psoriatische Spondylarthritis ist gehäuft mit HLA B27 assoziiert. Eine seltene Sonderform ist die pustulöse Arthroosteitis, die meist durch einen Befall des Sternoklavikulargelenkes zusammen mit einer *Psoriasis pustulosa palmoplantaris* charakterisiert ist. Bei der *Psoriasis arthropathica* sind besonders die distalen Gelenke im Zehen und Fingerbereich befallen (distale interphalangeale psoriatische Arthritis). Asymmetrische Ausprägungen mit Befall einzelner Strahle sind am häufigsten. Die betroffenen Phalangen sind schmerzhaft aufgetrieben. Seltener sind schwere deformierende Verläufe multipler Interdigitalgelenke bis hin zu arthrogenen Kontrakturen oder auch mutilierenden Verläufen mit osteolytischen Veränderungen (☞ Abb. 1.15). Im Gegensatz zur rheumatoiden Arthritis bleiben die immunserologischen Teste negativ.

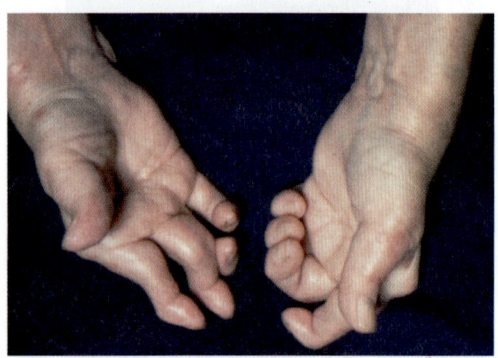

Abb. 1.15: Psoriatische Arthropathie.

Histologie der Psoriasisformen

Die klassische psoriatische Morphe findet sich histologisch am deutlichsten in frühen, schuppenden Papeln sowie nahe des Randes von wachsenden erythematosquamösen Plaques. Neben der *Psoriasis vulgaris* weisen die Sonderformen einige Abweichungen auf.

Das akanthotisch verdickte Epithel weist eine parakeratotische Verhornungsstörung mit Ansammlungen neutrophiler Granulozyten und konsekutiver Verschmälerung oder Verlust des Stratum granulosum auf. Aggregationen neutrophiler Granulozyten im *Stratum corneum* charakterisieren die Munro'sche Mikroabszesse (☞ Abb. 1.16c).

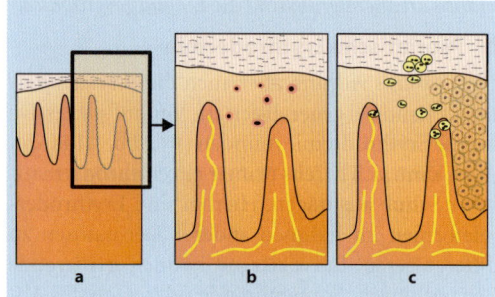

Abb. 1.16: Schematische Darstellung histologischer Veränderungen bei *Psoriasis vulgaris.* **a**: Übersicht mit Papillomatose und Akanthose der Epidermis. Markierter Ausschnitt in b und c vergrößert dargestellt. **b**: Parahyperkeratose. Lymphozytäre Exozytose. **c**: Neutrophile Exozytose. Munro-Mikroabszesse.

In den oberen Epidermisschichten kann eine leichte Spongiose und eine Blässe des Epithels imponieren. Neben der plumpen und regelmäßigen Akanthose finden sich weit elongierte, gleichlange Reteleisten, die z.T. am unteren Ende kolbenartig aufgetrieben sein können. In einer ödematisierten papillären Dermis sind die Kapillaren deutlich ektatisch und stark gewunden (☞ Abb. 1.17). Im oberen Abschnitt der Dermis findet sich perivaskulär und interstitiell ein lymphozytäres Infiltrat.

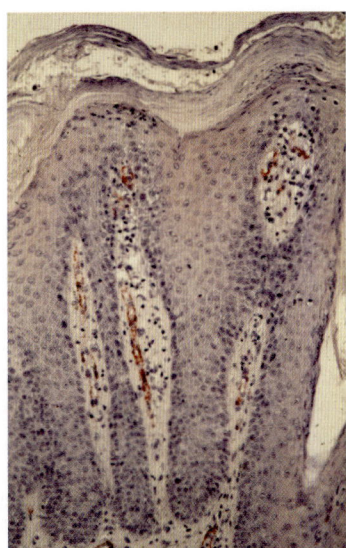

Abb. 1.17: *Psoriasis vulgaris.* Histologie. Immunperoxidase mit Darstellung der elongierten Kapillarektasien im *Stratum papillare.* Akanthotisches und parakeratotisch verhornendes Epithel.

Im Falle eines erythrodermatischen Verlaufs kann das Stratum corneum und damit der Nachweis einer bei erythematosquamösen Plaques typischen Parahyperkeratose gänzlich fehlen.

Eine stärkere Exozytose neutrophiler Granulozyten charakterisieren die *Psoriasis pustulosa.* Hier finden sich obligat höher gelegene spongiforme Pusteln zunächst subcorneal, später auch intracorneal (sog. Kogoj'sche Mikropusteln) (☞ Abb. 1.18). Die Kogoj'schen Pusteln signalisieren in der Regel einen hohen Eruptionsdruck des Krankheitsgeschehens. Die Psoriasis cum pustulatione und lokalisierte pustulöse Psoriasisformen *(Acrodermatitis continua suppurativa Hallopeau, Psoriasis pustulosa palmoplantaris)* entsprechen histologisch ebenfalls der generalisierten pustulösen Form. Bei der *Psoriasis pustulosa palmoplantaris* ist die voll entwickelte Pustel groß, intraepidermal, unilokulär und zu beiden Seiten abgerundet. Unterhalb der Pustel findet sich ein deutliches lymphozytär geprägtes Entzündungsinfiltrat und eine epidermale Spongiose.

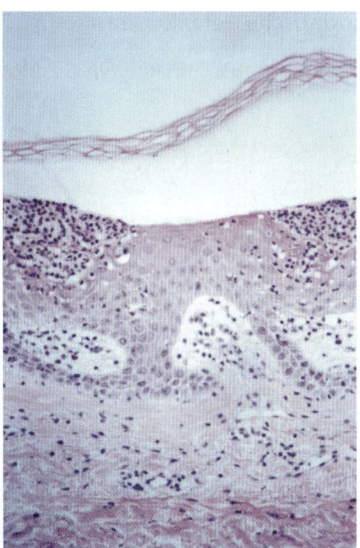

Abb. 1.18: *Psoriasis pustulosa.* Kogoj'sche Mikropusteln.

Tab. 1.2 zeigt zusammenfassend wichtigsten histopathologischen Merkmale der *Psoriasis vulgaris.*

- *Psoriasis vulgaris:*
  - Parahyperkeratose mit fehlendem *Stratum granulosum*
  - Munro'sche Mikroabszesse
  - Gleichmäßige Akanthopapillomatose
  - Elongierte schmale Reteleisten
  - Suprapapilläre Epidermisverdünnung
  - Papillenödem mit dilatierten Kapillaren
  - Oberflächliche perivaskuläre lymphozytäre Entzündungsreaktion
- *Psoriasis pustulosa:*
  - Zusätzlich neutrophile spongiforme Pusteln (Kogoj)

Tab. 1.2: Histologische Merkmale der Psoriasis.

 Differentialdiagnosen

Die typische chronisch stationäre Plaque-Psoriasis mit Befall der klassischen Prädilektionen und zusätzlich hinweisenden Nagelveränderungen ist klinisch unschwer zu diagnostizieren, ebenso sind akut exanthematische Schübe mit erythematosquamösen Läsionen bei bekannter Familien- und Eigenanamnese meist eindeutig und rasch erkennbar. Hilfreich ist auch die Auslösbarkeit der oben

Psoriasismanifestation	Differentialdiagnosen
Chronisch-stationärer Plaquetyp	Morbus Bowen, *Parapsoriasis en plaques, Mycosis fungoides*, Nummuläres Ekzem, CDLE, Tinea, M. Reiter, Seborrhoische Dermatitis
Akut exanthematischer Typ	Lues II, Psoriasiforme Arzneireaktionen und HIV-Exantheme, *Pityriasis lichenoides chronica*, Irritierte *Pityriasis rosea*, SCLE
Isolierter Psoriasisplaque	Tinea, Ekzem, CDLE, Psoriasiformer *Lupus vulgaris*, Pagetoide Retikulose, Rumpfhautbasaliom, *Lichen simplex chronicus*
Isolierte Psoriasis der Kopfhaut	*Tinea amiantacea*, Seborrhiasis
Intertriginöse Psoriasis	Intertrigo, Candidose, extramammärer Morbus Paget
Psoriasis pustulosa generalisata	Akute generalisierte Pustulose
Psoriasis pustulosa palmoplantaris	Hand- und Fußdermatitis, Palmoplantarpustulose

Tab. 1.3: Differentialdiagnose der Psoriasis.

beschriebenen Phänomene (Kerzentropf, letztes Häutchen, blutiger Tau) durch Schaben an den Effloreszenzen.

Schwieriger hingegen kann es sich mit solitären Plaques, bestimmten Sonderformen, Psoriasisvarianten im Kindesalter oder weniger typischen generalisierten Befallsmuster verhalten. Hier wird oft neben der subtilen Anamnese (z.B. Medikamente) eine weiterführende Diagnostik (z.B. Luesserologie, HIV-Serologie) und eine bioptische Abklärung erforderlich. Tab. 1.3 fasst wichtige Differentialdiagnosen zusammen. Insbesondere im Erwachsenenalter stets zu berücksichtigen ist auch die Möglichkeit der arzneimittelinduzierten Psoriasis, die beim Fehlen einer entsprechenden Eigen- und Familienanamnese oder weiterer psoriatischer Stigmata (z.B. Onychopathie) von psoriasiformen Arzneimittelexantheme nicht immer klar differenziert werden kann.

Weiterführende Literatur

Braun Falco O, Plewig G, Wolff HH. Dermatologie und Venerologie. 4.Auflage. Springer, Berlin. 1995; S. 541-575

Fritsch P. Dermatologie und Venerologie - Lehrbuch und Atlas. Springer, Berlin. 1998; S. 335-353

Linhardt C, Wolter M, Kaufmann R. Psoriasiforme entzündliche Dermatosen. In: Kerl H, Soyer P, Garbe C (Hrsg.) Dermatohistologie. Sprinter, Berlin. 2003; S. 145-162

Schön MP, Boehncke W-H. Psoriasis. N Engl J Med 2005;352:1899-1912

Sterry W, Paus R. Checkliste Dermatologie. Thieme, Stuttgart. 1999; S. 286-296

Willan R. Die Hautkrankheiten und ihre Behandlung. Hirschberg, Breslau. 1799; S. 111-138

Ätiologie und Pathogenese

2. Ätiologie und Pathogenese

2.1. Das Konzept des kutanen Immunsystems

Charakteristisch für die Psoriasis ist das Nebeneinander von kutaner Entzündungsreaktion und epidermaler Hyperproliferation. Das Korrelat für die Entzündungsreaktion sind klinisch die erythematösen Plaques, welche histologisch ein dichtes leukozytäres Infiltrat in der oberen Dermis mit dilatierten und neu gebildeten Kapillaren im Bereich der Papillen aufweisen; weiterhin finden sich exozytotische Leukozyten auch im epidermalen Kompartiment und können dort Munro'sche Mikroabszesse bilden. Die phänomenologisch meist dominierende epidermale Hyperproliferation manifestiert sich in Form der asbestartigen mittellamellösen Schuppung; histologisch findet sich eine massive Akanthose, begleitet von Hyper- und Parakeratose sowie ausgeprägter Papillomatose (☞ Kap. 1.).

Um die Pathogenese der Psoriasis aufzuklären, wurde eine Vielzahl von Studien durchgeführt, deren Ziel die Charakterisierung der primären pathologischen Veränderung in der sich entwickelnden Effloreszenz war. Die Angaben über die zuerst auftretende Zellart im Infiltrat sind widersprüchlich, genannt werden u.a. Monozyten/Makrophagen, Lymphozyten und neutrophile Granulozyten. Nach Absetzen einer lokalen Steroidtherapie wurden Endothelzellschwellungen und nachfolgend das Auftreten degranulierender Mastzellen in rezidivierenden psoriatischen Plaques beschrieben. Generell akzeptiert wird allerdings, dass inflammatorische Prozesse innerhalb der Dermis die ersten Veränderungen darstellen; erst danach kommt es zur psoriatischen Transformation der Epidermis.

Die Haut stellt schon aufgrund ihrer Barrierefunktion ein universales Abwehrsystem dar, worin sie durch das Immunsystem als komplementäre Entwicklung unterstützt wird. Neben dieser funktionellen Vernetzung besteht eine enge räumliche Assoziation beider Systeme. Streilein prägte den Begriff *"skin associated lymphoid tissues* (SALT)*"*, um diese Assoziation zu beschreiben, und fasste darunter die Antigen präsentierenden Langerhans-Zellen, T-Lymphozyten, Keratinozyten und regionäre Lymphknoten zusammen. Bos und Kapsenberg wiesen auf die Präsenz anderer immunkompetenter Zellen in humaner Haut hin, erweiterten das SALT-Konzept und definierten das *"skin immune system* (SIS)*"* als Gesamtheit all dieser Zellarten unter Ausschluss lymphatischen Gewebes (☞ Tab. 2.1 und Abb. 2.1).

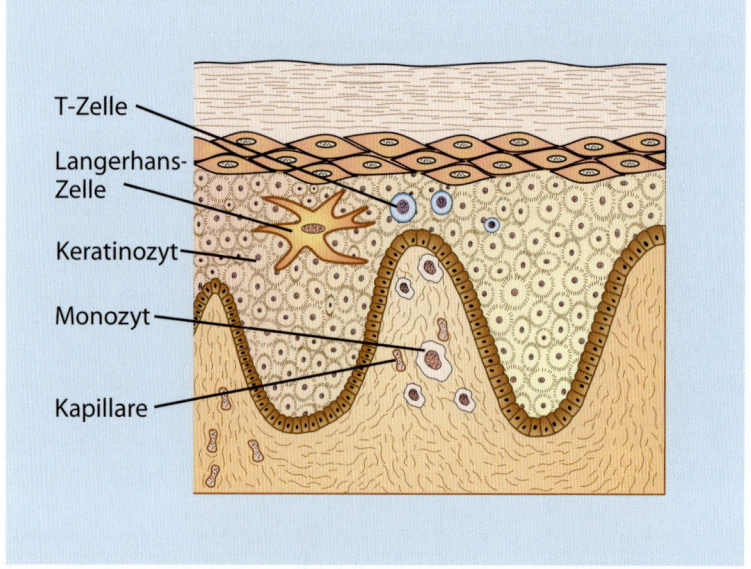

Abb. 2.1: Die Komponenten des kutanen Immunsystems (SIS).

- Keratinozyten
- Langerhans-Zellen
- Monozyten/Makrophagen
- T-Lymphozyten
- Neutrophile Granulozyten
- Mastzellen
- Endothelzellen

Tab. 2.1: Die zellulären Komponenten des kutanen Immunsystems.

Klinik, Histologie und die o.g. Beobachtungen weisen auf ein sehr komplexes Wechselspiel der Komponenten des SIS hin, welches letztlich der Psoriasis zugrunde liegt. Nachfolgend werden zuerst die bei der Psoriasis zu beobachtenden Besonderheiten der verschiedenen Komponenten des kutanen Immunsystems dargestellt, bevor auf die Interaktion derselben eingegangen wird. Abschließend erfolgt eine kurze Darstellung der genetischen Kontrolle der psoriatischen Entzündungsreaktion.

2.2. Die Komponenten der psoriatischen Entzündungsreaktion

■ Keratinozyten

Das vielleicht auffallendste Merkmal der Psoriasis ist die ausgeprägte Akanthose, verbunden mit einer Hyper- und Parakeratose sowie Papillomatose der Epidermis. Obwohl schon die Klinik darauf hinweist, dass ein Keratinozytendefekt allein nicht zur Erklärung der Pathogenese der Psoriasis ausreicht (z.B. lässt sich die Psoriasisarthritis nicht in diesem Kontext erklären), müssen ernst zu nehmende Hypothesen auch die diesen Veränderungen zugrunde liegende, um den Faktor 10 bis 20 gesteigerte Proliferationsrate der Keratinozyten erklären.

Der Stammzellpool basaler Keratinozyten normaler Epidermis teilt sich etwa alle zwei Wochen, wobei sich die Zellen die meiste Zeit in der G_1-Phase des Zellzyklus befinden. Reifung und Abstoßung benötigen weitere 26 Tage. Im Gegensatz dazu ist der Zellzyklus läsionaler psoriatischer Keratinozyten auf ca. 1,5 Tage verkürzt, Reifung und Abstoßung vollziehen sich innerhalb von etwa 4 Tagen. Das resultierende "Zuviel" an Keratinozyten führt einerseits zu einer Zunahme epidermaler Schichten. Außerdem nimmt die Zahl der germinativen

Zellen der Basalzellschicht zu, welche eine gesteigerte Adhäsion gegenüber der Basalmembran aufweisen. Dies bewirkt eine Extension der dermoepidermalen Grenzzone und somit die Papillomatose.

Neben der gesteigerten Proliferation könnte auch eine geringere Suszeptibilität gegenüber dem Prozess des programmierten Zelltodes, der Apoptose, für die epidermale Hyperplasie mitverantwortlich sein. Tatsächlich weisen psoriatische Keratinozyten deutlich erhöhte Mengen des antiapoptotischen Proteins Bcl-x auf, das durch Interferon-γ induzierbar ist. Interferon-γ und der ebenfalls von aktivierten Lymphozyten sezernierte Tumor-Nekrose-Faktor alpha (TNF-α) wirken auf Keratinozyten allerdings in erster Linie aktivierend. Für die Keratinozyten-Hyperplasie scheinen insbesondere die Interleukine (IL)-17 und -22 verantwortlich zu sein, beide sind Produkte der erst kürzlich beschriebenen TH17-Lymphozyten (siehe unten). Schließlich gibt es Hinweise auf eine gegenüber normalen Keratinozyten veränderte Signaltransduktion psoriatischer Keratinozyten.

Die hyperplastische Epidermis ist nur mäßig differenziert, was sich histologisch im häufigen Fehlen des Stratum granulare sowie einer Parakeratose ausdrückt. Auf molekularer Ebene findet sich ein aberrantes Expressionsmuster von Keratinen. Die suprabasalen Keratine 1 und 10 sind reduziert und es kommt zu einer Neoexpression der Keratine 6 und 16; Keratin 17 findet sich in psoriatischer Epidermis in gleicher Lokalisation wie Keratin 16.

Ein weiteres Charakteristikum psoriatischer Keratinozyten ist die Expression von HLA-Klasse-II-Molekülen, deren Funktion die Präsentation von Antigenen zur Erkennung durch T-Helfer-Lymphozyten ist. Die Induktion dieses Phänotyps geschieht, wie auch die Induktion von Bcl-x (s.o.), über Interferon-γ. Dieses Zytokin vermittelt auch die Expression anderer Proteine, welche für die Produktion Antigen-beladener HLA-Klasse-II-Moleküle notwendig sind, wie beispielsweise die invariante Kette oder bestimmte Proteasen wie der Cathepsine. HLA-Klasse-II-Moleküle finden sich i.d.R. auf sog. professionellen Antigen präsentierenden Zellen (APCs), welche über die gleichzeitige Expression von co-stimulatorischen Molekülen wie z.B. B7, dem Liganden des von T-Lymphozyten exprimierten CD28, eine Immunantwort triggern können. Im Gegensatz zu diesen professionellen APCs fehlen auf Interferon-γ stimulierten Keratinozyten diese co-stimulatorischen Signale; sie sind also sog. nicht-professionelle APCs, die allein keine T-Zell-Aktivierung bewirken können, jedoch eine antigenspezifische Immunantwort präaktivierter T-Lymphozyten ermöglichen.

■ Monozyten/Makrophagen

Monozyten und Makrophagen waren schon früh in der Evolution ein wesentlicher Bestandteil des Immunsystems. Ihre phänotypische Diversität spiegelt die Vielzahl der von diesen Zellen wahrgenommenen Funktionen wider. Innerhalb dieser heterogenen Gruppe kann mittels immunhistochemischer Methoden ein phagozytierendes und ein immunakzessorisches Kompartiment unterschieden werden (☞ Tab. 2.2). Eine im Rahmen der psoriatischen Entzündungsreaktion besonders auffällige Subpopulation von dermalen Monozyten/Makrophagen ist entlang der dermo-epidermalen Grenzzone lokalisiert, insbesondere im Bereich der Spitzen der Reteleisten. Ihr Vorkommen korrespondiert mit der Expression des monocyte chemotactic protein 1 (MCP-1), die im Bereich der basalen Keratinozyten an den Spitzen der Reteleisten akzentuiert ist.

Unter den Zellen der Monozyten/Makrophagen-Linie nehmen die sog. dendritischen Zellen eine besonders wichtige Position ein. Zu diesen zählen auch die epidermal lokalisierten Langerhans-Zellen. Es handelt sich dabei um professionelle APCs, welche eine außerordentlich hohe Kapazität zur Antigenprozessierung und Antigenpräsentation im Kontext von HLA-Klasse-II-Molekülen aufweisen. Daneben produzieren sie mehrere Zytokine, deren immunmodulatorische Effekte von großer Bedeutung für die psoriatische Entzündungsreaktion sind; dazu zählen u.a. Interleukin-10 und -12 (s.u.).

Die besondere Bedeutung von Makrophagen als Effektor-Zellen in der frühen Phase der psoriatischen Entzündungsreaktion wurde jüngst unter Verwendung verschiedener Mausmodelle gezeigt: Voraussetzung für die Entwicklung des psoriatischen Phänotyps war eine MCP-1-abhängige Migration derselben in die Haut, wo sie dann große Mengen TNF-α sezernieren.

■ T-Lymphozyten

T-Lymphozyten stellen schon rein quantitativ einen wesentlichen Teil des entzündlichen Infiltrates dar. Sie verlassen die Zirkulation insbesondere im Bereich der dilatierten sowie der neu gebildeten Kapillaren der Papillen und bilden dort sowie in der gesamten oberen Dermis ein dichtes Infiltrat. Einige Lymphozyten migrieren jedoch auch in die Epidermis. Unter den T-Lymphozyten überwiegen die CD4-positiven T-Helfer-Lymphozyten, die selteneren CD8-positiven T-Suppressor-Lymphozyten sind bevorzugt intraepidermal lokalisiert. Das Infiltrat weist den Phänotyp aktivierter T-Zellen auf, sie exprimieren HLA DR und den hoch affinen Interleukin-2-Rezeptor. Diese aktivierten T-Lymphozyten sezernieren große Mengen verschiedener Zytokine, unter denen Interferon-γ, TNF-α, IL-17 und IL-22 funktionell besonders wichtig zu sein scheinen. Dieses Zytokinmuster ist charakteristisch für sog. T-Helfer-1- und T-Helfer-17-Lymphozyten (☞ Tab. 2.3).

Die zentrale Rolle von T-Lymphozyten für die psoriatische Entzündungsreaktion wird durch vielfältige klinischen Erfahrungen dokumentiert. Im Rahmen von Knochenmarktransplantationen zur Behandlung von Leukämien wurde beobachtet, dass Psoriasis auf diese Weise übertragbar ist. Viele der zur Behandlung schwerer Psoriasisschübe erfolgreich eingesetzten Therapien sind T-Zell-suppressiv; dies gilt u.a. für PUVA und Cyclosporin A.

Derzeit kann die Frage nach den entscheidenden Effektorzellen nicht definitiv beantwortet werden. Einerseits wurde eine klare Korrelation zwischen der Reduktion intraepidermaler CD8$^+$-T-Lymphozyten und der Abheilung psoriatischer Effloreszenzen beschrieben; andererseits findet sich eine Koinzidenz neuer Psoriasisschübe mit der

Kompartiment	Assoziation	Ki-M1	Ki-M4	Ki-M6/7/8
Phagozytierend		+	-	+
Immunakzessorisch	T-Lymphozyten	+	-	-
	B-Lymphozyten	-	+	-

Tab. 2.2: Dichotomie des kutanen Monozyten/Makrophagen-Systems.

Subtyp	TH1	TH2	TH17	Treg
Schlüssel-Zytokin	IFN-γ	IL-4	IL-17 IL-22	IL-10 TGF-β
Präsenz im Psoriasis-Plaque	ja	nein	ja	kaum
Funktion i.R. der psoriatischen Entzündung	• Vasodilatation • Rekrutierung von Lymphozyten und Neutrophilen • Angioneogenese • Aktivierung von Keratinozyten und Endothelzellen		• Vasodilatation • Rekrutierung von Lymphozyten, Monozyten und Neutrophilen • Angioneogenese • Keratinozytenhyperplasie	

Tab. 2.3: Die (wachsende) Familie der T-Lymphozyten.

Exozytose aktivierter CD4[+]-T-Lymphozyten. Die ausgezeichnete Wirksamkeit einer neuen Klasse von Biologics, welche mit IL-23 das für die Ausreifung von TH17-Lymphozyten entscheidende Signal inhibiert, weist auf die große klinische Relevanz dieser Lymphozyten als Effektorzellen i.R. der Psoriasis hin (☞ auch Kap. 4.).

Hinweise auf die Art der T-Zell-Aktivierung im Rahmen der psoriatischen Entzündungsreaktion ergeben sich aus der Analyse des T-Zell-Rezeptorrepertoires im Infiltrat. Eine antigenvermittelte Aktivierung erfolgt über die Interaktion eines trimolekularen Komplexes: Kleine, durch Prozessierung aus dem Antigen hervorgegangene Peptide, gebunden an Antigen präsentierende sog. HLA-Moleküle, werden von hypervariablen Anteilen der T-Zell-Rezeptoren erkannt (☞ Abb. 2.2).

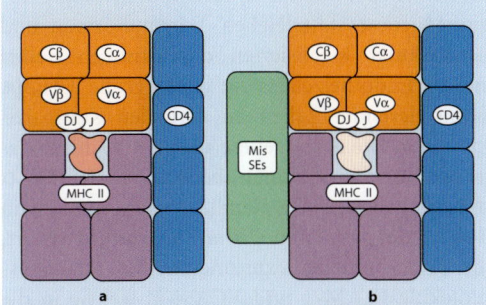

Abb. 2.2: Klassische Antigene interagieren mit der Peptid-Bindungsgrube des HLA-Moleküls einerseits und hypervariablen Anteilen des T-Zell-Rezeptors andererseits (a). Im Gegensatz dazu binden Superantigene an die Außenseite der T-Zell-Rezeptor-Vβ-Kette und des HLA-Klasse-II-Moleküls (b).

Die Frequenz peptidspezifischer T-Lymphozyten liegt in der Größenordnung von $1:10^6$. Im Gegensatz dazu können Superantigene etwa 10 % aller zirkulierenden T-Lymphozyten aktivieren. Dieser Unterschied erklärt sich aus der andersartigen Interaktion von Superantigenen mit HLA-Molekülen einerseits und dem T-Zell-Rezeptor andererseits (☞ Abb. 2.2): Superantigene werden nicht wie klassische Antigene innerhalb einer speziellen Bindungsgrube der HLA-Moleküle gebunden, sondern lagern sich außen an diese an. Somit ist auch das für klassische Antigene geltende Prinzip der HLA-Restriktion für Superantigene durchbrochen. Zwar weisen verschiedene HLA-Klasse-II-Allele Unterschiede hinsichtlich der Fähigkeit auf, Superantigene zu binden, letztlich ist eine Interaktion jedoch fast immer möglich. Die Interaktion mit dem T-Zell-Rezeptor involviert nicht, wie im Fall klassischer Antigene, dessen hypervariablen Anteil, sondern das sog. Vβ-Segment. Jedes der ca. 25 verschiedenen Vβ-Segmente wird von etwa 1-20 % der zirkulierenden T-Lymphozyten exprimiert. Superantigene unterscheiden sich hinsichtlich der Vβ-Segmente, mit denen sie interagieren.

Welche Art der T-Zell-Aktivierung vorliegt, kann aus dem Rezeptorrepertoire geschlossen werden. Eine rezeptorunabhängige unspezifische Aktivierung hat keinen Einfluss auf dieses. Eine antigenvermittelte Aktivierung wäre initial kaum detektierbar, weil der Anteil spezifischer T-Lymphozyten sehr klein ist. Im weiteren Verlauf der Immunantwort lassen sich diese Zellen dennoch aufspüren, da sie proliferieren und die resultierenden Klone dann mit molekularbiologischen Methoden nachweisbar sind. Superantigen-mediierte T-Zell-Aktivierungen führen initial zu einer Überrepräsentation der von den jeweiligen Superantigenen gebundenen Vβ-Segmente, bevor genau diese Zellen später durch Apoptose deletiert werden und somit unterrepräsentiert sind. Die Fülle der diesbezüglich vorliegenden Studien lässt sich dahingehend zusammenfassen, dass während der Manifestation psoriatischer Effloreszenzen eine Verschiebung des T-Zell-Rezeptorrepertoires vorliegt, wie sie von Superantigenen verursacht wird; im weiteren Verlauf verliert sich diese Verschiebung wieder und es werden T-Zell-Klone detektierbar.

Diese Daten sprechen dafür, dass Superantigene einen Psoriasisschub triggern können, wohingegen der chronische Verlauf der Erkrankung sich durch die Erkennung eines klassischen Antigens durch T-Lymphozyten erklären lässt. Insbesondere die Rolle einiger von grampositiven Bakterien produzierter Superantigene als Triggerfaktor der Psoriasis ist durch klinische Beobachtungen sowie tierexperimentell gut dokumentiert. Valdimarsson und Mitarbeiter postulieren als Grundlage der psoriatischen T-Zell-Reaktion eine Kreuzreaktivität von Streptokokken-Superantigenen und Keratin: Streptokokken-M-Proteine weisen ausgeprägte Sequenzhomologien mit Typ-I-Keratinen auf. Synthetische Peptide aus diesen Regionen werden von T-Lymphozyten aus Psoriasispatienten, nicht jedoch von gesunden Probanden oder Atopikern erkannt.

Neben der Interaktion zwischen Antigen und T-Zell-Rezeptor sowie diese Interaktion stabilisierenden Adhäsionsmolekülen spielen Zytokine als sog. "drittes Signal" eine wichtige Rolle i.R. der T-Zell-Aktivierung. In Psoriasis-Plaques kommt es zu einer T-Zell-Aktivierung durch dendritische Zellen in einem an den Zytokinen IL-10 und IL-23 reichen Milieu. Dieses führt zur Reifung von TH1- bzw. TH17-Zellen (☞ Abb. 2.3).

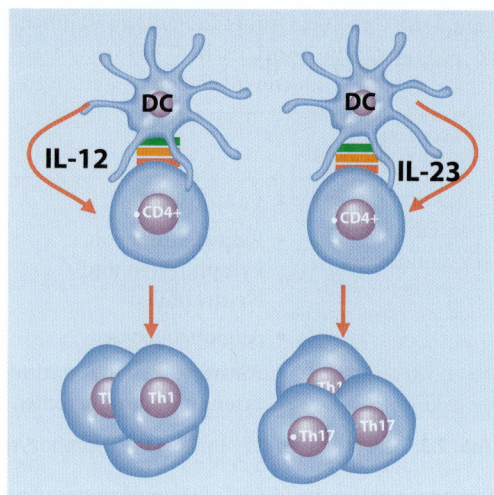

Abb. 2.3: Das Zytokin-Milieu determiniert den ausreifenden T-Zell-Subtyp.

■ Neutrophile Granulozyten

Neutrophile Granulozyten sind ein integraler Bestandteil des Infiltrates der psoriatischen Entzündungsreaktion. Charakteristisch ist deren Migration in die *Epidermis*, wo sie Munro'sche Mikroabszesse bilden. Das Auftreten neutrophiler Granulozyten korreliert grob mit der Krankheitsaktivität. Hinweise auf eine Degranulation fehlen. Die Migration Neutrophiler in psoriatische Effloreszenzen ist durch eine Vielzahl chemotaktischer Stimuli bedingt, unter denen der Arachidonsäuremetabolit LTB_4 sowie das in der oberen *Epidermis* exprimierte Interleukin-8 besonders wichtig sind.

■ Endothelzellen

Im Bereich der Dermis findet eine ausgeprägte Angioneogenese statt. Neben T-Lymphozyten und perivaskulär lokalisierten dendritischen Zellen stellen Endothelzellen die dritte große Gruppe proliferierender Zellen im dermalen Kompartiment dar. Die Angiogenese könnte u.a. durch das in psoriatischen Plaques überexprimierte TGF-α induziert werden. Die Kapillaren insbesondere im Bereich der papillären *Dermis* sind stark erweitert, die Endothelzellen exprimieren die Adhäsionsmoleküle ELAM-1 und VCAM-1, welche in die Rekrutierung von Leukozyten involviert sind.

■ Mastzellen

Läsionale Psoriasishaut weist im Vergleich zu normaler oder unbefallener Haut eine erhöhte Mastzelldichte auf. Möglicherweise stellt die Degranulation dieser Zellen ein frühes Ereignis im Rahmen der Manifestation psoriatischer Effloreszenzen dar, wie dies bei Rezidiven nach dem Absetzen einer lokalen Steroidtherapie beobachtet wurde.

■ Thrombozyten

Obwohl nicht Teil des SIS, mehren sich Hinweise auf die Beteiligung von Thrombozyten an der psoriatischen Entzündungsreaktion. Klinisch besteht eine ausgeprägte Korrelation zwischen der Schwere der Psoriasis (gemessen als PASI) und der Expression des Adhäsionsmoleküls P-Selektin auf Thrombozyten. In einer Serie eleganter Experimente konnten Ludwig et al. zeigen, dass P-Selektin exprimierende Thrombozyten-Aggregate mit Leukozyten bilden und so deren Extravasation ins Gewebe, also auch die Entstehung eines entzündlichen Infiltrates, massiv beschleunigen.

2.3. Die Dynamik der psoriatischen Entzündungsreaktion

■ Leukozyten-Extravasation

Der Verlauf kutaner Entzündungsreaktionen wird von einer Vielzahl regulatorischer Signale begleitet, welche die Interaktionen zwischen infiltrierenden Entzündungszellen einerseits und den residenten Zellen der Haut andererseits steuern. Initial kommt es am Ort der Entzündung zu einer gesteigerten Leukozyten-Extravasation. Das Infiltrat organisiert sich dann durch Zell-Matrix-Interaktionen in entitätsspezifischer Weise, bevor die jeweiligen Effektorzellen ihre Funktion ausüben. Schließlich erfolgt durch gegenregulatorische Vorgänge eine Beendigung der Entzündung.

Die Leukozyten-Extravasation umfasst die 4 Schritte des Abbremsens ("tethering")/Rollens, Triggerung/Aktivierung, Adhäsion/Arrest und Transmigration in den Extravasalraum (☞ Abb. 2.4).

Das Entlangrollen an Endothelzellen erlaubt Leukozyten ein Screening bzgl. Signalen, die auf einen Entzündungsfokus hinweisen. Dieser Prozess involviert Adhäsionsmoleküle aus der Gruppe der Selektine. Für die gerichtete Rezirkulation von T-Lymphozyten in die Haut ("T cell homing") ist insbesondere die Interaktion zwischen E-Selektin und dem kutanen lymphozytenassoziierten Antigen (CLA, *cutaneous lymphocyte-associated antigen*) wichtig. Eine Hochregulation von CLA erfolgt u.a. durch eine Superantigen-vermittelte T-Zell-Aktivierung.

Die Fixierung der Leukozyten an Endothelzellen während des Triggerns und der starken Adhäsion erfolgt über Adhäsionsmoleküle aus der Integringruppe. Zentral erscheint hier die Interaktion zwischen dem auf Leukozyten exprimierten LFA-1 und ICAM-1 auf Endothelzellen. Proinflammatorische Zytokine wie Interferon-γ und Interleukin-1 sind potente Induktoren der ICAM-1-Expression; die erhöhte Adhäsionswirkung des konstitutiv exprimierten LFA-1 auf Leukozyten resultiert aus einer konformationellen Veränderung der extrazellulären Bindungsdomäne im Rahmen der Zellaktivierung.

■ Gewebelokalisation des Infiltrates

Nach dem Eintritt in die Haut beeinflussen β1-Integrine, insbesondere VLA-1, -2, -3 und -5, die Lokalisation der Entzündungszellen. Diese Inte-

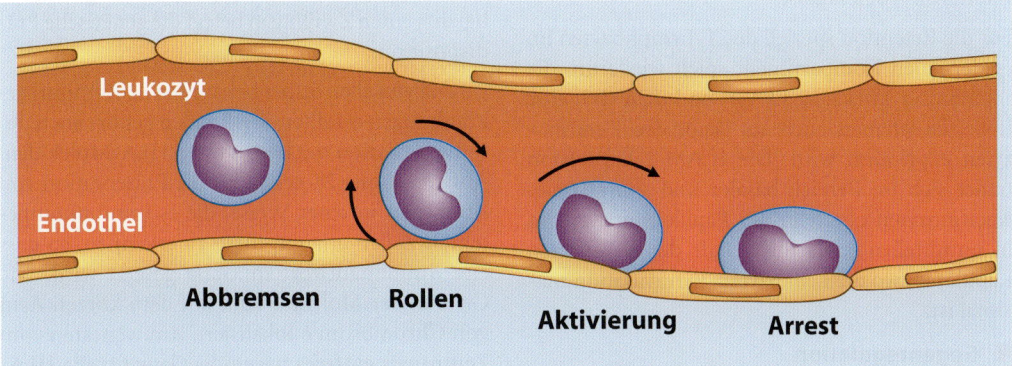

Abb. 2.4: Die Rekrutierung von Leukozyten aus der Zirkulation umfasst die Schritte des Rollens, der Aktivierung, der verstärkten Adhäsion/Arrest und der nachfolgenden Transmigration.

grin-Subfamilie vermittelt Zell-Matrix-Interaktionen; zu ihr gehören Rezeptoren für Fibronektin, Laminin und Kollagen.

Die Migration durch das dermale Kompartiment wird auch durch den Einfluss chemotaktischer Zytokine bestimmt. Hier führt die Wirkung des monozytenchemotaktischen Proteins 1 (MCP-1) zu einem psoriasisspezifischen Korrelat: MCP-1 wird von den basalen Keratinozyten in läsionaler Psoriasishaut gebildet, wobei die maximale Expression sich im Bereich der Spitzen der Reteleisten findet. Damit korreliert die MCP-1-Expression mit dem Auftreten der sog. *"lining cells"*, einer an der dermoepidermalen Grenze lokalisierten Makrophagen-Subpopulation.

Ein Charakteristikum der psoriatischen Entzündungsreaktion ist die Infiltration der Epidermis mit Leukozyten. Die Beteiligung neutrophiler Granulozyten kann dabei so ausgeprägt sein, dass sie die sog. Munro'schen Mikroabszesse bilden. Aber auch T-Lymphozyten, insbesondere $CD8^+$-Zellen, zeigen eine ausgeprägte Exozytose. Diese epidermale Komponente der Entzündungsreaktion ist wahrscheinlich auf die chemotaktische Wirkung von Interleukin-8 auf Neutrophile und Lymphozyten zurück zu führen. Dieses Zytokin wird besonders im Bereich der oberen Epidermis exprimiert und bildet zusammen mit ebenfalls chemotaktisch aktiven Eicosanoiden einen Gradienten. Interleukin-8 hat darüber hinaus aufgrund seiner parakrinen Wirkung und mitogenen Eigenschaft wahrscheinlich Anteil an der epidermalen Hyperproliferation, woran außerdem das gestörte intraepidermale Zytokinnetzwerk aus proliferativ wirkendem TGF-α und antiproliferativ wirkendem Interferon-γ beteiligt ist.

Für die Retention speziell der T-Lymphozyten im epidermalen Kompartiment spielt wiederum die Interaktion zwischen LFA-1 und ICAM-1 eine Rolle, da letzteres auch auf läsionalen Keratinozyten exprimiert wird. Die ICAM-1-Expression findet sich im Bereich basaler und suprabasaler Keratinozyten oberhalb der Papillenspitzen, also in unmittelbarer Nachbarschaft der erweiterten Kapillaren, wo die Leukozyten-Extravasation maximal ist.

■ Gegenregulation

Zur Beendigung von Entzündungsprozessen sind gegenregulatorische Einflüsse notwendig. Dies können z.B. Antagonisten proinflammatorischer Zytokine oder immunmodulatorische Zytokine sein.

Ein wesentliches proinflammatorisches Zytokin ist Interleukin-1, dessen Effekte durch den Interleukin-1-Rezeptor-Antagonisten (IL-1ra) inhibiert werden. Vor dem Hintergrund des für den IL-1ra beschriebenen Polymorphismus wird spekuliert, ob dieser bei Psoriasis möglicherweise in einer weniger wirksamen Form vorliegt, was zu einem Überwiegen der proinflammatorischen Effekte von Interleukin-1 führen könnte.

Interleukin-10 ist ein weiteres für die Immunregulation wesentliches Zytokin. Es unterdrückt die Synthese seines Antagonisten Interleukin-12. Da Interleukin-12 die Produktion von Interferon-γ und somit ein TH1-Zytokinmuster induziert, begünstigt ein Überwiegen von Interleukin-10 die Entwicklung eines TH2-Zytokinmusters. In läsionaler Psoriasishaut besteht tatsächlich eine relative Defizienz von Interleukin-10 sowie eine gesteigerte Expression von Interleukin-12.

2.4. Die genetische Kontrolle der psoriatischen Entzündungsreaktion

Es besteht kein Zweifel mehr, dass in der Pathogenese der Psoriasis die genetische Disposition eine wesentliche Rolle spielt, wobei der Vererbungsmodus noch unklar ist. Familiär gehäuftes Auftreten ist gesichert; dies kann so ausgeprägt sein, dass in einigen Familien ein autosomal dominanter Erbgang mit verminderter Penetranz angenommen wird. Auch eine Konkordanzrate von ca. 70 % bei monozygoten Zwillingen gegenüber lediglich 20 % bei dizygoten Zwillingen belegt die genetische Prädisposition.

Zu den von allen bisher bekannten Autoimmunerkrankungen erfüllten Merkmalen gehört auch deren Assoziation mit bestimmten HLA-Molekülen. Aufgabe dieser Moleküle ist die Präsentation von Antigenen in einer Weise, die es immunkompetenten Zellen erlaubt, diese zu erkennen, so dass eine Immunantwort in Gang gesetzt wird. Die Gene dieser Moleküle sind auf dem kurzen Arm von Chromosom 6 lokalisiert. Am weitesten vom Zentromer entfernt liegen die Gene für die HLA-Klasse-I-Moleküle A, C und B, die Gene für Klasse-II-Moleküle finden sich näher am Zentromer; zwischen beiden Regionen ist der HLA-Klasse-III-Komplex lokalisiert, zu dem u.a. Gene für die Komplementfaktoren und den Tumor-Nekrose-Faktor (TNF) zählen (☞ Abb. 2.5).

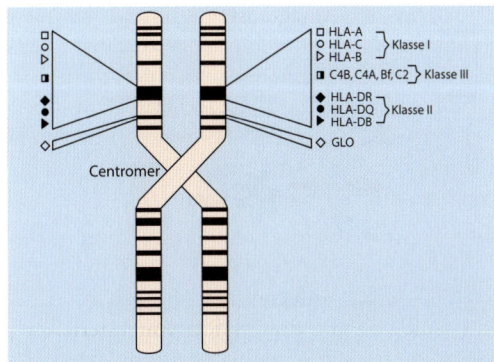

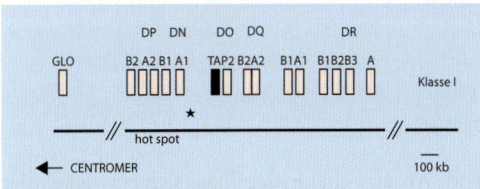

Abb. 2.5: Lokalisation von HLA-Klasse-I-, -II- und -III-Genen auf Chromosom 6.

Seit Anfang der 70er Jahre häufen sich die Hinweise auf eine Assoziation der Psoriasis mit einer Reihe von HLA-Allelen. Zu nennen sind hier insbesondere die HLA-Klasse-I-Allele Cw6, B13 und B17, als auch das Klasse-II-Allel DR7. Interessanterweise findet sich in einem großen Teil der Psoriasispatienten eine Aminosäuresubstitution in Position 73 des HLA-C-Moleküls, wo Alanin anstelle des Threonins auftritt. Diese Substitution konnte in verschiedenen ethnischen Gruppen verifiziert werden. Die für HLA-Moleküle kodierene Region auf Chromosom 6 wird heute als "Psoriasis-Suszeptibilität 1"(PSORS1) bezeichnet.

Auf der Basis von HLA-Assoziation, Familien- und Eigenanamnese definierten Henseler und Christophers zwei Typen der nicht-pustulösen Psoriasis: Typ I ist assoziiert mit HLA-Klasse-I-Allelen Cw6, B13, und B57, weist eine positive Familienanamnese auf und zeigt ein frühes Manifestationsalter. Im Unterschied dazu findet sich bei Typ II lediglich eine schwache Assoziation mit HLA Cw2 und B27, eine häufig negative Familienanamnese und das Manifestationsalter liegt deutlich höher.

Neben den o.g. Assoziationen mit HLA-Genloci legen andere Studien Suszeptibilitäts-Loci auf den Chromosomen 17 (PSORS2), 4 (PSORS3), 1 (PSORS4 und PSORS7), 3 (PSORS5) und 19 (PSORS6) nahe. In jüngster Zeit wurden außerdem Unterschiede (Polymorphismen) in den Genen für IL-12 und den IL-23-Rezeptor bei Psoriasis-Patienten beschrieben; diese könnten aufgrund ihrer Rolle für die Ausreifung von TH1- bzw. TH17-Zellen u.U. eine direkte pathogenetische Bedeutung haben (☞ Abb. 2.3).

Die o.g. Studien dokumentieren die genetische Heterogenität der Psoriasis, die sicherlich polygenetisch determiniert ist. Am konsistentesten sind jedoch die Hinweise auf eine dominierende Rolle des HLA-C-Locus auf Chromosom 6, der für etwa 50 % der genetischen Disposition verantwortlich ist.

2.5. Die Pathogenese der psoriatischen Entzündungsreaktion - eine Arbeitshypothese

Unabhängig von den o.g. Fakten legt schon die klinische Erfahrung nahe, dass die Psoriasis-Phasen durchläuft, in denen verschiedene Effektorzellen unterschiedlich bedeutsam sind. Denn so ließe sich erklären, warum Anti-Psoriatika nie bei allen Patienten effektiv sind. Ihr jeweiliger Wirkmechanismus ließe eine gute Effektivität dann erwarten, wenn das entsprechende *target* pathogenetisch dominiert. Nach einer derzeit weit verbreiteten Hypothese durchläuft die Psoriasis mindestens drei Phasen (☞ Abb. 2.6):

- **Sensibilisierungs-Phase:** Es entwickeln sich TH-1- und TH-17-Effektor-Lymphozyten aus naiven T-Lymphozyten unter dem Einfluss dendritischer Zellen in sekundären lymphatischen Organen wie Lymphknoten oder Tonsillen. In dieser Phase dominieren dendritische Zellen, da sie nicht nur Antigen-Spezifität und Homing-Verhalten, sondern auch den funktionellen Phänotyp der ausreifenden Effektor-T-Lymphozyten determinieren. Sofern diese Phase nicht mit einer Infektion assoziiert ist, verläuft sie klinisch stumm und ohne Hautsymptome.

- **Latenz-Phase:** Diese ist geprägt durch die Präsenz von TH1- und TH17-Effektorzellen, ohne dass es zu einer klinischen Manifestation kommt.

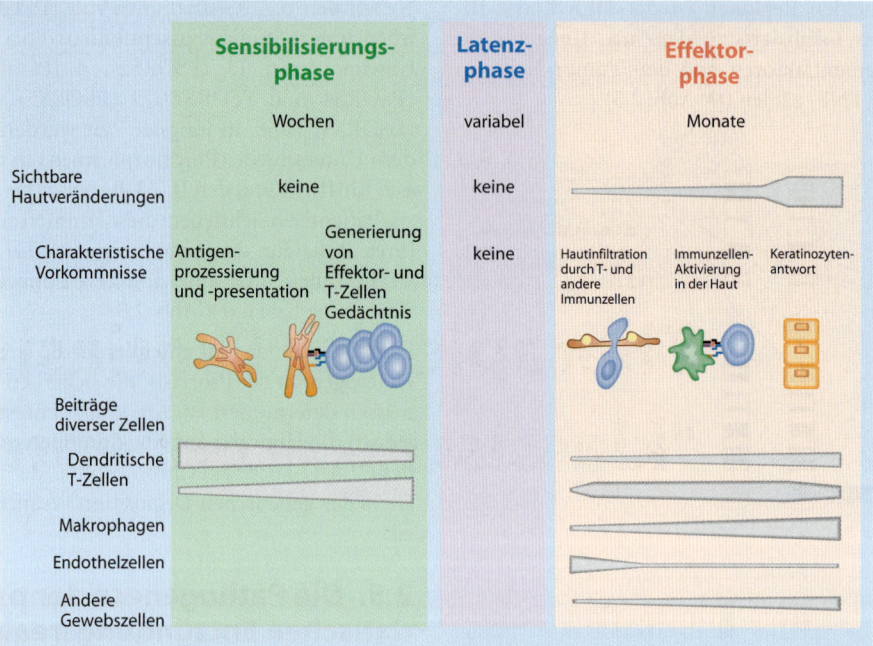

	Sensibilisierungs-phase		Latenz-phase	Effektor-phase		
	Wochen		variabel	Monate		
Sichtbare Hautveränderungen	keine		keine			
Charakteristische Vorkommnisse	Antigen-prozessierung und -presentation	Generierung von Effektor- und T-Zellen Gedächtnis	keine	Hautinfiltration durch T- und andere Immunzellen	Immunzellen-Aktivierung in der Haut	Keratinozyten-antwort
Beiträge diverser Zellen						
Dendritische T-Zellen						
Makrophagen						
Endothelzellen						
Andere Gewebszellen						

Abb. 2.6: Das Drei-Phasen-Modell der Psoriasis (nach Sabat et al.).

- **Effektor-Phase:** Diese beginnt mit dem Einstrom von Entzündungszellen in die Haut, erleichtert durch die Expression von Adhäsionsmolekülen, insbesondere Selektinen, auf den Endothelzellen in der klinisch noch unbefallenen Haut. Triggerfaktoren sind Traumata oder die Invasion einzelner Mikroorganismen (ohne klinisch manifeste Infektion!), wodurch gewebsständige Makrophagen, dendritische Zellen, und Mastzellen aktiviert werden. Deren Mediatoren, speziell Zytokine und Chemokine, aktivieren Endothelzellen, die nun ihrerseits aktiv den Einstrom weiterer Entzündungszellen unterstützen. Diese aktivieren sich nun gegenseitig, so dass ein "Zytokinsturm" resultiert, der u.a. zur Einbeziehung der Keratinozyten führt; auch diese verstärken über ihre Chemokin-Produktion die Entzündung zusätzlich. Im weiteren Verlauf übernehmen sukzessiv autokrine Faktoren sowie Mediatoren dermaler Zellen die Keratinozyten-Aktivierung, so dass deren Reaktion einer überschießenden Wundheilung ähnelt.

Dieses Konzept erweist sich als hilfreich für das Verständnis etablierter antipsoriatisch wirksamer Therapiekonzepte: So ist zu erwarten, dass mit dem Leukozyten-Einstrom in die Haut interferie-

rende Ansätze eher in der Phase sich entwickelnder Plaques effektiv ist, während die Blockade von Makrophagen-Mediatoren wie z.B. TNF-α auch bei chronischen Plaques noch wirksam sein sollte.

Darüber hinaus lassen sich potenzielle neue Therapiestrategien ableiten. Mit der Blockade von IL-12 und IL-23 wurde eines dieser innovativen Konzepte für die klinische Anwendung zugelassen. Die Psoriasis stellt hier die erste Indikation für diese neue Substanzklasse dar.

Weiterführende Literatur

Bos JD, Kapsenberg ML. The skin immune system. Immunol today 1986;7:235-240

Germain RN. MHC-dependent antigen processing and peptide presentation: providing ligands for T lymphocyte activation. Cell 1994;76:287-299

Lowes MA, Bowcock AM, Krueger JG. Pathogenesis and therapy of psoriasis. Nature 2007;445:866-873

Sabat R, Philip S, Höflich C et al. Immunopathogenesis of psoriasis. Exp Dermatol 2007;16:779-798

Schön MP, Boehncke W-H. Psoriasis. N Engl J Med 2005;352:1899-1912

Torti DC, Feldman SR. Interleukin-12, interleukin-23, and psoriasis: current prospects. J Am Acad Dermatol 2007;57:1059-1068

Therapie der Psoriasis: "klassische" Konzepte

3. Therapie der Psoriasis: "klassische" Konzepte

3.1. Dithranol

Dithranol stellt immer noch einen der Hauptpfeiler der antipsoriatischen Therapie in Deutschland und Europa dar. Trotz aller Handhabungsprobleme des unter bräunlicher Verfärbung leicht oxidierbaren Dithranols ist es bei sachgerechter Anwendung das Antipsoriatikum mit den längsten posttherapeutischen erscheinungsfreien Intervallen. Dies zusammen mit der Tatsache, dass keine Langzeitschädigungen selbst bei wiederholter und häufiger Anwendung bekannt sind, macht das Dithranol zu einer der wichtigen therapeutischen Optionen in der Behandlung der Psoriasis.

■ Chemie und Struktur

Dithranol (1,8-Dihydroxy-9-Anthron), auch als "Cignolin" oder in der angelsächsischen Literatur mit "Anthralin" bezeichnet, ist ein 1916 von Galewsky und Unna eingeführtes Antipsoriatikum. Es ist ein synthetisch hergestelltes Ersatzpräparat für das bereits seit dem 19. Jahrhundert bekannten, antipsoriatisch wirksamen Chrysarobin, welches aus dem Mark der *Araroba*-Bäume in Brasilien gewonnen wurde. Dithranol ist ein amphiphiles Molekül (☞ Abb. 3.1), das leicht zu Danthron oxidiert und dann keine antipsoriatische Wirkung mehr aufweist.

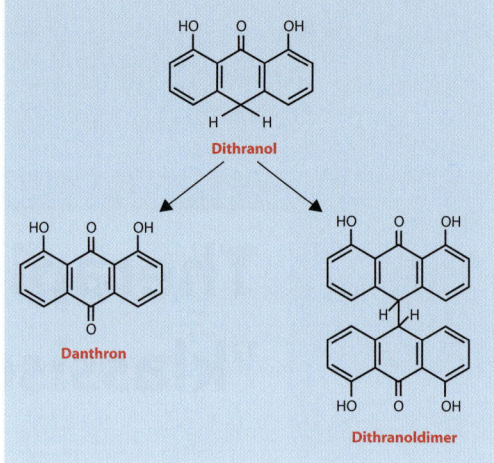

Abb. 3.1: Strukturformeln des Dithranols und der unwirksamen Oxidationsprodukte Danthron und Dithranoldimer. Dithranoldimer ist für die Braunverfärbung verantwortlich.

Ebenfalls während der Oxidation entstehende Dimere und polyzyklische Hydrocarbone führen zu der typischen Braunfärbung, die sowohl Haut als auch Wäsche verfärben. In Lösung ist Dithranol äußerst instabil und auch in fetten Grundlagen weist es eine zeitlich begrenzte Stabilität auf. Salicylsäure kann bereits in geringen Konzentrationen von 0,5-2 % den Abbau von Dithranol vermindern

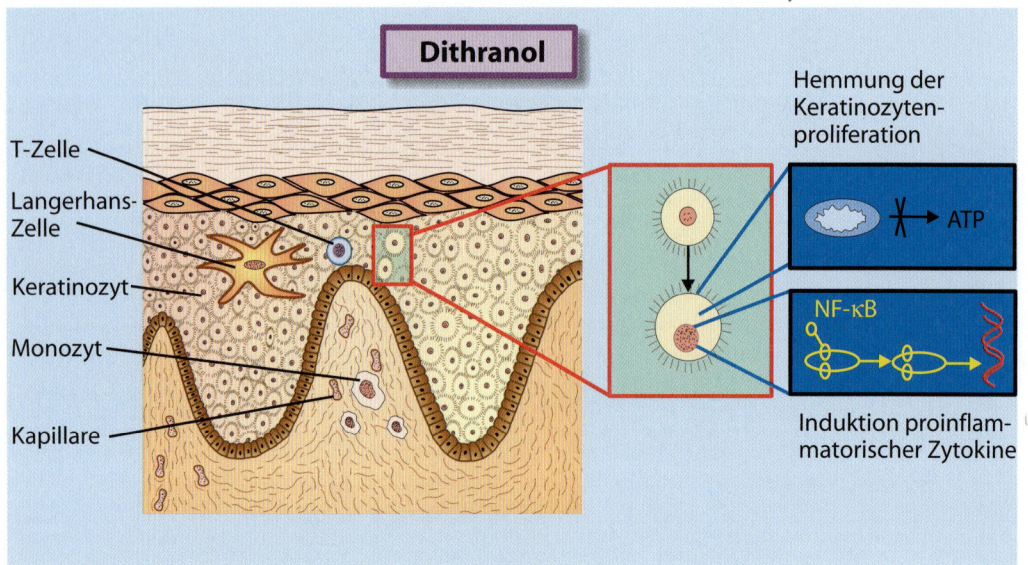

und wird deshalb sowie wegen seiner keratolytischen und penetrationsfördernden Effekte in Standardpräparationen zugesetzt. Die Anwesenheit von Zinkionen führt zu einer Wirkungsabschwächung des Dithranols, die ebenfalls durch Salicylsäure aufgehoben werden kann. Dithranol penetriert aufgrund seiner geringen Molekülgröße und amphiphilen Eigenschaften sehr rasch in die Haut ein, besonders in Psoriasisherde. Auf dieser Eigenschaft beruht die Möglichkeit der häufig ambulant durchgeführten Minutentherapie.

Wirkmechanismus

Dithranol wirkt antiproliferativ, antiinflammatorisch, antimikrobiell und findet therapeutisch Verwendung in der Behandlung der *Psoriasis vulgaris*, des nummulären Ekzems, des seborrhoischen Ekzems und oberflächlicher Mykosen. Dithranol oxidiert rasch zu Dithranoldimer und Anthrachinon, die in der Haut als Oxidationsprodukte nachgewiesen werden können. Während dieses Autooxidationsvorganges werden reaktive Sauerstoffspezies, wie Singulettsauerstoff, Superoxidanionen und Hydroxylradikale gebildet. Die Strukturwirkungsuntersuchungen von Dithranolderivaten und Dithranolmetaboliten zeigen, dass Anthrachinon und Dithranoldimer weder eine antipsoriatische Wirkung entfalten noch zu einer Hautirritation führen.

Untersuchungen über den Wirkungsmechanismus haben mehrere zelluläre Angriffspunkte erkennen lassen:

• Modulation der Mitochondrienfunktion

• Interaktion mit dem Nukleinsäurestoffwechsel

• Inhibierung von Schlüsselenzymen (z.B. Glukose-6-phosphat-Dehydrogenase)

Die Beeinflussung der Phagozytenfunktion und des Arachidonsäuremetabolismus sind weitere bedeutende Mechanismen der Dithranolwirkung. Ultrastrukturelle Untersuchungen zeigen, dass Mitochondrien eine Zielorganelle der Dithranolwirkung sind. Dithranol bindet an die Plasmamembran der Keratinozyten und akkumuliert nachfolgend in der Mitochondrienmembran. In Keratinozyten wird die Atmung durch Dithranol in einer Konzentration inhibiert, die noch keinen Einfluss auf die Thymidininkorporation hat. Die mitochondriotrope Wirkung des Dithranols ist also von wesentlicher Bedeutung für den antipro-

liferativen Effekt. Trotz seiner antiinflammatorischen Wirkung, die über eine Hemmung der Neutrophilen und Monozytenfunktion erfolgen soll, weist Anthralin eine starke Aktivierung des Transkriptionsfaktors NFκB auf. Dies erfolgt durch die Bildung reaktiver Sauerstoffspezies. Die Aktivierung von NFκB führt zur vermehrten Transkription zahlreicher proinflammatorischer Zytokine (IL-6, IL-8, TNF-α) und Adhäsionsmoleküle (ICAM-1, E-Selektin) und kann damit die proinflammatorische Wirkung des Dithranols molekular begründen. Wodurch diese proinflammatorische Wirkung letztlich zur Abheilung der Psoriasis führt bleibt jedoch weiterhin unklar. Die entzündliche Komponente ist jedoch bereits seit den Anfängen der Dithranol-Therapie als für den Wirkmechanismus bedeutungsvoll erkannt worden: *"Die Psoriasis verbrennt im Feuer des Cignolins".*

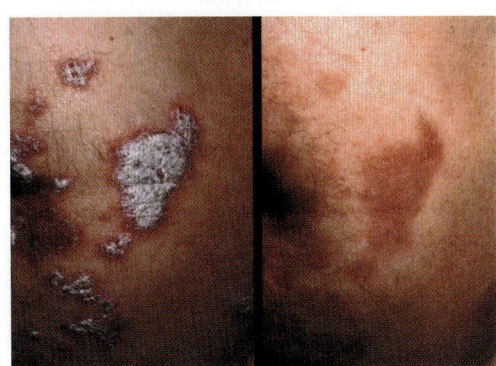

Abb. 3.2: Chronisch stationäre Psoriasisherde am Abdomen vor und nach 6 Wochen Dithranol-Therapie. Typisch ist die braune Verfärbung der behandelten Haut, die innerhalb von 1-2 Wochen nach Beendigung der Behandlung verschwindet.

Nebenwirkungen

Die sicherlich wichtigste Nebenwirkung des Dithranols ist die Irritation und braune Verfärbung der die Psoriasisherde umgebenden, unbetroffenen Haut. Die individuelle Hautbeschaffenheit ist für das Ausmaß der Braunverfärbung verantwortlich und damit sehr variabel. Blondes oder weißes Haar wird durch Dithranol mit einem gelblich bis grünlichen Farbton verfärbt. Die braune Verfärbung von Kleidung wird durch alkalische Seifen verstärkt, so dass rasches Auswaschen mit klarem Wasser empfohlen wird.

Kontakt mit Augen und Schleimhäuten ist strikt zu vermeiden.

Das durch Dithranol induzierte Erythem hat nach drei Tagen ein Maximum, danach nimmt der irritierende Effekt bei gleichbleibender Konzentration ab, was eine stetige Steigerung der angewendeten Konzentration erlaubt.

Das therapeutische Ziel wird dann am schnellsten erreicht, wenn ein konstantes mildes Erythem erzeugt wird ohne eine extreme Reizung der Herde und insbesondere der benachbarten unbefallenen Hautareale.

Dithranolderivate, wie das Triacetyldithranol oder 10-Butyryldithranol, weisen mit den geringer irritierenden auch geringere antipsoriatische Wirkungen auf.

Andere akute unerwünschte Wirkungen sind Juckreiz und Brennen. Es wurden einzelne Fälle von Kontaktekzemen auf Dithranol berichtet. Obwohl toxikologische Studien eine Wirkung auf innere Organe aufgezeigt haben, sind diese in der klinischen Praxis von keinerlei Relevanz. Langzeitnebenwirkungen sind auch bei wiederholter und langandauernder Therapie nicht bekannt, insbesondere auch keine karzinogene Wirkung.

 ### Indikationen

Chronisch stationäre Psoriasisherde sprechen am Besten auf eine Anthralin-Therapie an, aber auch Plaques bei eruptiv-exanthematischen Formen sind einer Dithranol-Therapie sehr gut zugänglich, dann meist in Form einer Dithranolzinkpaste.

Bei einer akut exanthematischen, erythrodermischen oder pustulösen Psoriasis sollte von einer Dithranol-Therapie aufgrund der ohnehin leichten Reizbarkeit des Geschehens abgesehen werden. Aus demselben Grund sollte auch bei Behandlung intertriginöser Räume und Gesicht äußerst vorsichtig vorgegangen werden.

 ### Klinische Anwendung/Dosierung

Die klassische Dithranol-Therapie wird mit einer Salicylvaselinezubereitung durchgeführt (☞ Tab. 3.1). Dabei wird mit einer Konzentration von 0,05 bis 0,1 % begonnen. Die bei Apothekern unbeliebte Bezeichnung "1/32, 1/16 und 1/8 Cignolin" ent-

spricht mit 0,03 %, 0,06 % und 0,13 % diesem Konzentrationsbereich. Sobald keine Reizung der läsionalen und direkt periläsionalen Haut auftritt, kann stufenweise mit 0,1 %, 0,25 %, 0,5 %, 1 %, 2 % die Konzentration gesteigert werden. Die maximale Konzentration liegt nach unserer Erfahrung bei 4 %, es wurde allerdings über erfolgreiche Behandlungen mit bis zu 10 % berichtet. Eine Steigerung wird meist nach 2-3 Tagen, aber spätestens nach 5 Tagen durchgeführt. Wenn eine für den individuellen Patienten nicht mehr "vertragene" Dosis erreicht wird, sollte auf die nächst niedrigere Erhaltungsdosis gesenkt werden. Am Abend kann eine fettreiche Salbenbehandlung zur Pflege durchgeführt werden. Bei sehr starken Reizungen kann eine ein- bis zweitägige Therapiepause oder auch eine kurzfristige Behandlung mit einem Klasse-I- oder II-Steroid erforderlich werden.

Dithranolsalbe
• Dithranol 0,05 % bis 2 %
• Salicylsäure 2 %
• Weiße Vaseline ad 100,0
Dithranolzinkpaste
• Dithranol 0,05 bis 2 %
• Salicylsäure 2 %
• Zinkoxid 30,0
• Weiße Vaseline ad 100,0
Abwaschbare Dithranolrezeptur
• Dithranol 0,05 bis 5 %
• Salicylsäure 3 %
• Onguent Roche Posay® ad 100,0 g

Tab. 3.1: Einige der häufig angewandten magistralen Rezepturen für Dithranol. Prinzipiell sollte auf das Verfallsdatum der Rezeptur geachtet und bei orange bis brauner Verfärbung der Rezeptur diese nicht mehr verwendet werden.

Die Minutentherapie erfolgt durch Auftragen einer wasserlöslichen Zubereitung (☞ Tab. 3.1). Höher konzentrierte Dithranolzubereitungen mit 1-5 % kommen hier zur Anwendung und werden 10-20 Minuten nach dem Auftragen wieder sorgfältig abgewaschen. Damit hat diese Therapieform zwei Variablen: die Konzentration und die Applikationszeit. Dies hat den Vorteil, dass beide verändert werden können, z.B. zunächst mit 1 % für 10 min, dann aufsteigende Konzentration bis zu

5 % um dann die Zeit zu verlängern. Allerdings erfordert dieses Verfahren auch eine gute, mündige Zusammenarbeit des Patienten. Wir führen deshalb diese Therapieform zunächst unter Anleitung während eines stationären Aufenthaltes für den Patienten ein. Hierbei ist auch auf die Vermeidung von Schleimhautkontakt des Dithranols, insbesondere mit den Augen, hinzuweisen.

Kombinationstherapien mit Ölbädern mit und ohne Teerzusatz sind möglich. Auch UV-Bestrahlungen sind alleine oder als zusätzliche Kombination durchführbar. Das Ingram-Schema mit morgens Teerbad, dann UVB und schließlich Dithranol oder eine Dithranol-UVB-311-Kombination kann zu einem rascheren Ansprechen der Therapieregimes führen. Kürzlich wurde auch über die erfolgreiche Kombination einer Dithranol-Behandlung mit interner Cyclosporin-Therapie berichtet.

Aufgrund der möglichen Verfärbungen sollte Dithranol nicht zur Behandlung der *Psoriasis capitis* verwendet werden.

Nachdem eine deutliche Abheilung der psoriatischen Herde eingetreten ist, sollte nicht unnötig weitertherapiert werden, um ein eventuellen spätes Köbnern zu vermeiden. Es kann eine überlappende Überleitung zu einer UVB-311-Therapie, die gut ambulant fortgesetzt werden kann erfolgen. Die braune Verfärbung der Haut verschwindet meist innerhalb von 1-2 Wochen nach Beendigung der Therapie.

■ Zusammenfassung

Die Dithranol-Therapie ist eine relativ aufwendige Lokaltherapie der Psoriasis, die mit einer unangenehmen Verfärbung von Kleidung und Wäsche verbunden ist. Sie kann in der klassischen Salicylvaselinegrundlage oder als Minutentherapie durchgeführt werden. Kombinationstherapien mit Teer und UVB sind möglich. Aufgrund der zuverlässigen Wirksamkeit und den langen erscheinungsfreien Intervallen nach einem Therapiezyklus, werden die aufwendigen Behandlungsmaßnahmen, die oft nur stationär durchgeführt werden können, von behandelnden Dermatologen und Patienten gerne in Kauf genommen. Die Dithranol-Therapie bleibt damit weiterhin eine gesicherte und aktuelle Therapieform der Psoriasis.

Empfehlung der S3-Leitlinie zur Therapie der *Psoriasis vulgaris*

"Eine Monotherapie ist bei Patienten mit leichter und mittelschwerer Psoriasis vulgaris zur Induktionstherapie im stationären Bereich zu empfehlen und im ambulanten Bereich bedingt zu empfehlen. Aufgrund der eingeschränkten Praktikabilität sollte einer Kurzkontakttherapie der Vorzug gegeben werden. Bei stationären Therapien ist auch die klassische Dithranol-Therapie mit einer Applikation 2×/d ohne sofortiges Abwaschen gut durchführbar. Die Therapie sollte über vier bis acht Wochen erfolgen, Erhaltungs- oder Langzeittherapien sind mit Dithranol nicht praktikabel und bieten keine Vorteile. Bei der Behandlung von schwereren Formen der Psoriasis vulgaris ist sowohl eine Kombination mit Fototherapien als auch mit anderen topischen Präparaten (Calcipotriol) aufgrund einer verbesserten Ansprechrate empfehlenswert."

Weiterführende Literatur

Downey DJ, Finlay AY. Combined short contact coal tar and dithranol therapy for psoriasis. Clin Exp Dermatol 1986;11:498-501

Gottlieb SL Heftler HS, Gilleaudeau RN et al. Short contact anthralin therapy augments threpautic efficacy of cyclosporine in psoriasis: a clinical and pathologic study. J Am Acad Dermatol 1995;33:637-645

McBride SR, Walker P, Reynolds NJ. Optimizing the frequency of outpatient short-contact dithranol treatment used in combination with broadband ultraviolet B in psoriasis: a randomized, within-patient controlled trial. Br J Dermatol 2003;149:1259-1265

Mrowietz U, Ockenfels HM, Kreiselmaier I. Dithranol. In: Nast A, Kopp IB, Augustin M, Banditt KB, Boehncke W-H et al. S3-Leitlinie zur Therapie der Psoriasis vulgaris. JDDG, Supplement 2006;2: S11-S14.

Mustakallio KK. The history of dithranol and related hydroxyanthrones, their efficac, side effects, and different regimens employed in the treatment of psoriasis. Acta Derm Venereol 1992;172:7-9

Schmidt KN, Podda M, Packer L, Baeuerle PA. Antipsoriatic drug anthralin activates transcription factor NF-kappa B in murine keratinocytes. J Immunol 1996; 156:4514-4519

van de Kerkhof PC, Vissers WH. The topical treatment of psoriasis. Skin Pharmacol Appl Skin Physiol 2003;16: 69-83

3.2. **Fumarsäureester**

Erste Berichte über den Einsatz von Fumaraten stammen bereits aus den 50er Jahren. Der Chemiker und Heilpraktiker Walter Schweckendieck, selbst an Psoriasis erkrankt, betrachtete eine Stoffwechselstörung im Zitratzyklus als Ursache für seine Erkrankung und führte Selbstversuche durch. 1982 entwickelte Schäfer ein standardisiertes Behandlungsschema mit Fumarsäureestern, das nach anfänglicher Skepsis wissenschaftlich evaluiert wurde und mittlerweile als etablierter Therapieansatz gilt.

 Chemie

Fumarsäure ($C_4H_4O_4$) ist eine ungesättigte aliphatische Dicarbonsäure: die *trans*-Ethylendicarbonsäure. Im menschlichen Organismus stellt sie ein Zwischenprodukt im Zitronensäurezyklus sowie ein Nebenprodukt im Harnstoffzyklus dar und entsteht beim Abbau von Phenylalanin und Tyrosin. Man findet sie in einer Reihe von Pflanzen, Pilzen und Flechten vor, u.a. dem Gemeinen Erdrauch *(Fumaria officinalis).* Fumarsäure kann im menschlichen Organismus nicht resorbiert werden und zeigt selbst keine antipsoriatische Wirkung.

Dagegen entfalten die besser lipidlöslichen Fumarsäureester (insbesondere Dimethyl- und Mono-ethylester) und deren Salze nach oraler Gabe gute antipsoriatische Effekte. Hauptwirkstoffe sind Dimethylfumarat (DMF) beziehungsweise sein Metabolit das Methylhydrogenfumarat.

Die auf dem Markt befindliche und registrierte Fumaratemischung (Fumaderm® initial bzw. Fumaderm®) enthält Fumarsäuredimethylester (30 mg bzw. 120 mg/Dragee) sowie Calcium- (67 mg bzw. 98 mg/Dragee), Magnesium- (5 mg/Dragee) und Zinksalz (3 mg/Dragee) des Fumarsäuremonoethylesters.

Innerhalb von einer halben bis zwei Stunden werden diese Substanzen resorbiert. Maximale Konzentrationen werden nach fünf bis sechs Stunden erreicht, wobei Dimethylfumarat (DMF) schon im Darm sehr schnell zu Methylhydrogenfumarat hydrolysiert wird. Methylhydrogenfumarat wird im Zitratzyklus weiter zu Wasser und CO_2 metabolisiert. Die Ausscheidung erfolgt hauptsächlich über die Atemluft, weniger über Urin und Stuhl.

 Wirkmechanismus

Initial wurde der Hemmung der Keratinozytenproliferation eine große Rolle beigemessen. Bzgl. der ICAM-1-Expression durch Keratinozyten liegen widersprüchliche Daten vor, die u.U. auf eine selektive Wirkung von Fumaraten auf schnell proliferierende Keratinozyten hindeuten könnten.

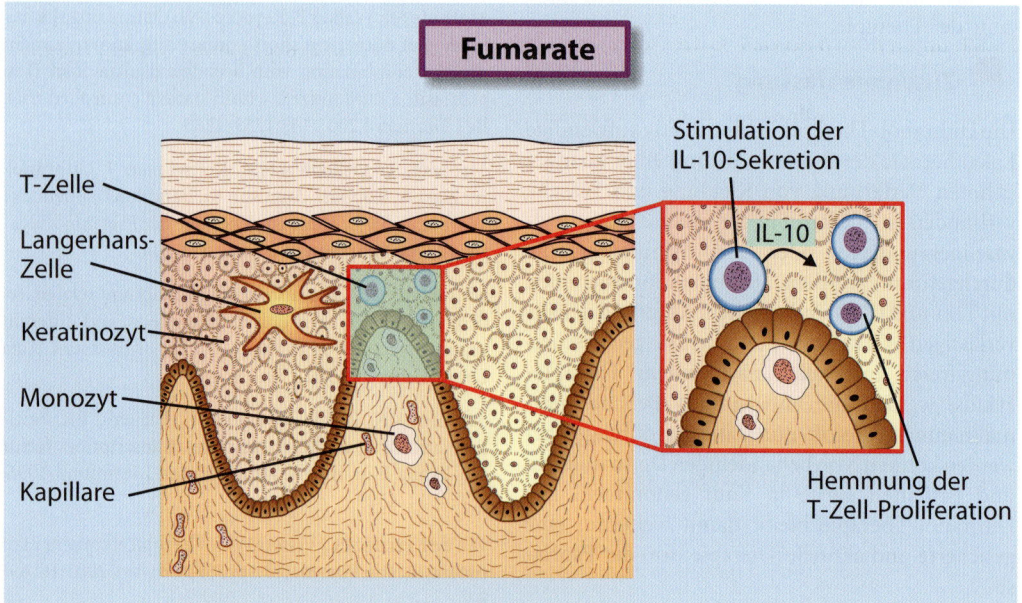

Andere Studien zeigten auch eine antiproliferative Wirkung auf Lymphozyten sowie eine selektive immunmodulatorische antipsoriatische Wirkung von Fumaraten auf aktivierte T-Lymphozyten, was zu einer Normalisierung der gestörten TH1/TH2-Zytokinbalance bei der Psoriasis führt. In Co-Kulturen von Keratinozyten und T-Lymphozyten wurde außerdem eine Inhibition von IFN-γ sowie eine erhöhte IL-10-Sekretion nachgewiesen.

Heute wird postuliert, dass der starke antientzündliche Effekt eher durch Hemmung des nukleären Faktors kappa B (NFκB) zu erklären ist, da NFκB an der Transkription von Genen, die für pro-inflamatorische Mediatoren wie Tumor-Nekrose-Faktor α (TNF-α) und Interleukin-8 sowie für Adhäsions-Moleküle wie E-Selektin, ICAM1 und VCAM-1 kodieren, beteiligt ist.

 Nebenwirkungen

Bei 2/3 aller Patienten treten Magen-Darm-Beschwerden in Form von Bauchschmerzen, Oberbauchkrämpfen, Völlegefühl, Blähungen, Übelkeit und Durchfällen auf. Diese Beschwerden sind besonders ausgeprägt zwischen der 4. und 12. Behandlungswoche. Flush-Symptomatik mit Gesichtsrötung und Wärmegefühl wurde bei ca. 1/3 alle Patienten beobachtet und ist in der ersten Behandlungswoche zu sehen. Mit Fortsetzung der Therapie lässt die Beschwerdenintensität nach. Magen-Darm-Beschwerden und Flush-Symptomatik führen jedoch bei ca. 7 % der Patienten zum Therapieabbruch.

Während der Behandlung mit Fumaraten kommt es bei fast allen Patienten zu einer Reduktion der Lymphozytenzahl. In ca. 10 % der Fälle beträgt dieser Abfall >50 %. Sowohl T- als auch B-Lymphozyten sind betroffen. Eine Leukopenie ist jedoch sehr selten; häufiger wird eine transiente Eosinophilie mit bis zu 40 % beobachtet, meist zwischen der 4. und 8. Behandlungswoche.

Trotz dieser hämatologischen Nebenwirkungen wurde keine erhöhte Infektionsanfälligkeit oder Tumorneubildung beobachtet.

Ältere Publikationen berichten über das Auftreten akuter Niereninsuffizienzen (Stühlinger 1990); Veränderungen der Nierenparameter waren jedoch in klinischen Studien extrem selten und reversibel.

Vor dem Hintergrund der beschriebenen Nebenwirkungen sollten Nieren- und Leberwerte, Blutbild und Differentialblutbild sowie Urinstatus vor Therapiebeginn, dann alle vier Wochen kontrolliert werden, wobei sich das Intervall (ab dem 6. Monat) schließlich auf acht Wochen verlängern kann. Eine Dosisreduktion sollte bei einem Absinken der Leukozytenzahl unter $3,0 \times 10^9$/l, Absinken der Lymphozytenzahl unter 500/μl, persistierender Eosinophilie ≥25 %, Anstieg des Serum-Kreatinins um 30 % oder Proteinurie erfolgen. Bei Normalisierung kann die Therapie entsprechend fortgeführt werden. Bleibt die Laborwertveränderung auch unter reduzierter Dosis bestehen, muss die Therapie abgebrochen werden.

Aus den Nebenwirkungen lassen sich auch die wesentlichen Kontraindikationen ableiten: Fumarate sollen bei schweren gastrointestinalen, Leber- oder Nierenerkrankungen, vorbestehenden Malignomen sowie chronischen mit einer Beeinträchtigung der Leukozytenzahl oder -funktion einhergehenden Erkrankungen nicht eingesetzt werden. Obwohl es keine Hinweise auf eine Teratogenität gibt, dürfen Fumarate wegen fehlender Erfahrungen in der Schwangerschaft oder Stillzeit nicht angewendet werden. Ebenfalls ist der Einsatz bei Kindern und Jugendlichen kontraindiziert.

Da zur Zeit keine einschlägigen Erfahrungen vorliegen, sollten Fumarate nicht gleichzeitig mit Methotrexat, Retinoiden, Cyclosporin A oder Phototherapien angewendet werden. Von einer gleichzeitigen topischen Behandlung mit Fumarsäurederivaten (Bäder, Salben etc.) ist strikt abzuraten, da dies durch Überschreitung der maximal tolerablen Dosis zu Intoxikationen (Nierenschädigung!) führen kann. Andere topische Antipsoriatika können jedoch mit Fumarsäureestertherapie kombiniert werden.

 Indikationen/klinische Anwendung

Die erste wissenschaftlich fundierte Studie zur Fumarattherapie bei Psoriasis an 32 Patienten wurde 1985 von van Dijk veröffentlicht und belegt bei 82,5 % der Patienten einen guten bis sehr guten Therapieerfolg (van Dijk 1985). Auch Bayard berichtete über die erfolgreiche orale Langzeitbehandlung (3 bzw. 12 Monate) mit einem Mischpräparat aus Fumarsäuremonoethylester-Salzen und Fumarsäuredimethylester (Bayard 1987).

Nieboer et al. (1990) stellten fest, dass die Kombination von Monoethylfumarsäureester (MEFA) und Dimethylfumarsäureester (DMFA) einer Monotherapie mit DMFA überlegen ist. Diese Untersuchungen ergaben auch, dass die Monotherapie mit Monoethylfumarsäureester keine antipsoriatische Wirkung aufweist. Diese Ergebnisse wurden in einer weiteren doppelblind randomisierten Studie bestätigt. Hier führte die Kombinationstherapie Monoethylfumarsäureester (MEFA) und Dimethylfumarsäureester (DMFA) innerhalb eines Behandlungszeitraumes von 4 Monaten zur Rückgang der befallenen Hautfläche um 68 %. In einer anderen offenen klinischen Studie untersuchten Kolbach und Nieboer die Wirksamkeit der kommerziellen Fumarsäuremischung (Fumaderm®) im Vergleich zu Dimethylfumarat allein. Die Studie wurde an 196 Psoriasispatienten über 2 Jahre durchgeführt. Die kommerzielle Fumarsäuremischung (Fumaderm®) zeigte eine klinisch signifikant bessere Wirksamkeit.

Die Etablierung der Therapie mit Fumaraten erfolgte nach randomisierten doppelblinden plazebokontrollierten Studien von Altmeyer und Mitarbeitern. An Patienten mit schwerer Psoriasis führte die Therapie mit Fumaraten nach 4-monatiger Behandlung zu einer PASI-Reduktion von mehr als 80 %. Die Dosissteigerung verlief über acht Wochen. Bis zur 16. Behandlungswoche durfte die Tagesdosis auf maximal 6 Tabletten Fumaderm® gesteigert werden. Dieses Schema gilt derzeit als Standard für die Fumarattherapie.

Auch in der Langzeitanwendung über 12 Monate zeigte sich die Therapie mit Fumaraten als wirksame und sichere Therapieoption bei den Patienten mit schwerer Psoriasis.

Die Ergebnisse einer prospektiven multizentrischen Studie an 12 deutschen Kliniken wurden von Mrowietz, Christophers und Altmeyer veröffentlicht. Neben der Bestätigung der Wirksamkeit (>80 % PASI-Reduktion innerhalb der Behandlungszeit von 16 Wochen) konnte auch die langsame Dosissteigerung und eine individuelle Erhaltungsdosis als praxisrelevant gezeigt werden.

Die Therapie mit Fumaraten ist in der ersten Linie für mittelschwere bis schwere, rezidivierende Formen der chronischen Plaque-Psoriasis indiziert. Sie ist auch für therapierefraktäre Formen, die auf eine äußerliche Therapie nicht angesprochen haben wie z.B. ausgedehnte *Psoriasis capitis* gut geeignet. Die Fumadermpräparate wurden in einzelnen Studien und Fallberichten auch bei P*soriasis pustulosa, Psoriasis inversa* und Psoriasisarthritis erfolgreich eingesetzt.

Die systemische Therapie mit kommerziellen Präparaten (Fumaderm®) erfolgt einschleichend mit zunehmender Dosierung, um eine optimale Verträglichkeit und Wirksamkeit zu erzielen. Begonnen wird mit Fumaderm® initial, das zunächst in wöchentlichen Abständen von 1 Tbl./Tag auf bis 3 × 1 Tbl./Tag gesteigert wird. Nachdem diese Dosierung erreicht wurde, wird die Therapie auf 1 Tbl./Tag Fumaderm® umgestellt mit nachfolgender wöchentlicher Steigerung bis auf maximal 3 × 2 Tbl./Tag. Diese Maximaldosis ist jedoch nur in Einzelfällen notwendig. Die magenresistenten Tabletten werden unzerkaut und mit viel Flüssigkeit während oder unmittelbar nach den Mahlzeiten eingenommen. Der Wirkeintritt setzt in der Regel erst nach ca. zwei bis drei Monaten ein, worauf die Patienten hingewiesen werden müssen, um eine gute Compliance zu erreichen. Nach Abklingen der Psoriasis soll versucht werden, die tägliche Dosierung auf eine individuell erforderliche Erhaltungsdosis langsam zu reduzieren. Nach Absetzten der Therapie mit Fumaraten kann es nach einigen Wochen bis Monaten zu Rezidiven kommen.

Die Behandlung mit Fumaraten kann als Langzeittherapie (unter 2-3 Jahren) oder als kurze Intervalltherapie (4-6 Monate) verabreicht werden, wobei sie zur Zeit außerhalb von klinischen Studien zur Langzeittherapie > 6 Monaten nicht zugelassen ist.

> ### Empfehlung der S3-Leitlinie zur Therapie der *Psoriasis vulgaris*
>
> *"Die Behandlung mit Fumarsäureestern ist als effektive Induktionstherapie der mittelschweren bis schweren Psoriasis vulgaris bei Erwachsenen zu empfehlen. Ihre Anwendung wird vor allem durch gastrointestinale unerwünschte Arzneimittelwirkungen eingeschränkt. Eine Kombination mit allen topischen Medikamenten zur Behandlung der Psoriasis vulgaris ist möglich und sinnvoll. Wegen des günstigen Nutzen-Risiko-Profils bei entsprechender Verträglichkeit sind Fumarsäureester in der Langzeittherapie sehr zu empfehlen."*

Weiterführende Literatur

Altmeyer PJ, Matthes U, Pawlak F et al. Antipsoriatic effect of fumaric acid derivatives. Results of a multicenter double-blind study in 100 patients. J Am Acad Dermatol 1994;30:977-981

Kolbach DN, Nieboer C. Fumaric acid therapy in psoriasis: results and side effects of 2 years of treatment. J Am Acad Dermatol 1992;27:769-771

Mrowietz U, Asadullah K. Dimethylfumarate for psoriasis: more than a dietary curiosity. Trends Mol Med 2005; 11(1): 43-8.

Mrowietz U, Christophers E, Altmeyer P. Treatment of psoriasis with fumaric acid esters: results of a prospective multicentre study. German Multicentre Study. Br J Dermatol 1998;138:456-460

Mrowietz U, Ockenfels HM, Kreiselmaier I. Fumarsäureester. In: Nast A, Kopp IB, Augustin M, Banditt KB, Boehncke W-H et al. S3-Leitlinie zur Therapie der Psoriasis vulgaris. JDDG 2006;2:S51-55

Nieboer C, de Hoop D, Langendijk PN et al. Fumaric acid therapy in psoriasis: a double-blind comparison between fumaric acid compound therapy and monotherapy with dimethylfumaric acid ester. Dermatologica 1990;181:33-37

3.3. Teerpräparate

Die Behandlung mit Teer gehört zu den ältesten Therapien in der Dermatologie. Teerpräparate gelten vor allem in der Psoriasistherapie als gutes und bewährtes Mittel. Zuerst fanden Holzteere wie z.B. Nadelholzteer, Birkenteer, Buchenteer oder Wacholderteer eine breite therapeutische Anwendung, bevor später die Therapie mit Steinkohleteer sowie anderen Teerpräparaten wie beispielsweise Ichtyolan eingeführt wurde.

Chemie

Teerpräparate beinhalten über 10.000 Komponenten, wovon nur ca. 5-10 % aufgeschlüsselt und bekannt sind. Die Zusammensetzung der Teere variiert in Abhängigkeit von geografischer Quelle, Destillierungs- und Fraktionierungsverfahren. Destillate aus niedrigen Temperaturbereichen (500-700 °C) haben mehr Teersäure (Phenol, Cresol, Kohlensäure) und wenig Naphthalene. Destillate nach der Destillation bei Temperaturen zwischen 900-1.200 °C sind reich an Naphthalenen und aromatischen Komponenten (Schubert 1994). Welche Komponenten die antipsoriatische Wirkstärke beeinflussen, ist bislang nicht bekannt.

Wirkmechanismen

Trotz der tausendjährigen klinischen Erfahrungen mit Teerpräparaten sind viele Fragen bezüglich des Wirkprinzips auch heute noch unklar. Die Vielzahl an Komponenten, die biologisch aktiv sein könnten, erschwert die Suche nach antipsoriatisch

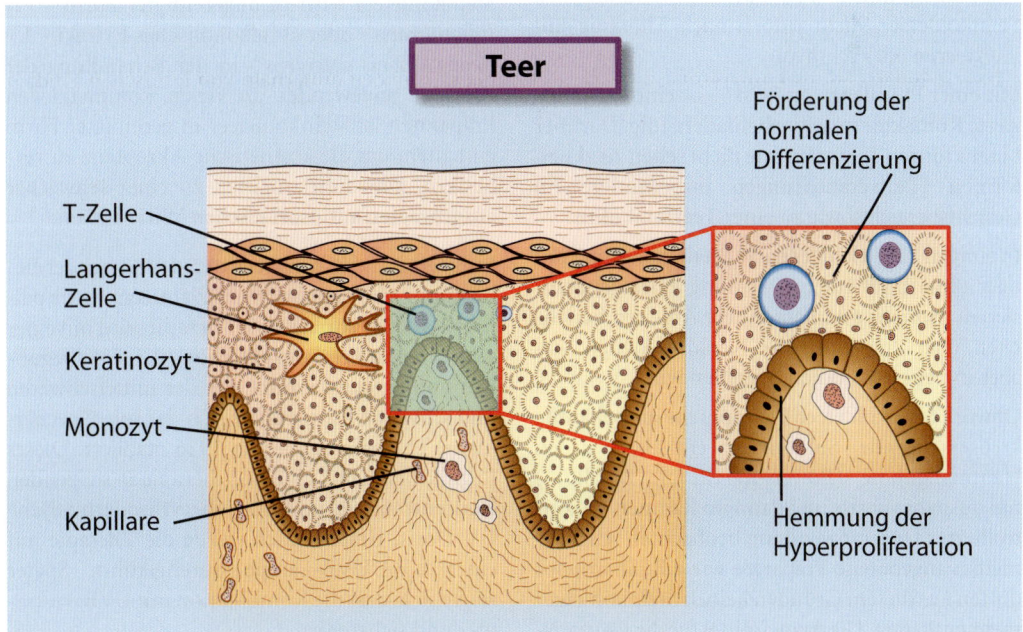

Teer

Förderung der normalen Differenzierung

T-Zelle

Langerhans-Zelle

Keratinozyt

Monozyt

Kapillare

Hemmung der Hyperproliferation

wirkenden und biologisch aktiven Bestandteilen dieser Präparate. In der Regel wird den Teerpräparaten eine antiproliferative, keratolytische, juckreizstillende, antiinflammatorische und antiseptische Wirkung zugeordnet. Die meisten Beobachtungen beziehen sich auf Untersuchungen mit Steinkohleteer. Steinkohleteer hat eine antiproliferative Wirkung bei Psoriasis, auf gesunder Haut führt er jedoch zu epidermaler Hyperplasie und Akanthose. Tierexperimentell konnte die antiproliferative Wirkung von Steinkohleteer gezeigt werden. *In-vitro*-Untersuchungen an menschlichen Keratinozyten mit dem schweren Erdölderivat Naphthalan konnten ebenfalls die antiproliferative und darüber hinaus eine differenzierungsfördernde Wirkung dokumentieren.

Die juckreizhemmende Wirkung wird Phenol- und Kresolsäuren als Bestandteilen der Teere zugeordnet.

 Nebenwirkungen

Nachteilig im Rahmen der Teertherapie sind der als unangenehm empfundene Geruch sowie der langsame Wirkungseintritt. Die häufigste Nebenwirkung besteht in einer Erhöhung der Lichtempfindlichkeit, vor allem im UVA-Bereich (320-430 nm). Dies führt zu einer phototoxischen Reaktion mit biphasischem Erythem. Phototoxische Reaktionen finden sich nach Anwendung von Steinkohleteer, nicht jedoch nach Therapie mit Holzteeren oder Ichthyol.

Mit einer Prävalenz von 7-20 % ist eine teerinduzierte Kontaktdermatitis ebenfalls häufig. Darüber hinaus führen Teerpräparate nicht selten zu akneiformen Hautveränderungen insbesondere im Gesichtsbereich sowie zu einer Teerfollikulitis.

In einigen Fällen kam es nach Teerbehandlung mit oder ohne UVB zur Entwicklung einer generalisierten *Psoriasis pustulosa*. Ältere Arbeiten berichteten über eine mögliche Nephrotoxizität, was aber in neueren Studien bestritten wird.

Obwohl Steinkohleteer Benzapyrene als bekannte krebserzeugende Substanzen enthält, wurden Hautmalignome (Bowen-Karzinom, Basaliom) nur ausnahmsweise und dann im Rahmen unkontrollierter Daueranwendung beobachtet. Als Kosmetika angebotene Präparate wie z.B. Shampoos dürfen aus diesem Gründen keinen Steinkohleteer mehr enthalten. Die Arzneimittel für die Psoriasis-

behandlung sind jedoch weiterhin verfügbar. Eine retrospektive Studie an 719 Patienten bestätigte, dass bei mit Teer behandelten Patienten verglichen zur Allgemeinbevölkerung keine erhöhte Malignitätsrate besteht.

 Klinische Anwendung

Außer Wacholderteer, der zur Behandlung der *Psoriasis capitis* im Form von Shampoos oder Lösungen in Konzentrationen bis 20 % und häufig in Kombination mit Salicylsäure 5 % angewendet wird, finden andere Holzteere heute kaum noch Anwendung in der Dermatologie. Häufig sind Holzteere nur als zusätzliche Komponenten bei Shampoos und fertigen Produkten mit Steinkohleteer enthalten.

Ichthyol ist ein schwefelreiches Schieferöl und findet eher bei anderen Hauterkrankungen Anwendung. Im Rahmen der Psoriasistherapie stellt der Gesichtsbefall eine mögliche Indikation dar.

Naphthalan, ein schweres Erdöl, das sich unter anderem durch große Mengen von Naphthen- und Zyklopentansäuren unterscheidet, wird in Aserbaidschan und Kroatien im Form von Bädern erfolgreich zur stationären aber auch ambulanten Psoriasisbehandlung angewendet.

Steinkohleteer wird in ungereinigter Form - *Pix lithanthracis* - oder als alkoholisches Extrakt - *Liquor carbonis detergens* - in der Behandlung der Psoriasis angewendet. In vielen kommerziellen Präparaten ist Steinkohleteer in gereinigter Form enthalten, um die kosmetische Akzeptanz zu verbessern. Dies führt meisten zu einer schwächer ausgeprägten antipsoriatischen Wirksamkeit.

Indiziert ist Steinkohleteer (0,5-10 %) bei der Behandlung von Psoriasis vom Plaquetyp sowie palmoplantarer Psoriasis. Die Therapie wird mit einer schwächeren Teerkonzentration (0,5-1 %) begonnen und langsam erhöht. Bei der mittelschweren und schweren Psoriasis hat sich das sog. Goeckermann-Therapieregime seit 1926 etabliert. Dieses Regime beinhaltet eine Teertherapie in steigenden Konzentrationen und eine suberythrodermatische UV-Dosis. Ursprünglich wurde die Therapie mit einer UVA/UVB-Lampe durchgeführt. Später zeigte sich, dass die Kombination mit UVB wirksamer und sicherer ist.

Eine andere bewährte Kombinationstherapie ist das Ingram-Regime: Bei der gleichzeitigen Kombination (Teerbad, anschließend sofort Dithranol) kommt es zu geringerer Dithranolreizung, aber auch - bedingt durch die beschleunigte Dithranoloxidation - zu einem Nachlassen der Dithranolwirksamkeit.

Wegen des unangenehmen Teergeruchs sowie Verfärbungen der Haut und Kleidung werden die Teerzubereitungen meistens nur stationär angewendet. Eine großflächige Anwendung sollte vermieden werden. Schwangerschaft, Stillzeit und Säuglingsalter gelten mangels einschlägiger klinischer Erfahrungen als Gegenanzeigen. Aufgrund potentieller Hautreizungen ist eine intertriginöse oder skrotale Anwendung nur unter großer Vorsicht möglich.

Wegen mangelnder Evidenz und Praktikabilität sowie bei vielen wirksamen Alternativen gilt heute die Monotherapie mit Teerpräparaten als obsolet. Ausnahmsweise können Teerpräparate in Kombination mit UVB v.a. im stationären Bereich eine kostengünstige Therapiealternative darstellen.

Empfehlung der S3-Leitlinie zur Therapie der *Psoriasis vulgaris*
"Die Wirksamkeit der Therapie mit Steinkohlenteer bei Psoriasis vulgaris ist weder als Monotherapie noch als Kombinationstherapie belegt. Daher wird die Anwendung von Steinkohlenteer für diese Indikation nicht empfohlen. Angesichts risikoärmerer und praktikablerer Therapiealternativen ist eine Monotherapie der Psoriasis vulgaris mit Steinkohlenteer heute obsolet. Nur unter sorgfältiger Abwägung des therapeutischen Nutzens und unter Berücksichtigung risikoärmerer therapeutischer Alternativen kann Steinkohlenteer in Kombination mit UVB ggf. ausnahmsweise zur Anwendung bei ansonsten therapierefraktärer Psoriasis vulgaris eingesetzt werden."

Weiterführende Literatur

Armstrong RB, Leach EE, Fleiss JL, Harber LC. Modified Goeckermann therapy for psoriasis. A two-year follow-up of a combined hospital-ambulatory care program. Arch Dermatol 1984;120:313-318.

Boehncke W-H, Schlaeger M, Weberschock T. Steinkohlenteer. In: Nast A, Kopp IB, Augustin M, Banditt KB, Boehncke W-H et al. S3-Leitlinie zur Therapie der Psoriasis vulgaris. JDDG 2006;2, S17-S19

Jones SK, Mackie RM, Hole DJ, Gillis CR. Further evidence of the safety of tar in the management of psoriasis. Br J Dermatol 1985;113:97-101

Kaidbey KH, Kligman AM. Clinical and histological study of coal tar phototoxicity in humans. Arch Dermatol 1977;113:592-595

Thaci D, Schindewolf M, Smeh-Skrbin A, Krnjevic-Pezic G, Vrzogic P, Dobric I, Kaufmann R, Boehncke WH. Heavy naphthen oil exhibits antipsoriatic efficacy in vivo and antiproliferative as well as differentiation-inducing effects on keratinocytes in vitro. Arch Dermatol 2000; 136:678-679

Zelickson BD, Muller S. Generalized pustular psoriasis. A review of 63 cases. Arch Dermatol 1991;127:1339-1345

3.4. **Vitamin-D$_3$-Analoga**

 Chemie

Vitamin D wurde ursprünglich als fettlöslicher, essentieller Nahrungsfaktor (d.h. als Vitamin) entdeckt. Neben der bekannten Rolle in der Homöostase der Serum-Calciumkonzentration wurden zahlreiche Wirkungen aufgedeckt, die nicht auf den Einfluss von Vitamin D bei der Calciumhomöostase zurückgeführt werden können.

Vitamin D$_3$ wurde schon vor 60 Jahren zur Behandlung der Psoriasis eingesetzt. Die Therapie mit Vitamin D$_3$ führte zu deutlicher Besserung der Psoriasis war jedoch mit erheblichen calciotropen Nebenwirkungen begleitet. Dies beeinflusste die weitere Entwicklung der Therapie, so dass auf die Anwendung von Vitamin D$_3$ zur Behandlung der Psoriasis zuerst verzichtet wurde. Als 1985 Morimoto und Kumahara über dramatische Besserung der schweren Psoriasis bei einer Patientin mit Osteomalacia berichteten, die mit 0,75 µg/Tag 1-α-Monohydroxyvitamin D$_3$ behandelt wurde, folgte eine neue Epoche in der Entwicklung von synthetischen Vitamin-D$_3$-Analoga zur topischen Behandlung der Psoriasis.

In den ersten Studien mit topischen 1,25-$(OH)_2$D$_3$ (Calcitriol)-Salbe wurde die antipsoriatische Wirksamkeit nachgewiesen. Problematisch war weiterhin die starke calciotrope Wirkung bei der großflächigen Anwendung und bei höheren Konzentrationen von Vitamin D$_3$. Dies führte zu der Entwicklung von ersten neuen synthetischen Vitamin-D$_3$-Analoga mit deutlich wenig ausgeprägter calciotroper bei gleichzeitiger Beibehaltung der antipsoriatischen Wirkung (z.B. Calcipotriol, Tacalcitol und Calcitriol).

 Wirkmechanismen

Calcitriol oder 1α,25-Dihydroxyvitamin D$_3$ (1α,25-$(OH)_2$D$_3$), die biologisch aktive Form von Vitamin D (VD), sowie deren Analoga (Calcipotriol, Tacalcitol etc.) haben als Grundlage für ihre Wirkung die Komplexierung mit einem intrazytoplasmatischen Vitamin D-Rezeptor (VDR) und in der Folge die ligandinduzierte Transkription des Signals auf sensitive Gene. VDR wird konstitutiv (wie z.B. bei Keratinozyten) oder durch die Aktivierung (wie z.B. bei Lymphozyten) exprimiert. VDR gehört zu der so genannten "Steroidhormonrezeptor-Superfamilie", zu der auch Rezeptoren für Steroidhormone, Schilddrüsenhormone und Vitamin A [RXR (retionid X receptor) und RAR (retionid acid receptor)] gehören. In den letzten 20 Jahren wurde gezeigt, dass nicht nur die klassischen Zielorgane in der Calciumhomöostase (Darm, Knochen, Nieren, Parathyroidea) sondern auch andere nicht klassische Organe (u.a. Haut, Immunzellen, Muskeln, Leber, reproduktives und

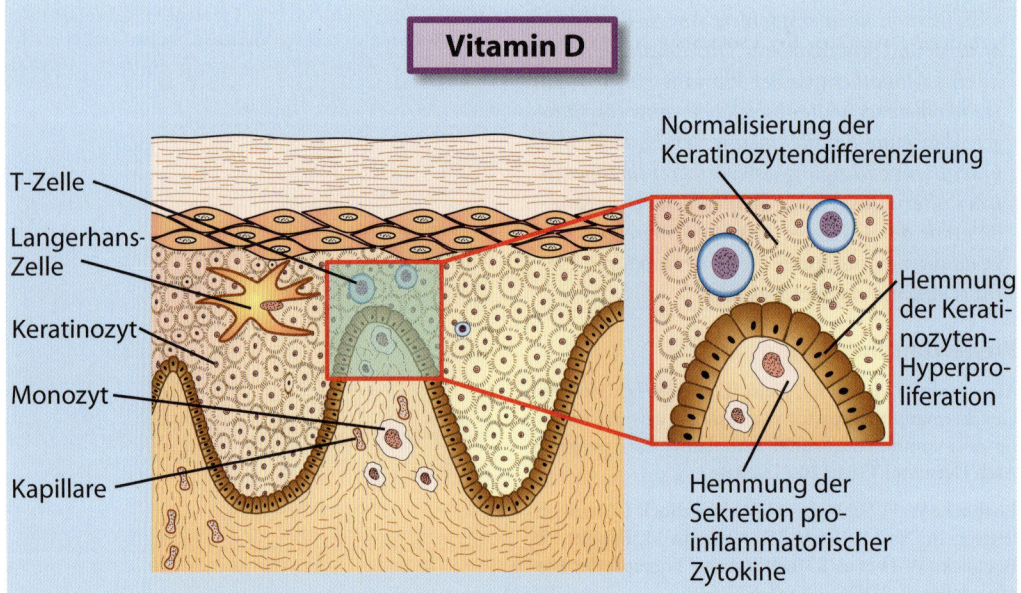

T-Zelle

Langerhans-Zelle

Keratinozyt

Monozyt

Kapillare

Vitamin D

Normalisierung der Keratinozytendifferenzierung

Hemmung der Keratinozyten-Hyperproliferation

Hemmung der Sekretion proinflammatorischer Zytokine

endokrines System) VDR exprimieren können. Milde berichtete, dass im Vergleich zur unbefallenen gesunden Haut die befallene psoriatische Haut erhöhte Expression von VDR in basalen und suprabasalen epidermalen Schichten aufweist. Diese Ergebnisse konnten von anderen Autoren nicht bestätigt werden. Auch die VDR-mRNA-Produktion war bei befallener und unbefallener Haut gleich.

Vitamin D interagiert mit Vitamin-D-Bindungsprotein (DBP) sowie mit anderen *"carriers"* im Serum (u.a. Lipoproteinen). Nach Einschleusung in das Zytoplasma kommt es zur Bildung eines Komplexes von VD$_3$ und VDR. Falls es nicht zur Bindung an VDR kommt, dann unterliegt Vitamin D einer raschen katabolischen Inaktivierung, wobei einige aktive Metabolite entstehen können. Der Komplex aus VDR und Vitamin D im Zellkern greift an einem *"Vitamin D responsive element"* (VDRE) an. Dieses VDRE besteht aus zwei Dimeren, den *"direct repeat"* (DR)-Hexanucleotid-Halbseiten, die von drei Basen getrennt sind (DR3). Im Allgemeinen bestimmt die Basenreihenfolge die Spezifität von VDRE. VDR kann Homodimere durch die Bindung von zwei VDR-Komplexen oder z.B. mit RXR-Heterodimeren bilden. Dies erklärt das sog. *"cross-talking"* der Retinoid- und Vitamin-D-Signaltransduktionswege.

Die VDR-VDR- oder VDR-RXR-Komplexe interagieren mit VDRE an den Promotorstellen verschiedener Gene im Beisein der RNS-Polymerase II. In der Behandlung der Psoriasis mit Vitamin D und seiner Analoga ist der Einfluss auf Gene mit regulatorischen Einflüssen auf den Zellzyklus (cyclinabhängige Kinasen p21 WAF1 und p27 KIP1; p21), Onkogene (c-myc und bcl-2) oder Funktionszustand des Immunsystems (u.a. Zytokinsekretion, HLA-DR-Expression von Monozyten, Antigenpräsentation) entscheidend für die klinische Wirkung.

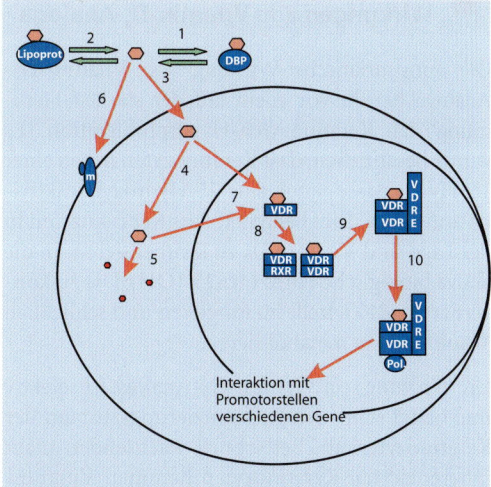

Abb. 3.3: Konzept zur Wirkung von Vitamin D$_3$ und Analoga in der Zelle: (1) Bindungsaffinität an DBP, (2) Interaktion mit anderen Eiweißen im Serum wie z.B. Lipoproteinen, (3) Einschleusen in das Zytoplasma, (4) Konversion zu Metaboliten, (5) Inaktivierung, (6) nongenomische Wirkung über einen membrangebundenen Rezeptor, (7) Interaktion im Zellkern mit VDR, (8) Bildung von Dimeren, (9) Bindung an VDRE im Zellkern (10) im Beisein von RNS-Polymerase II (pol).

Der Bindungsaffinität von neuen synthetischen Vitamin-D$_3$-Derivaten wurde eine große Rolle in der Vergangenheit beigemessen. Neuere Untersuchungen belegen jedoch, dass diese nicht immer mit dem Wirkungspotential korreliert. Einige neu synthetisierte Vitamin-D$_3$-Analoga zeigten stärkere Effekte auf die Proliferation und Differenzierung von Zellen, obwohl deren Bindungsaffinität im Vergleich zu Vitamin-D$_3$-Calcitriol viel schwächer ist.

Außerdem zeigen Vitamin D$_3$ und seine Analoga auch schnell auftretende Effekte, die mit dem klassischen Konzept über Wirkmechanismen von Vitamin D$_3$ nicht zu erklären sind. Dazu zählen u.a. der schnelle intrazelluläre Anstieg von Calcium, die Erhöhung von zyklischem Guanosinmonophosphat (cGMP), sowie die Stimulierung der Phospholipase C. Es wird vermutet, dass diese non-genomischen Effekte über einen membrangebundenen Rezeptor vermittelt werden könnten (☞ Abb. 3.3).

Wirkungen von Vitamin-D₃-Analoga

Die antipsoriatische Wirkung von Vitamin-D₃-Analoga beruht vor allem auf der starken Hemmung der Keratinozyten-Hyperproliferation. Es wurde beschrieben, dass Keratinozyten neben einer 1α-Hydroxylase- auch eine 25-Hydroxylaseaktivität aufweisen. Dies bedeutet, dass Keratinozyten in der Lage sind Vitamin D₃ zu synthetisieren, in die aktive biologische Form $(1\alpha,25\text{-}(OH)_2D_3)$ zu konvertieren, als Zielzelle zu fungieren und schließlich Vitamin D₃ zu metabolisieren.

Die Wirkung von Vitamin-D₃-Analoga ist selektiv und hängt sehr vom Differenzierungszustand der Keratinozyten ab. Bei schnell wachsenden nicht differenzierten Keratinozyten hemmen Vitamin-D₃-Analoga die Zellproliferation. Bei hoch differenzierten langsam wachsenden Keratinozyten haben Vitamin-D₃-Analoga hingegen eine proliferationsfördernde Wirkung. Dies wurde auch *in vivo* bestätigt. Die Hemmung der epidermalen Hyperproliferation wird auch im Rahmen klinischer Anwendungen beobachtet.

Die proliferationshemmenden Wirkmechanismen sind noch nicht klar. Wahrscheinlich sind Einflüsse auf Zellzyklus regulierende Gene involviert, z.B. cyclinabhängige Kinasen (p21 WAF1), Onkogene (c-myc und bcl-2), das IEX-1-Gen, der EGF-Rezeptor oder TGF-β1.

Ein weiterer Effekt der Vitamin-D₃-Analoga ist die Normalisierung der Keratinozytendifferenzierung, die bei der Psoriasis gestört ist. Dieser Effekt beruht eher auf nicht genomischen Wirkmechanismen (vor allem einem Anstieg des intrazellulären Calciumgehaltes) und ist stärker bei Vitamin D₃ selbst als bei seinen Analoga.

In der psoriatischen Gewebereaktion haben neben ortsständigen Zellen die Infiltratzellen und zahlreiche Mediatoren eine entscheidende Rolle. Diese Funktion ist sowohl bei der Triggerung der Psoriasis als auch bei der vollständig etablierten psoriatischen Entzündungsreaktion vorhanden. Vitamin D inhibiert die Proliferation der peripheren mononukleären Zellen des Blutes (PBMC). Daneben beeinflusst es die Produktion verschiedener Chemokine wie IL-1α, IL-1β, IL-2, IL-6, IL-8, IL-12, IFN-γ, TNF-α und GMCSF *(granulocyte-macrophage colony stimulation factor)*, RANTES sowie die HLA-DR-Expression von peripheren mono-nukleären Zellen. Außerdem hemmt Vitamin D die Freisetzung von Arachidonsäure aus Granulozyten.

 ## Nebenwirkungen

Calcipotriol ist im Allgemeinen gut verträglich. Die häufigste Nebenwirkung ist die periläsionale Hautreizung, die bei 10-20 % der Patienten auftritt. Meistens ist diese Reizung sehr mild und durch leichte Rötung, Schuppung und Juckreiz gekennzeichnet. Hautreizung ist selten ein Grund für den Abbruch einer Therapie mit Vitamin-D₃-Analoga. Häufig wird eine Hautreizung in den nicht behandelten Hautarealen wie z.B. Gesicht beobachtet. Patienten sollten angehalten werden, gleich nach der topischen Verabreichung von Calcipotriol die Hände zu waschen, um den Kontakt mit anderen Hautstellen zu vermeiden. Calcipotriol hat ein leichtes irritatives Potential. Selten sind allergische Reaktionen zu sehen, die jedoch keine Kreuzallergien mit anderen Vitamin-D₃-Analoga aufweisen.

Die auf dem Markt befindlichen Präparate von Calcipotriol spiegeln einen Kompromiss zwischen antipsoriatischer und calciotroper Wirkung wider, wobei letztere bei sachgemäßer Anwendung nicht zu Nebenwirkungen führt. Bisher wurde lediglich ein Fall mit einer Erhöhung des Serum-Calciumwertes nach der Behandlung mit Calcipotriol-Salbe bekannt, wobei der Patient mit 400 g Salbe/Woche in der Konzentration 50 µg/g behandelt wurde. Diese Menge entspricht dem 4-fachen der höchsten zugelassenen Dosierung. Auch in der Langzeitanwendung konnte kein kumulativer Effekt von Calcipotriol auf den Calciummetabolismus beobachtet werden.

Calcipotriol und andere Vitamin-D₃-Analoga sind nicht teratogen. Derzeit gibt es jedoch kaum klinische Erfahrungen mit der Anwendung in der Schwangerschaft. Es ist noch nicht klar, ob Calcipotriol auch in der Milch während der Stillzeit vorkommen kann. Wenn eine Schwangerschaft besteht, sollte die Therapie mit Calcipotriol oder anderen Vitamin-D₃-Analoga abgebrochen werden. Aufgrund von pH-Unterschieden führt die gleichzeitige Anwendung von salicylathaltigen Externa zur Inaktivierung der Vitamin-D3-Analoga. Eine zusätzliche Anwendung von Externa mit potentiell irritativer Wirkung sollte nicht erfolgen.

▮ Indikationen/klinische Anwendung

▶ 1,25-(OH)$_2$VD$_3$ (Calcitriol)

1,25-(OH)$_2$VD$_3$ wird in der lokalen Behandlung der Psoriasis in verschiedenen Konzentrationen (0,5 μg/g, 2 μg/g und 3 μg/g) in Vaseline als Grundlage verabreicht. In plazebokontrollierten Studien zeigten die 0,5 μg/g- und 2 μg/g-Konzentrationen von 1,25-(OH)$_2$VD$_3$ keinen signifikanten Unterschied im Vergleich zum Plazebo. Die klinische Studien mit einer Konzentration von 3 μg/g 1,25-(OH)$_2$VD$_3$ in Vaseline konnten die Wirksamkeit und Sicherheit nicht nur in der 6-8-wöchigen Anwendung sondern auch bei der intermittierenden Langzeitanwendung bestätigen. Höhere Konzentrationen (15 μg/g) sind noch wirksamer, aber auch mit dem Auftreten erheblicher Nebenwirkungen assoziiert (Hyperkalzämie bei ca. 10 % der Patienten). In einer vergleichenden Studie waren 50 μg/g Calcipotriol wirksamer als 3 μg/g 1,25-(OH)$_2$VD$_3$. Calcitriol-Salbe ist in Deutschland mit dem Handelsnamen Silkis® eingeführt. Calcitriol Salbe wird 2 × täglich bis maximal 30 g Salbe täglich auf bis zu 35 % der Körperoberfläche angewendet.

Die orale Gabe von 1,25-(OH)$_2$VD$_3$ führte in einigen kontrollierten Studien zur Besserung der Psoriasis jedoch nur unter sehr strenger Überwachung von Kontrollparametern. Es muss betont werden, dass die orale Gabe von 1,25-(OH)$_2$VD$_3$ nicht für die Behandlung der Psoriasis zugelassen ist.

▶ Tacalcitol (1,24-(OH)$_2$D$_3$)

Die antipsoriatische Wirksamkeit von Tacalcitol wurde in mehreren kontrollierten klinischen Studien dokumentiert. Tacalcitol ist sowohl als 2 μg/g (2 ×/Tag) aber auch als 4 μg/g (1×/Tag) Salbe in der Behandlung der Psoriasis wirksam. Die 4 μg/g-Konzentration wurde als optimale Konzentration für die einmal tägliche Anwendung in einer multizentrischen Dosisfindungsstudie erwiesen. In mehreren europäischen Ländern ist die 4 μg/g Tacalcitol-Salbe (Curatoderm®) (1 ×/Tag) zur Behandlung der kleinflächigen Plaque-Psoriasis bei Patienten über 12 Jahre zugelassen. Die behandelten Areale sollten 15-20 % der Gesamtkörperoberfläche oder die Gesamtmenge von 10 g/Woche nicht übersteigen. Die galenische Zubereitung als Emulsion (Curatoderm® Emulsion) ist für die Behandlung der Kopfhautpsoriasis zugelassen. Gerade die alkoholfreie Emulsion zeichnet eine gute Verträglichkeit und trägt zu guten therapeutischen Ergebnissen bei.

Bisher wurden keine calciotropen Wirkungen (Hyperkalzämie oder Hyperkalzurie) nach der topischen Behandlung der Psoriasis mit Tacalcitol (2 μg/g oder 4 μg/g) beobachtet. Extrem selten kann es nach der Behandlung mit Tacalcitol zu Erythema multiforme ähnlichen Hautveränderungen kommen. Auch eine Kontaktallergie auf Tacalcitol wurde beschrieben. Häufigste Nebenwirkung bei der Therapie mit Tacalcitol ist die lokale Hautreizung (Brennen, Juckreiz, Rötung oder Reizung) bei ca. 10-12 % von Patienten. In japanischen Studien zeigte sich das Tacalcitol als besser verträglich, insbesondere für die Behandlung im Gesichtsbereich. In der Langzeitbehandlung erwies sich die Behandlung mit Tacalcitol (4 μg/g) als sicher und gut verträglich.

Tacalcitol zeigte sich in einer klinischen Untersuchung in der Behandlung der lokalisierten Psoriasis ebenso effektiv wie Betamethason-17-valerate 0,1 % und Dithranol.

Die Kombinationstherapie mit UVB hat additive antipsoriatische Effekte, möglicherweise auf der Grundlage einer kombinierten antiproliferativen Wirkung.

▶ Calcipotriol

Die antipsoriatische Wirkung von Calcipotriol hat sich mittlerweile an Tausenden Patienten in vielen klinischen Studien gezeigt. Calcipotriol (50 μg/g) befindet sich auf dem deutschen Markt als Daivonex® oder Psorcutan® für die Therapie der leichten bis mittelschweren *Psoriasis vulgaris*, wobei die zu behandelnde Fläche 30 % oder die Gesamtmenge von 100 g/Woche nicht übersteigen sollte. Vorteilhaft ist die Verfügbarkeit als Salbe, Creme und Kopflösung. Inzwischen wurde die Calcipotriol-Salbe zur Behandlung der Psoriasis im Kindesalter (>6 Jahre) zugelassen. Hierbei sollte darauf geachtet werden, dass bei Kindern von 6-12 Jahren (Körpergewicht >35 kg) die verabreichte Menge 50 g bzw. bei Kindern von 12-18 Jahre (Körpergewicht >50 kg) 75 g Salbe pro Woche nicht übersteigt. Auch die Zubereitung als Creme erwies sich als sehr wirksam und gut geeignet zur Behandlung der intertriginösen Psoriasis *(Psoriasis inversa)*. Hier genügt auch die 1× tägliche Applikation als Creme, die besser verträglich ist als die Salbenzubereitung.

Die Behandlung der Kopfhaut mit Calcipotriol-Lösung erwies sich ebenfalls als wirksame Modalität zur Behandlung der leichten bis mittelschweren Kopfhautpsoriasis.

In den Dosisfindungsstudien erwies sich Calcipotriol 50 µg/g als optimale Konzentration und die 2 × tägliche Anwendung als sinnvoll. Deutliche Befundbesserung tritt in der Regel nach 8-wöchiger Behandlung bei ¾ der Patienten auf. 50 % der Psoriatiker sprechen sehr schnell auf die Therapie mit Calcipotriol an. Bei ¼ der Patienten tritt die Wirkung erst nach 4 Wochen ein (sog. *slow responder*). Anwendungsbeobachtungen lassen vermuten, dass Calcipotriol in erster Linie eine antiproliferative und weniger eine antientzündliche Wirkung aufweist.

In **Vergleichsstudien** erwies sich Calcipotriol als ebenso gut wirksam wie Betamethason-17-valerate 0,1 %, jedoch schwächer als Clobetasondipropionat. Deutliche Vorteile der Therapie mit Calcipotriol und anderen Vitamin-D$_3$-Analoga den Kortikosteroidpräparaten gegenüber sind:

• keine atrophogene Wirkung

• Langzeitbehandlung möglich

• kein *Rebound*-Phänomen

Calcipotriol ist wirksamer als die Cignolin-Minutentherapie, die Teerbehandlungen oder Tazaroten und bietet sich daher als überlegene ambulante Therapieoption gegenüber diesen Modalitäten an.

Additive und synergische Wirkungen von Calcipotriol wurden mit fast allen Antipsoriatika beobachtet (u.a. Kortikosteroide, UV-Therapie, Cyclosporin, Acitretin, MTX, Fumarate). Mittlerweile sind fixe Kombinationen aus Calcipotriol und Betamethason als Fertigpräparate auf dem Markt, welche diese vorteilhafte Kombinationstherapie deutlich erleichtern.

Calcipotriol kann unter Vorsicht auch unter Okklusion verabreicht werden. Insbesondere bei refraktären kleinflächigen Hautarealen kann dies zur Erhöhung der therapeutischen Wirksamkeit führen.

▶ Calcipotriol plus Betamethasondipropionat (fixe Kombination)

Die fixe Kombination von Calcipotriol mit Betamethason in einer Anwendung von 1 oder 2 ×/d wurde in vielen klinischen Studien geprüft. Hierbei zeigte sich bei der Anwendung 1 ×/d eine deutliche Besserung oder vollständige Abheilung der Läsionen bei >50 % der Patienten nach vier Behandlungswochen. Im Vergleich zur Calcipotriol- und Betamethasonedipropionat-Monotherapie war die Therapie mit der festen Kombination signifikant überlegen. Eine mittlere PASI-Reduktion von 68-76 % wurde in den 4 Wochen erzielt. Diese Behandlung ist insbesondere als topische Induktionstherapie gut geeignet.

> ### Empfehlung der S3-Leitlinie zur Therapie der *Psoriasis vulgaris*
>
> *"Bei der Lokaltherapie, insbesondere der Erhaltungstherapie bei der leichten bis mittelschweren Psoriasis vulgaris sind die Vitamin-D$_3$-Derivate Mittel der ersten Wahl. Aufgrund der umfangreicheren Studiendaten und der überlegenen Wirksamkeit gilt diese Empfehlung vor allem für Calcipotriol. Wegen des geringeren irritativen Potenzials kann die Anwendung von Tacalcitol in besonders sensiblen Arealen (z.B. Gesicht) empfohlen werden. In den ersten Wochen der Behandlung ist eine Kombination mit topischen Kortikoiden auch als fixe Kombination bezüglich Wirksamkeit und Verträglichkeit der Monotherapie überlegen. Bei mittelschwerer bis schwerer Psoriasis vulgaris kann eine Kombination topischer Vitamin-D$_3$-Derivate mit einer UV-Lichttherapie oder einer Systemtherapie sinnvoll sein."*

Weiterführende Literatur

Berth-Jones J, Chu AC, Dodd WA et al. A multicentre, parallel-group comparison of calcipotriol ointment and short-contact dithranol therapy in chronic plaque psoriasis. Br J Dermatol 1992;127:266-271.

Bikle DD. Vitamin D: a calciotropic hormone regulating calcium-induced keratinocyte differentiation. J Am Acad Dermatol 1997;37:S42-52

Gollnick H, Menke T. Current experience with tacalcitol ointment in the treatment of psoriasis. Curr Med Res Opin 1998;14:213-218

Guenther LC. Fixed-dose combination therapy for psoriasis. Am J Clin Dermatol 2004;5:71-77

Henderson CA, Papworth-Smith J, Cunliffe WJ et al. A double-blind, placebo-controlled trial of topical I,25-dihydroxycholecalciferol in psoriasis. Br J Dermatol. 1989;121:493-496

Kaufmann R, Bibby AJ, Bissonnette R, Cambazard F, Chu AC, Decroix J, Douglas WS, Lowson D, Mascaro JM, Murphy GM, Stymne B. A new calcipotriol/betamethasone dipropionate formulation (Daivobet) is an effective once-daily treatment for psoriasis vulgaris. Dermatology 2002;205(4): 389-93.

Kragballe K, Noerrelund KL, Lui H, Ortonne JP, Wozel G, Uurasmaa T, Fleming C, Estebaranz JL, Hanssen LI, Persson LM. Efficacy of once-daily treatment regimens with calcipotriol/betamethasone dipropionate ointment and calcipotriol ointment in psoriasis vulgaris. Br J Dermatol 2004;150(6): 1167-73.

Langner A, Ashton P, van De Kerkhof PC, Verjans H. A long-term multicentre assessment of the safety and tolerability of calcitriol ointment in the treatment of chronic plaque psoriasis. Br J Dermatol 1996;135:385-389.

Ramsay CA, Berth-Jones J, Brundin G et al. Long-term use of topical calcipotriol in chronic plaque psoriasis. Dermatology 1994;189:260-264.

Reich K, Rosenbach T, Mohr J. Vitamin D_3 und Analoga. In: Nast A, Kopp IB, Augustin M, Banditt KB, Boehncke W-H et al. S3-Leitlinie zur Therapie der Psoriasis vulgaris. JDDG 2006;2:S22-S25

Röcken M, Messer G, Pleweig G. Treatment of psoriasis with vitamin D3 derivates and 311-nm UVB. J Derm Treat 1998;9(3):37-40.

Scarpa C. Tacalcitol oinment is an efficacious and well tolerated treatment for psoriasis. J Eur Acad Dermatol Venerol 1996;6:142-146

Thaçi D, Bernd A, Holzmann H, Kaufmann R. .Tacalcitol in combination with UVB- in vitro effects. J Derm Treat 1998;9(3):31-35

van de Kerkhof P, Vissers WH. The topical treatment of psoriasis. Skin Pharmacol Appl Skin Physiol 2003;16: 69-83

Veien NK, Bjerke JR, Rossmann-Ringdahl I, Jakobsen HB. Once daily treatment of psoriasis with tacalcitol compared with twice daily treatment with calcipotriol. A double-blind trial. Br J Dermatol 1997;37:581-586

3.5. Retinoide

Die Entdeckung der Wirksamkeit von Vitamin-A-Abkömmlingen, den so genannten Retinoiden, bei der Behandlung der Psoriasis bedeutete in den 70er Jahren einen großen Fortschritt in der Entwicklung antipsoriatischer Therapeutika. Etretinat (Tigason®) war das erste orale, synthetische Retinoid, welches die Psoriasis besserte. Es wurde entweder als Monotherapie oder, noch häufiger, in Kombination mit anderen Wirkstoffen angewandt, wie z.B. Dithranol, Kortikosteroiden und Photo(chemo)therapie. Doch bereits im Verlaufe der 80er Jahre wurde es wegen seiner Nebenwirkungen, der Teratogenität und ungünstigen Pharmakokinetik seltener eingesetzt.

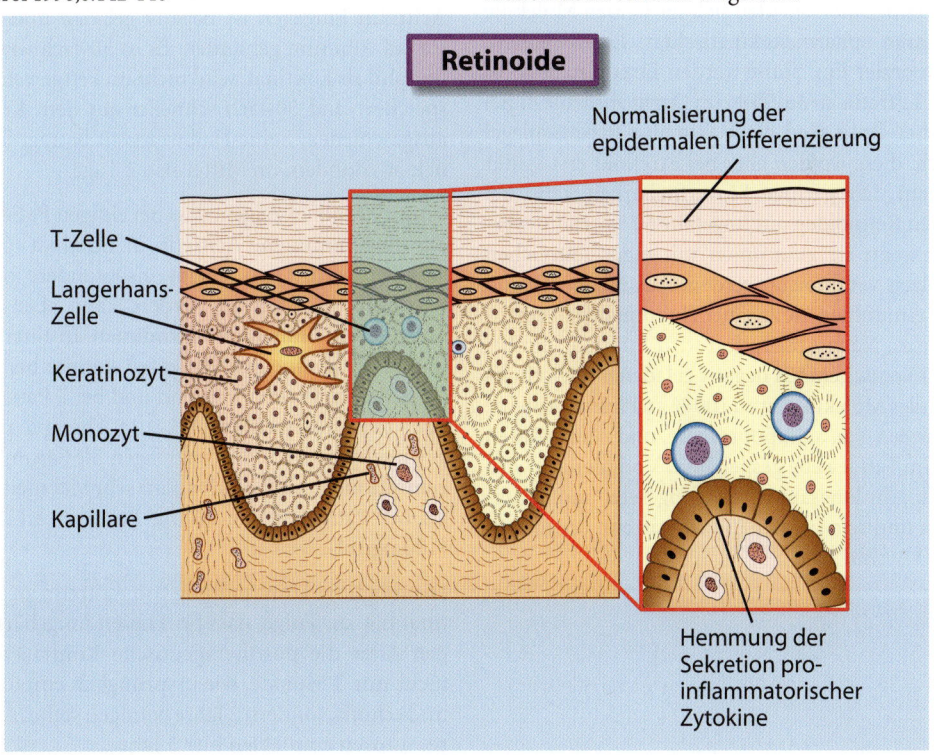

Retinoide

Normalisierung der epidermalen Differenzierung

T-Zelle

Langerhans-Zelle

Keratinozyt

Monozyt

Kapillare

Hemmung der Sekretion pro-inflammatorischer Zytokine

In den späten 80er Jahren kam ein neues Retinoid, das Acitretin (Neotigason®), auf den Markt, das wegen kürzerer Halbwertszeit günstigere Eigenschaften aufweisen sollte. Es besitzt im Vergleich zu Etretinat eine andere Pharmakokinetik, entspricht diesem aber in Wirkung- und Nebenwirkungsprofil. Die großen Vorteile der Retinoide sind die synergistischen Wirkungen bei Kombinationstherapien, ein fehlender Rebound nach Absetzen der Therapie und längere Remissionen.

Tazaroten, ein selektiv an die Retinoidrezeptoren bindendes Molekül, ist vor wenigen Jahren zur topischen Behandlung einer milden bis mittelmäßig schweren Psoriasis zugelassen worden. Gegenüber den systemischen Retinoiden zeigt es die Vorteile einer begrenzten kutanen Penetration, nachteilig ist die starke Irritation der Haut. Im Folgenden werden diese Substanzen und ihr klinischer Einsatz näher dargestellt.

3.5.1. Systemische Retinoide

 Chemie und Pharmakokinetik

Trotz der chemischen Ähnlichkeit (☞ Abb. 3.4) von Acitretin und Etretinat, dem Ethylester von Acitretin, unterscheiden sich die beiden Moleküle in ihren pharmakokinetischen Eigenschaften. Nach oraler Einnahme werden Etretinat zu 40 % und Acitretin zu 36-95 % im Darm absorbiert. Bei gleicher Dosis sind die maximalen Plasmaspiegel gleich, diese werden aber bei Etretinat erst später erreicht. Die geringe Bioverfügbarkeit kann bei beiden Retinoiden auf ungefähr 60 % erhöht werden, wenn sie zusammen mit einer fettreichen Mahlzeit verabreicht werden. Aus diesem Grund wird empfohlen, sie zu einer Hauptmahlzeit einzunehmen. Nach Absorption wird Etretinat, ein bei physiologischem pH negativ geladenes und sehr lipophiles Molekül, fast zu 100 % an Plasmaproteine gebunden, v.a. an Lipoproteine, und zum größten Teil im Fettgewebe gespeichert. Von hier aus wird es nur sehr langsam wieder freigesetzt und in Acitretin und sein Isomer 13-*cis*-Acitretin umgewandelt (☞ Abb. 3.4).

Abb. 3.4: Metabolismus der Retinoide.

Daraus resultiert für Etretinat die sehr lange Halbwertszeit von 100-140 Tagen, im Mittel 120 Tage. Acitretin hingegen ist negativ geladen und wird v.a. an Albumin gebunden. Es ist 50-fach weniger lipophil als Etretinat, wird nicht im Fettgewebe gespeichert und 50-fach schneller aus dem Körper ausgeschieden. Seine Halbwertszeit beträgt lediglich 50 Stunden, im Mittel also 2 Tage.

Jüngere Studien zeigen, dass bei einigen Patienten das eingenommene Acitretin in Etretinat umgewandelt wird. Dies scheint insbesondere durch Alkohol begünstigt zu werden, kann aber auch ohne dessen Einnahme vorkommen. In einer Studie an 36 abstinenten Patienten konnte bei 3/36 Etretinat im Plasma während und bei 2 Patienten nach dem Absetzen der Acitretin-Therapie nachgewiesen werden. Allerdings lagen die Serumkonzentrationen mit 0,3-4,7 ng/ml sehr viel niedriger als bei Patienten, die 50 mg Etretinat erhielten (100 ng/ml).

Die mögliche Umwandlung von Acitretin zu Etretinat hat zur Folge, dass bei Frauen im gebärfähigen Alter die posttherapeutische Kontrazeption nicht nur 2 Monate, wie ursprünglich empfohlen und erhofft, sondern 2 Jahre betragen sollte. Andere Autoren empfehlen hier 3 Jahre.

All-*trans*-Acitretin und sein Isomer 13-*cis*-Acitretin werden an der Methoxygruppe des aromatischen Rings demethyliert und als β-Glukuronid entweder mit einer unveränderten Seitenkette über die Galle oder mit einer veränderten Seitenkette über die Nieren ausgeschieden. Bei schwerer Nieren- bzw. Leberinsuffizienz ist damit eine höhere Retinoidtoxizität möglich. Bezüglich weiterer Einzelheiten verweisen wir auf entsprechende Übersichten. In ersten Erprobungen befand sich Liarozole, das die endogenen Retinoid-Spiegel erhöht (Berth-Jones et al. 2000). Wegen Interaktionen mit Aromatasen (wichtigen Enzymen im Metabolismus der Sexualhormone) wurde diese Substanz nicht mehr weiterentwickelt.

Wirkmechanismus

Die genauen Wirkmechanismen der Retinoide sind noch nicht völlig aufgeklärt. Experimentell nachgewiesen wurden eine Normalisierung der Zelldifferenzierung, eine Hemmung der Karzinogenese und des Tumorwachstums, eine Stimulation sowohl der Antikörperbildung als auch der zellvermittelten Zytotoxizität und eine Hemmung der Neutrophilenmigration.

Nach Aufnahme in die Zielzellen aktiviert Acitretin alle 3 Subtypen der nukleären Vitamin-A-Säurerezeptoren (RAR α, β, γ), ohne dass es an einen von ihnen zu binden scheint. Wie es dadurch zu einer antipsoriatischen Wirkung kommt, ist bis heute ungeklärt. Es wird vermutet, dass der Psoriasis eine Störung im Vitamin-A-Metabolismus zugrunde liegt. Verschiedene Studien zeigen, dass in psoriatischen Hautveränderungen die Vitamin-A-Säure wie auch das zelluläre Vitamin-A-Säurebindende Enzym (CRABP II), welches die freie zelluläre all-*trans*-Vitamin-A-Säure durch Induktion von dessen Metabolismus abpuffert, erhöht sind. Verantwortlich dafür könnte u.a. das Interferon-γ sein, ein Th1-Zytokin, welches in der psoriatischen Haut in großer Menge vorhanden ist. Nachdem nachgewiesen wurde, dass Acitretin die enzymatische Umwandlung von Retinol in Vitamin-A-Säure hemmt, ist es möglich, dass dies über eine Hemmung von Interferon-γ geschieht. Acitretin könnte aber auch über eine Erhöhung der Expression von CRABP II eine Induktion des Metabolismus bewirken. Dadurch käme es zu einer Verminderung des zellulären Vitamin-A-Säurespiegels und damit der zellulären Proliferation. Daneben

fanden sich zahlreiche Hinweise für eine Beeinflussung der immunologischen Prozesse bei der Psoriasis (Modulation der T-Zell-Antwort, Hemmung der chemotaktischen Antwort und Aktivierung von Granulozyten, erhöhte Anzahl von Langerhanszellen in normaler und psoriatischer Haut nach Retinoidtherapie, Immunostimulation natürlicher Killer-Lymphozyten). Offenbar sind die Effekte in unbefallener und läsionaler Haut unterschiedlich.

Welche Hypothese auch zutreffen mag, synthetische Retinoide vermindern die keratinozytäre Hyperproliferation der psoriatischen Epidermis und halten eine normale epidermale Homöostasis aufrecht.

Liarozole ist ein Inhibitor des Metabolismus der All-trans-Retinsäure, wodurch dessen Gewebsspiegel erhöht werden. Auch hier wurde eine Besserung der Psoriasis beschrieben.

Therapeutische Wirkungen

Retinoide sind bei pustulöser oder erythrodermischer Psoriasis besonders wirksam (oben). Ein großer Vorteil dieser Substanzklasse ist die Möglichkeit der Kombination mit verschiedenen anderen Therapieverfahren, was zu synergistischen Therapie-Effekten führt und gleichzeitig die spezifischen Nebenwirkungen der Einzelsubstanzen vermindert.

Monotherapie

Systemische Retinoide als Monotherapie gehören v.a. bei der erythrodermischen und pustulösen Form der Psoriasis zur Behandlung der ersten Wahl. Dabei hat sich Acitretin als gleich wirksam wie Etretinat erwiesen (☞ Tab. 3.2). Komplette Remissionen sind selten, deutliche Besserungen einschließlich Abheilung erreichen etwa 70 % der Behandelten. Retinoide waren zur Behandlung der Psoriasis-Arthropathie ungeeignet (Magis et al. 2000).

Kragballe et al. behandelten 12 Wochen lang 127 Patienten mit Acitretin und 41 mit Etretinat (Kragballe et al. 1989). In den ersten 4 Wochen wurden 40 mg/d, später im Mittel 0,54 mg/kg/Tag verabreicht. Der PASI (*Psoriasis Area and Severity*)-Index nahm bei mit Acitretin behandelten Patienten um 76 % ab, in der Etretinat-Gruppe um 71 %. Eine komplette Abheilung war selten: 11 %

Indikation	Initialdosis	Erhaltungsdosis	
Psoriasis vulgaris	30-50 mg/d	10-50 mg/d bei	Monotherapie
	30-50 mg/d	10-50 mg/d bei	Cignolin/PUVA
	30-50 mg/d 14 d vor Bestrahlung	25 mg/d	während UVB-Bestrahlung
Psoriasis-Erythrodermie	10-30 mg/d	10-50 mg/d	
Psoriasis pustulosa	50-75 mg/d	30-50 mg/d	
Psoriasis palmplantaris	10-35 mg/d	10-30 mg/d	

Tab. 3.2: Übersicht über Indikation und Dosierung von Acitretin/Etretinat zur Behandlung verschiedener Psoriasisformen.

in der Acitretin-Gruppe und 18 % in der Etretinat-Gruppe. Beide Medikamente besserten die Beschwerden mit zunehmender Therapiedauer immer mehr. Geiger und Czarnetzki (1988) stellten 12 klinische Studien einer Acitretin-Monotherapie verschiedener Psoriasisformen zusammen. Die Retinoiddosis lag zwischen 25 und 35 mg/Tag. Bei 31,5 % der Patienten heilten die Hautveränderungen ab, bei 46,5 % besserten sich diese erheblich, bei 12,5 % leicht. 8,5 % zeigten keine Veränderung oder sogar eine Verschlechterung des Hautzustandes. Wirksam erwiesen sich die Retinoide v.a. bei der pustulösen und der erythrodermischen Psoriasisform mit einer signifikanten Besserung oder Remission bei 100 % der Patienten mit pustulöser und bei 83,3 % mit erythrodermischer Psoriasis. Dabei sistierte die Pustulation in der Regel nach 3-10 Tagen. Die anderen Psoriasisformen sprachen schlechter auf die Therapie an.

Für eine optimale Wirkung war eine mindestens 3-monatige Therapie erforderlich. Es bestand eine lineare Abhängigkeit zwischen der Dosis und dem Ansprechen: So war eine Acitretin-Dosis von 50-75 mg/Tag wirksamer als eine niedrigere Dosis und führte zu einer schnelleren und ausgeprägteren Besserung. Aber auch mit hohen Acitretindosen war eine komplette Remission relativ selten. Zudem wurde beobachtet, dass die Retinoide anfänglich, bevor eine Besserung eintrat, eine Exazerbation der Psoriasis bewirken konnten. Dieses flare-up war um so ausgeprägter, je höher die Dosis war, und dauerte 1-2 Monate. Aktuell werden Retinoide als Monotherapie für pustulöse und erythrodermatische Psoriasis sowie zur Kombinationsbehandlung empfohlen. So wurden sie auch erfolgreich zur Behandlung pustulöser Veränderungen der Nägel bzw. chronisch-pustulöser palmoplantarer Psoriasis eingesetzt. Jüngere Berichte zeigen,

dass auch mit niedrigen Dosen eine effektive Therapie bei deutlich geringeren Nebenwirkungen möglich ist.

Eine erste doppelblinde, randomisierte Placebo-kontrollierte Studie mit Liarozole zeigte, dass die niedrigste effektive Dosis 2 × 75 mg/d betrug und damit eine signifikante Besserung (PASI-Reduktion von 15,8 auf 8,8) erreicht werden konnte (Berth-Jones et al. 2000).

■ Kombinationstherapie

Während erythematöse und pustulöse Formen der Psoriasis mit einer Retinoid-Monotherapie behandelt werden können, benötigen andere Formen für ein zufriedenstellendes Ansprechen relativ hohe Dosen mit einer entsprechend erhöhten Inzidenz von Nebenwirkungen. Deshalb werden in diesen Fällen die Retinoide oft mit anderen antipsoriatischen Behandlungen kombiniert.

▶ Retinoide und Photo(chemo)therapie

Acitretin wirkt v.a. in der Kombination mit einer Photo(chemo)therapie synergistisch. Im Vergleich zu einer Monotherapie mit Acitretin bzw. UV-Strahlen heilt die Psoriasis schneller ab; dabei sind die Acitretin- und kumulativen UV-Dosen niedriger. So wurde in einer Studie von Tanew et al. eine Behandlung mit Acitretin (1 mg/kg/Tag) in Kombination mit Psoralen plus UVA (**RePUVA**) mit PUVA-Monotherapie verglichen (Tanew et al. 1991). Bei 96 % der mit der Kombination behandelten Patienten heilten die psoriatischen Hautveränderungen (fast) vollständig ab, in der Monotherapie-Gruppe bei 80 %. Für diesen Erfolg waren bei der Kombination weniger Behandlungen (15,3 vs. 21,4) und geringere kumulative UVA-Dosen (58,7 vs. 101,5 J/cm^2) erforderlich. Damit erhielten die Patienten in der Kombinationsgruppe eine um 42 % geringere kumulative Gesamtdosis. Da Retinoide zur Prophylaxe von Hauttumoren eingesetzt wurden, könnte diese Kombination auch bezüglich dieser möglichen Langzeitnebenwirkung günstig sein (McKenna und Murphy 1999).

Retinoide wurden auch erfolgreich mit einer Bade-PUVA-Therapie kombiniert. Muchenberger et al. behandelten 4 Patienten mit schwerer erythrodermischer, pustulöser oder Plaque-Psoriasis mit Acitretin plus Bade-PUVA. Nach 4 Wochen beobachteten sie bei allen Patienten eine Besserung von ≥90 %. Keiner zeigte ein Rezidiv nach 3 Monaten. Es traten keine Nebenwirkungen auf (Muchenberger et al. 1997).

Eine Plaque-Psoriasis lässt sich durch eine Kombination von Retinoiden mit **UVB** bzw. UVB 311 ebenfalls effektiv behandeln. Unter einer Acitretin/UVB-Therapie heilten die psoriatischen Hautveränderungen schneller ab als unter UVB alleine. In einer randomisierten, doppelblinden, Placebo-kontrollierten Studie (8 Wochen, 82 Patienten mit schwerer Psoriasis) verminderte die Gabe von Acitretin (25-35 mg/d) die für eine 75 %ige Reduktion des PASI nötige UVB-Dosis um 41 %. Dabei erreichten 60 % der Acitretin/UVB-Behandelten eine 75 %ige Besserung, bei UVB-Monotherapie waren es 24 % der Patienten (Ruzicka et al. 1990). Eine Fortführung der UVB-Bestrahlung über mindestens 3 Wochen über die erste Abheilung hinaus scheint die Remission zu verlängern (Stern et al. 1986). Insbesondere für schwer zu behandelnde Lokalisationen, wie Kapillitium, Handflächen und Fußsohlen, erwies sich diese Kombination als sehr wirksam. In einer Studie von Lowe et al. wurden die Therapiemodalitäten Acitretin- bzw. UVB-Monotherapie mit einer Acitretin/UVB-Kombination verglichen (Lowe et al. 1991). Dabei besserte sich der PASI-Score bei Patienten mit der Acitretin- (50 mg/Tag) plus UVB-Behandlung nach 12 Wochen um 74 %, bei der UVB/Placebotherapie um 35 % und um 42 % bei Acitretin-Monotherapie. Nach kürzlichen Umfragen scheint diese Kombinationsbehandlung zu wenig genutzt zu werden. Eine Konsensuskonferenz empfahl die UVB- bzw. PUVA/Acitretin-Kombination für Versager einer Monotherapie oder als Alternative bei Nichtansprechen auf Methotrexat oder Cyclosporin (Lebwohl et al. 2001).

▶ **Retinoide kombiniert mit Methotrexat und Cyclosporin**

Eine Kombination systemischer Retinoide mit anderen immunsuppressiven Medikamenten, wie Methotrexat oder Cyclosporin, wurde früher aufgrund eines theoretisch höheren Risikos von Leberschäden oder möglicher Langzeitschäden von Organen nicht empfohlen. Andere Untersuchungen zeigten keine signifikant erhöhte Toxizität dieser Kombination (Rosenbaum und Roenigk 1984; Lowenthal et al. 2008). Einzelne Berichte weisen darauf hin, dass eine Kombination von Acitretin mit Methotrexat v.a. bei der Behandlung einer schweren pustulösen, generalisierten Psoriasis eingesetzt werden kann, falls eine Acitretin-Monotherapie erfolglos blieb. Methotrexat wird dabei in einer Dosis von 15-25 mg/Woche verwendet. Unter dieser Therapie ist eine wöchentliche Kontrolle des Blutbildes sowie der Leberenzyme im Serum nötig (Rosenbaum und Roenigk 1984).

Cyclosporin erweist sich bei der Behandlung einer schweren generalisierten Psoriasis als sehr wirksam, doch wird sein Einsatz u.a. durch seine Nephrotoxizität begrenzt. Aus diesem Grund wurde in den letzten Jahren das Konzept einer sequentiellen Therapie entwickelt. Dabei wird initial Cyclosporin zur schnellen Abheilung eingesetzt und danach mit Acitretin zur Erhaltungstherapie weiterbehandelt. Während der Übergangsperiode wird die Dosis von Cyclosporin reduziert, während Acitretin in der niedrigsten wirksamen Dosis verabreicht wird (Koo 1999).

Acitretin erwies sich auch wirksam zur Behandlung von Plattenepithelkarzinomen, die als Folge einer PUVA-Therapie und Cyclosporin-A-Behandlung einer Psoriasis aufgetreten waren (Van de Kerkhof et al. 1997).

▶ **Kombination mit topischen antipsoriatischen Medikamenten**

Auch bei der Kombination der Retinoide mit lokalen Antipsoriatika werden die synergistischen Wirkungen beider Prinzipien genutzt. Häufig wird Acitretin mit lokalen Kortikosteroiden, Vitamin-D-Derivaten bzw. Anthralin kombiniert. In einer multizentrischen Doppelblindstudie erhielten 76 Patienten Acitretin plus Calcipotriol, ein Vitamin-D$_3$-Analogon, 59 Kontrollpatienten nur die Calcipotriol-Grundlage. Die Rate von Abheilung oder signifikanter Besserung lag in der kombinierten

Behandlung bei 67 %, in der Monotherapie-Gruppe bei 41 %. Die kumulative Acitretin-Dosis war bei den kombiniert Behandelten geringer, die Nebenwirkungen unterschieden sich nicht (Van de Kerkhof et al. 1998).

■ Kontraindikationen/Nebenwirkungen

Durch eine sorgfältige Patientenauswahl, Dosisadaptation und Routineüberwachung möglicher Toxizitäten sind die meisten Nebenwirkungen systemischer Retinoide gut beherrschbar. Diese treten dosisabhängig auf, entsprechen den Symptomen einer Vitamin-A-Hypervitaminose und sind, außer den Knochenveränderungen, nach Absetzen reversibel. Die Teratogenität schränkt die Behandlungsmöglichkeiten von Frauen im gebärfähigen Alter allerdings erheblich ein.

■ Kontraindikationen

In den Herstellerangaben werden die in Tab. 3.3 angegebenen Kontraindikationen aufgeführt. Klinisch repräsentiert diese Liste relative Kontraindikationen, wobei im Einzelfall Vor- und Nachteile der Retinoidtherapie abgewogen werden müssen. Retinoide sollten auch bei Patienten mit einer Allergie gegen Parabene vermieden werden, da diese Konservierungsmittel in der Gelatinekapsel von Acitretin enthalten sind. Zudem müssen die Patienten wegen additiver Effekte angewiesen werden, während der Retinoidtherapie nicht übermäßig viel Vitamin A einzunehmen.

Nebenwir-kungen	Kontraindikationen
Teratogenität	• Frauen im gebärfähigen Alter • Schwangerschaft (absolut!)
Stoffwechsel-veränderun-gen	• Stillzeit (absolut!) • Leberinsuffizienz • Niereninsuffizienz • vorbestehende Fettstoff-wechselstörungen • krankhafte Fettsucht • manifester Diabetes mellitus
Interaktionen	• gleichzeitige Einnahme von Vitamin A oder anderen Retinoiden • gleichzeitige Gabe von Tetra-zyklinen oder Methotrexat • Kontaktlinsenträger • Überempfindlichkeit gegen Acitretin

Tab. 3.3: Kontraindikationen einer Retinoidtherapie.

■ Mukokutane Nebenwirkungen

Mukokutane Nebenwirkungen treten bei allen systemischen Retinoiden auf. Die meisten von ihnen können symptomatisch behandelt werden (rückfettende Salben). Häufig und dosisabhängig sind Mundtrockenheit, Cheilitis, Xerosis mit Hautschuppung, diffuse Alopezie, Nageldystrophie, Hautklebrigkeit und Veränderung der Hautfarbe sowie ein periunguales Granuloma pyogenicum. Cheilitis tritt bei praktisch 100 % aller behandelten Patienten auf und kann als Marker der richtigen Einnahme und genügenden Absorption des Medikamentes verwendet werden. Zur Vermeidung der genannten Beschwerden ist die niedrigste effektive Dosis anzustreben.

■ Hyperlipidämie

Störungen des Lipidmetabolismus treten v.a. bei Patienten mit prädisponierenden Faktoren auf. Dazu gehören Diabetes, Adipositas, Alkoholismus, Kontrazeptiva und Thiazide. Bei 525 mit Acitretin behandelten Patienten (Tagesdosis 10-75 mg) trat eine Hypertriglyceridämie bei 66 % und eine Hypercholesterinämie bei 33 % auf. Zusätzlich verminderte sich der HDL-Serumspiegel bei 40 % um 2 Einheiten. Im Mittel muss bei etwa jedem vierten Patienten mit erhöhten Fettwerten gerechnet werden. Die Therapie besteht in fettarmer Diät, Meiden von Alkohol, Einnahme vielfach ungesättigter Fischöle und evtl. lipidsenkender Medikamente (Gemfibrozil, Atorvastatin). Falls trotz dieser Maßnahmen die Hyperlipidämie nach 6-8 Wochen persistiert, muss die Dosis an die untere Grenze der Wirksamkeit reduziert werden. Falls die pathologischen Werte (mehr als das Doppelte der Normalwerte) persistieren, muss die Retinoidtherapie abgebrochen werden.

■ Okuläre Nebenwirkungen

Nebenwirkungen am Auge sind meist kein größeres Problem. Häufig ist eine Trockenheit der Augenbindehaut mit Konjunktivitis, was bei Kontaktlinsenträgern zu Problemen führen kann. Die Verabreichung von Augentropfen ("künstliche Tränen") kann in diesen Fällen helfen. Einzelfälle, bei denen das Farbensehen beeinträchtigt war, wurden beschrieben. Wenige Patienten verloren Augenwimpern und Augenbrauen. Papillenödem und Sehstörungen können Indikatoren eines erhöhten Hirndrucks sein. In diesem Fall muss die Retinoidtherapie sofort abgesetzt werden.

■ Nebenwirkungen auf das Skelettsystem und die Muskulatur

Retrospektive Studien ließen eine Assoziation zwischen einer Langzeittherapie mit hohen Dosen von Etretinat/Acitretin und Ligamentkalzifikationen sowie Hyperostosen im Bereich der lateralen Rückenwirbelsäule, Hüfte, Fußgelenke und der Knie vermuten. Doch prospektive Studien zeigten, dass es sich eher um eine Verschlimmerung vorbestehender als um *de-novo*-Veränderungen handelte. Auftretende radiologische Veränderungen korrelierten am besten mit dem Alter. Es fand sich keine Korrelation zur Dauer, durchschnittlichen oder kumulativen Dosis, zwischen radiologischen Veränderungen und subjektiven Beschwerden bzw. anderen Retinoidnebenwirkungen.

Es wird empfohlen, vor einer absehbaren Retinoid-Langzeittherapie (>1 Jahr) einen radiologischen Ausgangsbefund zu erheben und diesen im Fall einer Langzeittherapie mit hohen Retinoiddosen alle 1-2 Jahre zu wiederholen (☞ unten). Die Indikation zur Retinoidtherapie sollte kritisch gestellt werden bei Vorliegen von Risikofaktoren für einen erhöhten Knochenumbau, wie Pubertät und chronische Begleiterkrankungen mit potentiellem Einfluss auf die Stoffwechselaktivität des Knochens, u.a. Lungen- und Nierenfunktionsstörungen, Diabetes mellitus, Schilddrüsenerkrankungen, M. Cushing oder langfristige Hormonmedikation.

Muskelschmerzen oder Myalgien mit oder ohne Erhöhung der Kreatininphosphokinase können in 2-5 % auftreten, v.a. bei hohen Retinoiddosen und bei jungen Patienten. Eine symptomatische Behandlung (Antirheumatika) und die Dosisreduktion sind als Behandlung meistens ausreichend. Im Allgemeinen ist es empfehlenswert, starke körperliche Anstrengungen während der Behandlung zu vermeiden.

■ Teratogenität

Alle bekannten systemischen Retinoide sind teratogen und führen in der Schwangerschaft zu charakteristischen Embryopathien. Aus diesem Grund sind Isotretinoin, Etretinat und Acitretin in der Schwangerschaft kontraindiziert. Bei Frauen im gebärfähigen Alter muss vor der Einführung von Retinoiden ein Schwangerschaftstest durchgeführt und eine Kontrazeption sichergestellt werden. Diese muss 1 Monat vor bis 2 Jahre nach der Therapie aufrechterhalten werden. In der amerikanischen Literatur werden hier 3 Jahre empfohlen. Zusätzlich sollte den weiblichen Patienten geraten werden, während der Einnahme von Retinoiden auf Alkohol zu verzichten, um die Umwandlung von Acitretin in Etretinat zu vermeiden. Acitretin besitzt keine mutagenen Eigenschaften und hat keinen negativen Einfluss auf Zahl, Motilität und Morphologie der Spermatozoen. Eine Kontrazeption in einer Partnerschaft, bei der ausschließlich der Mann mit Retinoiden behandelt wird, ist nicht erforderlich. Die Aufbereitung von Blutprodukten führt offensichtlich zu einer mehr als 99 %igen Verminderung der Acitretin/Etretinat-Konzentrationen in Proben von mit Acitretin behandelten Patienten (Park et al. 2008).

■ Hepatotoxizität

Retinoide können zu einer Erhöhung der Leberenzyme im Serum führen. Bei 1 von 3 mit Acitretin behandelten Patienten wurde eine GPT-, GOT- oder LDH-Erhöhung von 72 % beobachtet. Diese ist meistens vorübergehend und reversibel, wenn die Dosis vermindert oder die Retinoide abgesetzt werden. Kürzlich wurde ein Fall einer cholestatischen Hepatitis berichtet. Die Kombination mit

Methotrexat kann stark hepatotoxisch sein, auch wenn teils gute Wirksamkeit berichtet wurde.

Benigner intrakranieller Hochdruck/ Depression

In sehr seltenen Fällen tritt unter einer systemischen Retinoidtherapie ein benigner intrakranieller Hochdruck auf. Daran muss gedacht werden, wenn ein Patient über Kopfschmerzen, Sehstörungen, Nausea oder Erbrechen klagt. Nachgewiesen wurden auch bei einer Retinoidlangzeittherapie latente abnormale zentralnervöse Nervenleitungen, deren klinische Relevanz derzeit unklar ist. Auch die Assoziation mit dem Auftreten von Depressionen ist derzeit nicht gesichert und bedarf weiterer Studien.

Interaktionen

Interaktionen können bei einer Kombination von Etretinat/Acitretin u.a. mit den folgenden Medikamenten auftreten: Ketoconazol, Barbiturate, Phenytoin, Carbamazepin, Tetrazykline und NSA. Keine Interaktion ist zu erwarten bei einer Assoziation der Retinoide mit verschiedenen Antibiotika (außer Tetrazykline), Analgetika oder Kontrazeptiva.

Indikationen

Die Wirksamkeit der Retinoide in der Behandlung von Psoriasis ist von verschiedenen Faktoren abhängig, u.a. von der Psoriasisform. Die pustulöse wie auch die erythrodermische Psoriasis sprechen sehr gut auf Acitretin an, während die *Psoriasis vulgaris* und die *Psoriasis en plaque* mit einer Retinoid-Monotherapie schwieriger zu behandeln sind. Hier bietet sich die Kombination mit einer UV-Therapie an. Die Ansprechrate ist dabei abhängig von der Acitretin-Dosis. Eine höhere Dosis führt zu einer beschleunigten Besserung und einem häufigeren Abheilen der Hautveränderungen. Doch ist sie auch mit einer größeren Häufigkeit von Nebenwirkungen verbunden. Die Indikationen der Retinoide sind in Tab. 3.2 zusammengefasst. Tab. 3.4 zeigt die Tagestherapiekosten der verschiedenen Antipsoriatika.

Eine wichtige Indikation stellt eine generalisierte Psoriasis bei Patienten mit Immundefekten, v.a. einer HIV-Infektion, dar, da hier andere Therapieverfahren relativ kontraindiziert sind. Kürzlich wurde auch die erfolgreiche Kombination mit Bio-

logics bei refraktärer Psoriasis beschrieben (Smith et al. 2008).

Medikament	Dosis	Tagestherapie-kosten (Euro)
Methotrexat (Festbetrag)	10 mg/Woche	0,2 (Tbl.) - 2,77 (Inj.)
Neo-Tigason®	25 mg/d	3,22
Fumaderm®	2 × 2/d	11,10
Immunosporin®	200 mg/d (2,85 mg/kg KG (70 kg))	11,50

Tab. 3.4: Tagestherapiekosten verschiedener Antipsoriatika (Preise nach Rote Liste 2008; verordnete Menge: jeweils N3 = 90, 100 oder 200 Tabletten).

Klinische Anwendung

Dosierung (☞ Tab. 3.2)

Retinoide müssen individuell in Abhängigkeit von der Schwere des Krankheitsbildes, der Wirkung und Verträglichkeit dosiert werden. Es wird empfohlen, mit einer Dosis von 10-20 mg/Tag Acitretin zu beginnen und diese progressiv in 2 Wochen-Intervallen, in Abhängigkeit von Wirksamkeit und Nebenwirkungen langsam bis zu einer Maximaldosis von 50 mg/Tag zu erhöhen. Bei Anwendung dieses Schemas treten die wenigsten unerwünschten Begleiterscheinungen auf, und die benötigte kumulative Retinoidmenge ist signifikant niedriger als bei einer höheren initialen Acitretin-Dosis. Weiterhin ist empfehlenswert, die Dosis auf 2 Einnahmen aufzuteilen, da die Plasmahöchstwerte nach Acitretin höher sind als nach Etretinat, was die Häufigkeit der Nebenwirkungen beeinflussen könnte. Insbesondere bei einer erythrodermatischen Psoriasis können zu hohe Anfangsdosen zu einer Exazerbation führen.

Kombinationstherapie mit UV-Bestrahlung

▶ Acitretin/PUVA

10-14 Tage vor der Phototherapie beginnt man die orale Retinoidbehandlung mit einer Dosis von 10-25 mg/Tag (☞ Tab. 3.2). Aufgrund des erhöhten Risikos eines Sonnenbrandes, wahrscheinlich infolge einer besseren Penetration der UV-Strahlen durch ein verändertes *Stratum corneum*, sollte die Dosissteigerung vorsichtiger erfolgen als bei einer UV-Monotherapie. Nach Abheilung der Hautveränderungen und dem Absetzen der UV-Therapie wird mit Retinoiden in niedriger Dosierung als Erhaltungstherapie weiterbehandelt.

▶ Acitretin/UVB oder UVB 311

Auch in Kombination mit UVB wird Acitretin in einer Dosis von 10-25 mg/Tag über 2 Wochen vor Beginn der Phototherapie verabreicht. Da die Retinoide das *Stratum corneum* verdünnen, sollte die Bestrahlung mit der Hälfte der sonst üblichen UVB-Dosis begonnen werden, um eine Phototoxizität zu verhindern. Noch besser ist es, die individuelle MED zu bestimmen und dann mit 30-50 % der MED zu behandeln.

▶ Kombinationstherapie Acitretin und *Biologics*

Aktuell wird auch die Möglichkeit der Kombinationsbehandlung von Acitretin mit *Biologics* diskutiert. Hierzu liegen aber bisher nur wenige Erfahrungen vor.

■ Langzeittherapie

Nach Absetzen der Retinoide kommt es nach unterschiedlich langer Zeit meist zum Rezidiv. Dieser Zeitraum war bei Etretinat deutlich länger als bei Cyclosporin-A- und Methotrexat-Therapie. Zur Erhaltung des Therapieerfolges ist im Einzelfall eine niedrigst mögliche Erhaltungsdosis anzustreben und Möglichkeiten zur Verminderung von Langzeitnebenwirkungen, wie alternierende Gabe oder therapiefreie Intervalle, zu nutzen. Auch bei einer 10-jährigen Acitretin-Langzeittherapie traten keine ernsten Nebenwirkungen auf.

■ Labor- und Röntgenkontrollen
(☞ Tab. 3.5)

Vor einer Behandlung sowie, bei unauffälligen Werten, nach 1 und 2 Monaten und in der Folge alle 3 Monate sind GOT, GPT, alkalische Phosphatase, Triglyceride und Gesamtcholesterin zu kontrollieren, bei Frauen zusätzlich Schwangerschaftstests. Patienten mit erhöhtem hepatotoxischen Risiko (Einnahme von anderen hepatotoxischen Medikamenten, Diabetes, Adipositas, Alkoholismus) benötigen eine häufigere Kontrolle. Bei einer Langzeitbehandlung muss zusätzlich auf mögliche Knochenveränderungen geachtet werden und einmal jährlich eine Röntgenuntersuchung der Wirbelsäule, der langen Röhrenknochen und Hand-/Fußgelenke veranlasst werden. Teils werden auch Kontrollen des Kreatinin bei älteren Menschen oder solchen mit Nierenfunktionsstörungen empfohlen.

	Methotrexat	Cyclosporin A	Acitretin
Woche			
0	BB, LW, NW, Urinstatus, Leberbiopsie bei V.a. Leberererkrankungen	NW, Elektrolyte, RR	LW, Triglyceride, Cholesterin, Nierenwerte, Blutzucker, BB, ggf. Schwangerschaftstest
1	BB, LW, NW	NW, RR	
2	BB, LW, NW		
4	BB, LW, NW	NW, Elektrolyte, RR	LW, Triglyceride, Cholesterin, ggf. SST auch im Verlauf
6	BB, LW, NW	NW, RR	
8	BB, LW, NW	NW, Elektrolyte, RR	BB, LW
10	BB, LW, NW	NW, RR	
Monate			
3	BB, LW, NW, Urinstatus	NW, Elektrolyte, RR	
4	BB, LW, NW	NW, Elektrolyte, RR	LW, Triglyceride, Cholesterin, BB
5	BB, LW, NW	NW, Elektrolyte, RR	
6	BB, LW, NW, Urinstatus, Sono Abdomen Ab 1,5 g MTX: Leberbiopsie	NW, Elektrolyte, RR	

Tab. 3.5: Erforderliche Laborkontrollen bei Anwendung verschiedener Antipsoriatika.
LW = Leberwerte, NW = Nierenwerte, RR = Blutdruck, MTX = Methotrexat.

Spezielle Maßnahmen

Bei Auftreten von Nebenwirkungen können diese symptomatisch behandelt werden oder die Retinoiddosis muss bis an die untere Grenze der Wirksamkeit vermindert werden. Liegen Laborwerte dennoch zweifach über dem Normalwert (Leberenzyme, Blutfette), muss die Therapie beendet werden.

Bei mangelnder Wirksamkeit sollten die Einnahmebedingungen überprüft werden. Vollmilch kann die Resorption steigern. Gegebenenfalls muss die Dosis erhöht werden. Bei mangelnder Verträglichkeit sollte die Tagesdosis auf jeden Fall auf zwei Hauptmahlzeiten verteilt und die Dosis ggf. vermindert werden.

 Retinoide bei Kindern mit Psoriasis

Nur sehr selten ist die Psoriasis bei Kindern so ausgeprägt, dass systemische Retinoide nötig wären. Falls sie doch angewendet werden, gelten, auch was die Dosis anbetrifft, die gleichen Richtlinien wie bei Erwachsenen. Auch hier erwies sich Acitretin als gleich wirksam wie Etretinat. Die Initialdosis liegt bei 0,5-1 mg/kg KG, die Erhaltungsdosis bei 0,1-0,2 mg/kg KG. Mehr als 35 mg täglich sollten nicht gegeben werden. Auf das Knochensystem muss wegen des erhöhten Risikos von Nebenwirkungen besonders geachtet werden. Dazu gehören das diffuse idiopathische Hyperostosis-Syndrom, der vorzeitige Epiphysenschluss und skelettale Missbildungen. Auch wenn solche Nebenwirkungen sehr selten sind, sollten eine Kontrolle der Wachstumsparameter (Knochenalter, Größe, Wachstumsgeschwindigkeit) und während einer Langzeittherapie eine regelmäßige Röntgendiagnostik (Wirbelsäule, Knie, Ellenbogen, Handgelenke, alle 12 bis 18 Monate) erfolgen (Glover et al. 1987).

3.5.2. Topische Retinoide

All-*trans*-Vitamin-A-Säure, ein natürliches Retinoid, hat topisch angewendet eine leichte antipsoriatische Wirkung. Es führt jedoch in der Mehrzahl der Fälle zu einer Hautirritation mit Erythem, Schuppung, Pruritus und Brennen. Diese schlechte Hautverträglichkeit begrenzt seine Anwendung bei Psoriasis. Retinaldehyd, der direkte Vorläufer von Vitamin-A-Säure, zeigt hingegen eine wesentlich bessere Hautverträglichkeit, doch seine Wirk-

samkeit in der Behandlung von psoriatischen Hautveränderungen ist nur gering.

Vor einigen Jahren wurde für die topische Behandlung einer mild bis mittelmäßig ausgeprägten Plaque-Psoriasis das Tazaroten-Gel 0,05 % und 0,1 % eingeführt (Zorac®). Es handelt sich um ein potentes Arotinoid der 3. Generation, dessen Wirkung rasch nach Behandlungsbeginn eintritt und bis 12 Wochen nach Therapieabbruch anhält. Es wurde auch über die erfolgreiche Anwendung von Bexaroten-Gel (Breneman et al. 2007), auch in der Kombination mit UVB berichtet, was die Effektivität gegenüber einer Placebobehandlung/UVB signifikant verbesserte (Magliocco et al. 2005).

 Chemie und Metabolismus

In der Haut wird dieses synthetische Retinoid Tazaroten durch Esterasen zum aktiven Metaboliten, der Tazarotensäure hydrolisiert. Diese bindet selektiv an die nukleären Retinsäure-Rezeptoren RAR β und RAR γ und nimmt dadurch Einfluss auf die epidermale Proliferation und Differenzierung. Der genaue Mechanismus des antipsoriatischen Einflusses von Tazaroten bleibt jedoch bis heute unbekannt. In Kulturen von menschlichen Epidermiszellen supprimiert Tazaroten die Genexpression von 2 Proteinen, MRP-8 (Calgranulin) und SKALP (Hautleukoproteinase), welche in der psoriatischen Epidermis stark erhöht sind. Die Keratinozytendifferenzierung wird beeinflusst, die EGFR-Expression vermindert, die Ornithin-Decarboxylase blockiert. In einer klinischen Studie, in der Psoriatiker während 2 Wochen mit Tazaroten behandelt wurden, kam es zu einer erniedrigten Expression von Entzündungsmarkern in der *Epidermis* und *Dermis*. Somit könnte die Wirkung von Tazaroten einerseits auf einer Entzündungshemmung, andererseits auf einer Verminderung der Proliferation und Normalisierung der *Epidermis*-Differenzierung beruhen.

 Pharmakokinetik

Die systemische Absorption von Tazaroten und Tazarotensäure nach topischer Applikation ist sehr gering (Tang-Liu et al. 1999). Nach Applikation unter Okklusion betrug sie 5,3 % der aufgetragenen Menge. Davon wurden 2,7 % in den *Faeces* und 2,6 % im Urin eliminiert. Nach Applikation ohne Okklusion war sie unter 1 %. Dieser Anteil wird nicht im Fettgewebe gespeichert (Tazaroten ist 103-mal weniger lipophil als Etretinat), sondern weiter metabolisiert zu Sulfoxid und anderen polaren Metaboliten, welche schnell aus dem Körper eliminiert werden. Die Halbwertszeit beträgt lediglich 18 Stunden und bereits 1 Woche nach Absetzen der Therapie ist keine messbare Plasmamenge mehr im Körper vorhanden. Tierexperimente ergaben keine Hinweise auf mutagene oder teratogene Wirkungen (Duvic 1998). Dennoch sollten Frauen auf die theoretisch nicht auszuschließenden potentiellen Risiken einer Retinoidtherapie in der Schwangerschaft hingewiesen werden. Tazaroten wird weder durch UVA- noch UVB-Bestrahlung inaktiviert (Hecker et al. 1999).

 ## Wirkungen

Tazaroten erwies sich als sehr wirksam in der Behandlung von lokalisierten psoriatischen Hautveränderungen. Es normalisierte die epidermale Differenzierung, hatte potente antiproliferative Effekte und verminderte die epidermale Entzündung. Es wirkt nach 12 Wochen ähnlich gut wie Fluocinonid (0,05 %, zwischen 35 und 80 % der Patienten mit >50 %iger Besserung): Nach Absetzen sind die Rezidive jedoch seltener (18-37 % gegenüber 55 %). Häufig führt Tazaroten aber zu einer Hautirritation, was die Anwendung begrenzt. Deswegen wird es oft in Kombination mit topischen Kortikosteroiden (Mometasonfuroat 0,1 %, Fluocinonide 0,05 %) eingesetzt, was einen additiven antipsoriatischen Effekt hat (rascheres Ansprechen) und gleichzeitig lokale Nebenwirkungen reduziert. Die Applikation von Tazaroten-Gel 0,1 % (Montag, Mittwoch, Freitag) und Clobetasol (Dienstag, Donnerstag) besserte die Psoriasis innerhalb von zwei Wochen und bei 73 % wurde die Remission für mindestens weitere 5 Monate aufrechterhalten. Möglicherweise vermindert Tazaroten auch die Kortikosteroid-bedingte Hautatrophie. Um die Wirkung zu erhöhen, wird Tazaroten auch kombiniert mit Öl- und Teerbädern wie auch mit UV-Bestrahlung. Psoriatische Hautveränderungen heilten unter einer Behandlung von Tazaroten mit UVB doppelt so schnell ab als unter UVB- oder Vehikel-Monotherapie. Zusätzlich waren die kumulativen UVB-Dosen signifikant niedriger. Die Kombinationsbehandlung wurde gut vertragen, u.a. trat keine Phototoxizität auf. Da Tazaroten das Stratum cornerum verdünnt, sollte die UVB-Dosis um ein Drittel vermindert werden, wenn es während einer laufenden UV-Therapie eingesetzt wird. Im Vergleich mit Calcipotriol-Monotherapie erwies sich dies als wirksamer. In der Kombination mit Kortikosteroiden war Tazaroten rascher wirksam und zeigte nach 12 Wochen keinen Unterschied in der Wirkung . Die einmal tägliche Applikation von Tazaroten 0,1 % Gel war gleich wirksam wie eine zweimal-tägliche 0,005 %ige Calcipotriol-Applikation mit längeren Remissionsdauern (Tzung 2005). Kürzlich wurde über die Möglichkeit einer Kurzzeit-Kontakt-Therapie mit Tazaroten berichtet, was bei gleicher Wirksamkeit zu geringeren lokalen Nebenwirkungen führt (Veraldi et al. 2006).

 ## Nebenwirkungen

Tazaroten ist nicht mit den systemischen Nebenwirkungen der oralen Retinoiden behaftet, u.a. scheint es weder teratogen zu sein, noch bewirkt es Veränderungen der hämatologischen, chemischen oder Urinanalysenwerte. Nach einer Applikation von 1 Jahr traten auch keine radiologisch sichtbaren Knochenveränderungen auf. Seine Nebenwirkungen sind hingegen vor allem lokaler Natur. Am häufigsten treten dosisabhängig lokale Irritationszeichen auf wie Pruritus, Brennen und Erythem (15-23 %). Phototoxische/photoallergische Nebenwirkungen oder Kontaktsensibilisierungen wurden bis heute nicht beobachtet.

 ## Indikationen/klinische Anwendung

Tazaroten ist zur Behandlung der umschriebenen Plaque-Psoriasis geeignet und wird einmal täglich appliziert.

Wegen starker Reizung ist zunächst mit der niedrigen Konzentration (0,05 %) zu behandeln. Wird diese gut vertragen und ist der klinische Effekt nicht zufrieden stellend, kann die höhere Konzentration (0,1 %) verwendet werden. Höhere Konzentrationen erwiesen sich als effektiver. Günstig war auch die Kombination mit Klasse-III-Kortikosteroid-Externa, wie Mometasonfuroat. Wurde Tazaroten abends, das Kortikosteroid morgens aufgetragen, war die Ansprechrate höher, die Irritation geringer und die Remissionsphase länger. Auch die Kombination mit einer UVB/UVB-311-Therapie ist wegen der additiven Effekte empfehlenswert.

Fazit

Retinoide sind nicht ein Allheilmittel der Psoriasis. Insbesondere für Frauen schränkt die Teratogenität und eine über 2-3 Jahre erforderliche Kontrazeption nach Absetzen der Therapie den Einsatz von Acitretin ein. Bei pustulöser Psoriasis und psoriatischer Erythrodermie sind Retinoide sehr effektive Therapeutika als Monotherapie, bei den übrigen Psoriasis-Formen als Teil einer Kombinationstherapie, insbesondere mit der UV-Bestrahlung, wodurch eine erfolgreiche Behandlung oft erst möglich wird. Die Nebenwirkungsrate ist bei den hier niedrigeren erforderlichen Dosen gering und gut beherrschbar. Durch die immunmodulatorischen und antikarzinogenen Effekte sind die synergistischen Effekte mit anderen, potentiell immunsuppressiven und Karzinome begünstigenden Therapeutika, wie PUVA, besonders günstig. Neben der Behandlung der Psoriasis sind Retinoide zur Behandlung von Genodermatosen, wie Ichthyosen oder M. Darier, und anderen Dermatosen, wie Lichen ruber oder Lupus erythematodes, unverzichtbar. Gegenwärtig werden weitere Einsatzgebiete dieser Substanzklasse, wie die Behandlung oder Prophylaxe verschiedener Karzinome, untersucht (Bath-Hextal et al. 2007, Lens und Medenica 2008).

Beurteilung durch die Psoriasis-Leitlinie

Von 52 bewerteten Studien erfüllen je vier die Einschlusskriterien der Leitlinie bezüglich einer Monotherapie sowie einer Kombinationstherapie. Aufgrund der sehr heterogenen Studienergebnissen kann auf Grund der eingeschlossenen Studien keine eindeutige Angabe bezüglich der Wirksamkeit einer Monotherapie mit Acitretin gemacht werden (Evidenzniveau 3). Die Effektivität von Retinoiden in niedriger Dosierung als Monotherapie bei mäßiger bis schwerer *Psoriasis vulgaris* ist nicht zufriedenstellend. Bei höheren Dosierungen zeigt sich eine Zunahme der Effektivität, welche jedoch oftmals mit verstärkten unerwünschten Arzneimittelwirkungen im Haut- und Schleimhautbereich einhergeht. Bei gebärfähigen Frauen schränken die Teratogenität, die monatlichen Schwangerschaftstests und eine erforderliche Kontrazeption bis zwei Jahre nach Absetzen der Therapie den Einsatz von Acitretin stark ein. Als ein Vorteil der Retinoide gelten die synergistischen Effekte in der Kombinationstherapie mit UV-Licht. Hierfür gibt es jedoch keine ausreichenden Belege für die Wirksamkeit auf Basis der eingeschlossenen Studien.

Empfehlung der S3-Leitlinie zur Therapie der *Psoriasis vulgaris*

Acitretin ist in niedriger Dosis für eine Monotherapie auf Grund mangelnder Wirksamkeit nicht zu empfehlen. Die Anwendung der besser wirksamen höheren Dosierungen wird durch die in der Regel auftretenden unerwünschten Arzneimittelwirkungen eingeschränkt. Es wird dringend davon abgeraten, Acitretin bei gebärfähigen Frauen mit Plaque-Psoriasis anzuwenden.

Weiterführende Literatur

Bath-Hextall F, Leonardi-Bee J, Somchand N, Webster A, Delitt J, Perkins W. Interventions for preventing non-melanoma skin cancers in high-risk groups. Cochrane Database Syst Rev. 2007 Oct 17;(4):CD005414.

Berbis P. Acitretine. Ann Dermatol Venereol 2001;128: 737-745.

Berth-Jones J, Todd G, Hutchinson PE, Thestrup-Pedersen K, Vanhoutte FP. Treatment of psoriasis with oral liarozole: a dose-ranging study. Br J Dermatol 2000; 143:1170-1176.

Buccheri L, Katchen BR, Karter AJ, Cohen SR. Acitretin therapy is effective for psoriasis associated with human immunodeficiency virus infection. Arch Dermatol 1997; 133:711-5.

Conley J, Nanton J, Dhawan S, Pearce DJ, Feldman SR. Novel combination regimens: biologics and acitretin for the treatment of psoriasis - a case series.J Dermatolog Treat. 2006;17(2):86-9.

Cribier B, Frances C, Chosidow O. Treatment of lichen planus. An evidence-based medicine analysis of efficacy. Arch Dermatol 1998;134:1521-30.

Duvic M. Pharmacologic profile of tazarotene. Cutis 1998; 61 (2Suppl):22-6.

Geiger JM, Czarnetzki BM. Acitretin (Ro 10-1670, etretin): overall evaluation of clinical studies. Dermatologica 1988;176:182-90.

Glover MT, Peters AM, Atherton DJ. Surveillance for skeletal toxicity of children treated with etretinate. Br J Dermatol 1987;116;609-14.

Hecker D, Worley J, Yueh G, Kuroda K, Lebwohl M. Interactions between tazarotene and ultraviolet light. J Am Acad Dermatol 1999;41:927-930.

Karlsson T, Virtanen M, Sirsjo A, Rollman O, Vahlquist A, Torma H. Topical retinoic acid alters the expression of cellular retinoic acid-binding protein-I and cellular retinoic acid-binding Protein-II in non-lesional but not lesional psoriatic skin. Exp Dermatol 2002;11:143-152.

Katz HI, Leach EE. Acitretin in psoriasis: an overview of adverse effects. J Am Acad Dermatol 1999;41:S7-12.

Koo J. Systemic sequential therapy of psoriasis: A new paradigm for improved therapeutic results. J Am Acad Dermatol 1999;41:S25-8.

Koo J, Lebwohl M. Duration of remission of psoriasis therapies. J Am Acad Dermatol 1999;41:51-9.

Koo JY. Tazarotene in combination with phototherapy. J Am Acad Dermatol 1998;39:144-8.

Kragballe KI, Jansen CT, Geiger JM, et al. A double-blind comparison of acitretin and etretinate in the treatment of severe psoriasis: results of a Nordic multicentre study. Acta Dermatol Venereol 1989;69:35-40.

Larsen FG, Jakobsen P, Larsen CG et al. Pharmacokinetics of etretin and etretinate during long-term treatment of psoriasis patients. Pharmacol Toxicol 1988;62:159-65.

Larsen FG. Pharmacokinetics of etretinate and acitretin with special reference to treatment of psoriasis. Acta Derm Venerol Suppl. 1994;190:1-33.

Le Coz CJ, Wasser P, Tranchant C, Cribier B, Heid E, Warter JM, Grosshans E. Abnormal central nervous conduction in long-term treatments with retinoids. Ann Dermatol Venereol 1996;123:795- 9.

Lebwohl M, Ali S. Treatment of psoriasis. Part 2. Systemic therapies. J Am Acad Dermatol 2001;45:649-661.

Lebwohl M, Drake L, Menter A, Koo J, Gottliebe AB, Zanolli M, Young M, McClelland P. Consensus conference: Acitretin in combination with UVB or PUVA in ther treatment of psoriasis. J Am Acad Dermatol 2001;45:544 – 553.

Lebwohl M, Kathryn M. New roles for systemic retinoids. J Drugs Dermatol. 2006;5(5):406-9.

Lowe NJ, Prystowsky JH, Bourget T, Edelstein J, Nychay S, Armstrong R. Acitretin plus UVB therapy for psoriasis. Comparisons with placebo plus UVB and acitretin alone. J Am Acad Dermatol 1991;24:591-4.

Lens M, Medenica L. Systemic retinoids in chemoprevention of non-melanoma skin cancer. Expert Opin Pharmacother 2008;9(8):1363-74.

Lowenthal KE, Horn PJ, Kalb RE. Concurrent use of methotrexate and acitretin revisited. J Dermatolog Treat 2008;19(1):22-6

Magis NL, Blummel JJ, Kerkhof PC, Gerritsen RM. The treatment of psoriasis with etretinate and acitretin: a follow up of actual use. Eur J Dermatol 2000; 10: 517-521.

Magliocco MA, Pandya K, Dombrovskiy V, Christiansen L, Wong Y, Gottlieb AB. A randomized, double-blind, vehicle-controlled, bilateral comparison trial of bexarotene gel 1% versus vehicle gel in combination with narrowband UVB phototherapy for moderate to severe psoriasis vulgaris. J Am Acad Dermatol. 2006;54(1):115-8.

Marsland AM, Griffiths CE. Treatments for chronic palmoplantar pustular psoriasis. SkinTherapy Lettt 2001; 6: 3-5.

McKenna DB, Murphy GM. Skin cancer chemoprophylaxis in renal transplant recipients: 5 years of experience using low-dose acitretin. Br J Dermatol 1999;140:656-660.

Muchenberger S, Schöpf E, Simon JC. The combination of oral acitretin and bath PUVA for the treatment of severe psoriasis. Br J Dermatol 1997;137:587-9.

Nagpal S, Thacher SM, Patel S, et al. Negative regulation of two hyperproliferative keratinocyte differentiation markers by a retinoic acid receptor-specific retinoid: insight into the mechanism of retinoid action in psoriasis. Cell Growth Differ 1996;7:1783-91.

Orfanos CE. Treatment of psoriasis with retinoids: present status. Cutis 1999;64:347-53.

Park HD, Kim HK, Kim JW, Kim DW, Lee JH, Huh W, Youn JI, Kim HG, Kim YG, Kim MH, Lee SY. Evaluation of the transfusion safety of blood products and determination of plasma concentrations of acitretin and etretinate in patients receiving transfusions. Transfusion. 2008;48(11):2395-400

Pearce DJ, Klinger S, Ziel KK, Murad EJ, Rowell R, Feldman SR. Low-dose acitretin is associated with fewer adverse events than high-dose acitretin in the treatment of psoriasis.Arch Dermatol 2006;142(8):1000-4.

Piraccini BM, Tosti A, Iorizzo M, Misciali C. Pustular psoriasis of the nails: tretment and ong-term follow-up of 46 patients. Br J Dermatol 2001;144:1000-1005

Poulin YP. Tazarotene 0.1 % gel in combination with mometasone furoate cream in plaque psoriasis: a photographic tracking study. Cutis 1999;63:41-8.

Rosenbaum MM, Roenigk HH. Treatment of generalized pustular psoriasis with etretinate (Ro 10-9359) and methotrexate. J Am Acad Dermatol 1984;10:357-61.

Ruzicka T, Sommerburg C, Braun-Falco O, Koster W, Lengen W, Lensing W et al. Efficiency of acitretin in combination with UV-B in the treatment of severe psoriasis. Arch Dermatol 1990;126: 482-486.

Sachsenberg-Studer EM. Tolerance of topical Retinaldehyde in humans. Dermatology 1999;199 (suppl 1):61-3.

Siegenthaler G, Gumovski-Sunek D, Saurat JH. Metabolism of natural retinoids in psoriatic epidermis. J Invest Dermatol 1990;95:S47-8.

Siegenthaler G, Saurat JH. Therapy with synthetic retinoid (Ro 10-1670) etretin increases the cellular retinoic acid-binding protein in nonlesional psoriatic skin. J Invest Dermatol 1986;87:122-4.

Siegenthaler G, Saurat JH, Hotz R, Camenzind M, Mérot Y. Cellular retinoic acid, but not cellular retinol-binding protein, is elevated in psoriatic plaques. J Invest Dermatol 1986;86:42-5.

Smith EC, Riddle C, Menter MA, Lebwohl M.: Combining systemic retinoids with biologic agents for moderate to severe psoriasis. Int J Dermatol. 2008;47(5):514-8.

Starling J 3rd, Koo J. Evidence based or theoretical concern? Pseudotumor cerebri and depression as acitretin side effects.J Drugs Dermatol. 2005;4(6):690-6

Stern RS, Armstron RB, Anderson TF, Bickes DR, Lowe NJ, Harber L et al.: Effect of continued ultraviolet B phototherpay on the duration of remission of psoriasis: a randomised study. J Am Acad Dermatol 1986;15:546-552.

Tanew A, Guggenbichler A, Honigsmann H, Geiger JM, Fritsch P. Photochemotherapy for severe psoriasis without or in combination with acitretin: a randomized, double-blind comparison study. J Am Acad Dermatol 1991; 25:682-4.

Tang-Liu DDS, Matsumoto RM, Usansky JI. Clinical pharmacokinetics and drug metabolism of Tazarotene. Clin Pharmacokinet 1999;37:273-87.

Törmä H, Rollman O, Vahlquist A Interferon-g increases retinoic acid and 3,4-didehydroretinoic acid concentrations in cultured keratinocytes: a clue to the abnormal vitamin A metabolism in psoriatic skin? J Invest Dermatol 1998;110:551.

Tzung TY, Wu JC, Hsu NJ, Chen YH, Ger LP. Comparison of tazarotene 0.1% gel plus petrolatum once daily versus calcipotriol 0.005% ointment twice daily in the treatment of plaque psoriasis. Acta Derm Venereol 2005; 85(3):236-9.

Vahlquist C, Olsson AG, Lindholm A, Vahlquist A. Effects of gembirozil on hyperlipidemia in acitretin-treated patients: results of a double-blind cross-over study. Acta Derm Venereol 1995;75:377-378.

Van de Kerkhof PC : Update on retinoid therapy of psoriasis. Dermatologic Therapy 2006;19:252-263.

Van de Kerkhof PC, de Rooij MJ. Multiple squamous cell carcinomas in a psoriatic patient following high-dose photochemotherapy and cyclosporin treatment: response to long-term acitretin maintenance. Br J Dermatol 1997;136:275-8.

Van de Kerkhof PCM, Cambazard F, Hutchinson PE, Haneke E, Wong E, Souteyrand P, Damstra RJ, Combemale P, Neumann MHAM, Chalmers RJG, Olsen L, Revuz J. The effect of addition of calcipotriol ointment (50 mg/g) to acitretin therapy in psoriasis. Br J Dermatol 1998;138:84-9.

Van Dooren-Greebe RJ, Lemmens JA, De Boo T, Hangx NM, Kuijpers Al, Van de Kerkhof PC. Prolonged treatment with oral retinoids in adults: no influence on the frequency and severity of spinal abnormalities. Br J Dermatol 1996;134:71-6.

Veraldi S, Caputo R, Pacifico A, Peris K, Soda R, Chimenti S. Short contact therapy with tazarotene in psoriasis vulgaris. Dermatology. 2006;212(3):235-7.

Weinstein GD, Krueger GG, Lowe NJ et al. Tazarotene gel, a new retinoid, for topical therapy of psoriasis: vehicle-controlled study of safety, efficacy, and duration of therapeutic effect. J Am Acad Dermatol 1997;37:85-92.

Wiegand UW, Chou RC. Pharmacokinetics of acitretin and etretinate. J Am Acad Dermatol 1998;39:S25-33.

Wiegand UW, DeBersaques J, de la Brassinne M, et al. Etretinate concentrations in plasma and subcutis of acitretin-treated female patients. J Eur Acad Dermatol Venereol 1995;5:S86.

Zelger B, Frank R, Kemmler G, Fritsch P. Retinoidbedingte Veränderungen am Knochenbandapparat. Hautarzt 1990;41:537-44.

3.6. Physikalische Behandlungsverfahren der Psoriasis

Die Operation zur funktionellen Verbesserung psoriatischer Gelenkdeformitäten ist ein etabliertes Therapieverfahren. Bei etwa 7 % der Patienten mit psoriatischer Arthropathie sind derartige Eingriffe erforderlich. Dabei steigt die Wahrscheinlichkeit einer Operation einerseits mit der Erkrankungsdauer (im Mittel >13 Jahre), andererseits mit der Anzahl der betroffenen Gelenke. Klinische und laborchemische Parameter waren dagegen keine Indikatoren für ein späteres operatives Vorgehen. Anders stellt sich die Situation bei einer rein kutanen Psoriasis dar.

Eine systemische Autoimmunerkrankung wie die Psoriasis mit lokalen physikalischen Maßnahmen, wie Operation, Kryo- oder Laserchirurgie behandeln zu wollen, erscheint zunächst widersinnig, zumal die Auslösung neuer Herde durch physikalische Reize ("Köbner-Phänomen") gut bekannt ist. Entsprechend ablehnend waren und sind die Meinungen zu diesem Ansatz. Andererseits weisen zahlreiche Berichte und eigene Befunde darauf hin, dass umschriebene Psoriasisherde tatsächlich durch die im Folgenden dargestellten physikalischen Verfahren Dermatom-*Shaving* bzw. Dermabrasion, Kryo-, Lasertherapie oder Okklusion, erfolgreich behandelt werden können.

3.6.1. Dermatom, Dermabrasio

 Wirkmechanismus

Das Auftreten neuer Psoriasis-Plaques an mechanisch irritierten Arealen (isomorpher Reizeffekt = Köbner-Phänomen (Köbner 1877)) wird bei 10-40 % von Patienten bei einer standardisierten Auslösung bzw. anamnestisch bei 64-76 % der Patienten beobachtet. Einzelbeobachtungen von Abheilungen mechanisch irritierter Psoriasisherde in der älteren Literatur fanden wenig Aufmerksamkeit. Die erste größere Patientengruppe (n=17, palmare Psoriasis) wurde mit wiederholter Sandpapierabrasion in Kombination mit verschiedenen Externa, u.a. fluorierten Kortikosteroiden, behandelt. Angaben zum vermuteten Wirkmechanismus wurden nicht gemacht. Die Beobachtungen von Köbner- und "reversem" Köbner-Phänomen veranlassten die Autoren, das Vorhandensein eines humoralen Faktors zu postulieren, der zu einem gegebenen Zeitpunkt die Psoriasisaktivität steuert. Die Studie von Kill und Mitarbeitern zeigte, dass es offensichtlich nötig ist, die Epidermis und die oberflächliche Dermis komplett zu entfernen. Die Autoren trugen die Haut ab, bis sich eine uniforme weiße Farbe der retikulären Dermis zeigte. Histologische Schnitte dieser Studie zeigen, dass zur erfolgreichen Behandlung die Epidermis und der obere Gefäßplexus komplett abgetragen werden mussten. Die Tatsa-

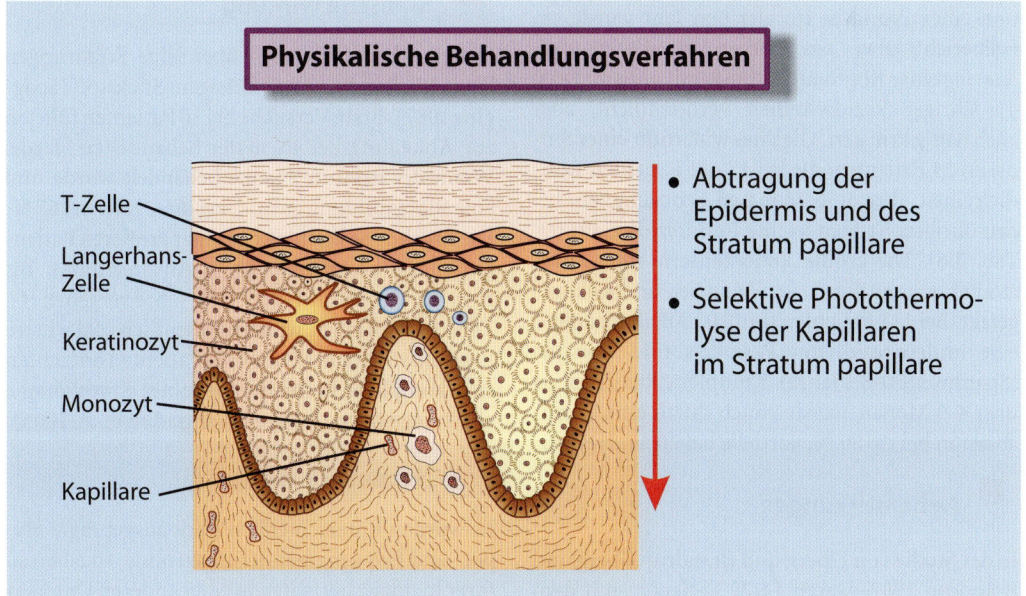

Physikalische Behandlungsverfahren

T-Zelle
Langerhans-Zelle
Keratinozyt
Monozyt
Kapillare

- Abtragung der Epidermis und des Stratum papillare
- Selektive Photothermolyse der Kapillaren im Stratum papillare

che, dass offenbar eine intakte obere *Dermis/Epidermis* zur Entwicklung eines psoriatischen Plaque nötig ist, wurde als das Bemerkenswerteste dieser Mitteilung herausgestellt. Die Behandlung weiterer Patienten bestätigte dies: Bei unzureichendem Abtragen (<1 mm, Reste von Reteleisten) waren Rezidive häufiger. Andere Autoren sind der Ansicht, dass die Zielstruktur der obere Gefäßplexus sei, da nur bei kompletter Zerstörung der oberen papillären *Dermis* ein gutes klinisches Ergebnis zu erzielen sei.

 Klinische Wirkungen

Eyre und Krueger beobachteten bei Psoriatikern im Rahmen von Transplantationsexperimenten veränderter und klinisch normaler Haut auf athymische Nacktmäuse, dass nach einer Spalthautentnahme mittels Dermatom (0,4-0,6 mm) bei 25 % der Patienten auf klinisch normaler Haut eine Psoriasis auftrat (positives Köbner-Phänomen), sich aber bei 67 % in den zuvor entfernten Psoriasis-Plaques keine neuen Herde zeigten (Eyre und Krueger 1982). Sie nannten dies das "reverse Köbner-Phänomen". Von allen untersuchten Variablen war lediglich der Gesamtbefall der Haut positiv mit einem Köbner bzw. negativ mit einem "reversen" Köbner-Phänomen assoziiert und die beiden Reaktionsweisen schlossen sich gegenseitig aus. Die Autoren beobachteten eine "Alles-oder-Nichts"-Reaktion, d.h. komplettes Verschwinden in allen behandelten Arealen oder überall Induktion einer Psoriasis. Im gleichen Jahr wurde ein Fallbericht über das erfolgreiche Dermatom-*Shaving* einer Kopfhautpsoriasis mit anschließend 4½-jähriger Rezidivfreiheit veröffentlicht, aber auch heftig kritisiert. Gleiches widerfuhr einer Studie an 24 Patienten, die bei 17 der Patienten Rezidivfreiheit über 3-36 Monaten beobachteten, bei den übrigen 7 traten leichte Randrezidive auf (☞ Tab. 3.6). Die größte Patientenserie mit Dermatomabtragung wurde von Momsen und Kill mitgeteilt. Bei 112 Patienten und 202 Arealen bestand eine mittlere rezidivfreie Periode von 13 Monaten (Spannweite 0-8,2 Jahre). Komplette Remissionen über 4-9 Monate wurden auch durch eine Dermabrasion bei ca. 80 %, partielle bei 20 % erreicht.

 Nebenwirkungen

In der Studie von Elberg und Brandrup (lberg und Brandrup 1987) waren 14/20 Patienten mit dem Ergebnis zufrieden, 6/20 wegen der Rezidive unzufrieden. Kleine Veränderungen in der Hauttextur und Farbe wurden meist akzeptiert. Weitere Nebenwirkungen waren Wundinfektionen und Pigmentverschiebung (☞ Tab. 3.6).

3.6.2. Kryotherapie

 Wirkmechanismus

Zum Erreichen einer kompletten Remission war es erforderlich, zum einen den gesamten Plaque zu behandeln, zum anderen eine Blasenbildung zu induzieren (67-72 % Remission im Falle der Blasenbildung, 29 % ohne Blasenbildung), da sonst auch rasch Rezidive auftraten. Die Behandlung war im Vergleich zu einem unbehandelten Herd signifikant erfolgreicher. Bei dieser Behandlung konnte der früher beschriebene "Alles-oder-Nichts"-Effekt (Eyre und Krueger 1982) nicht bestätigt werden: beim gleichen Patienten war das Ansprechen individueller Herde höchst unterschiedlich. Offensichtlich muss für einen Erfolg die *"gesamte Epidermis und vielleicht etwas Dermis"* zerstört werden (Scoggins 1987). Als Mechanismus wurden Reepithelisierung mit normaler Epidermis nach Zerstörung der psoriatischen Haut, Verkürzung der elongierten dermalen Papillen oder die Bildung von Narbengewebe, das zur Umwandlung in Psoriasisherde nicht fähig ist, diskutiert.

 Klinische Wirkung

Scoggins berichtete 1987 über seine Erfahrungen bei der Behandlung mit flüssigem Stickstoff (Scoggins 1987). Erste Versuche bei 10 Patienten führten zur Abheilung bei 45 % der behandelten Herde. Wenn der gesamte Plaque behandelt wurde und eine Blasenbildung auftrat, lag diese Rate bei 67 %. Die Ergebnisse konnte er an einer größeren Patientengruppe bestätigen (72 % Ansprechrate). Bis zum Rezidiv sollen Wochen bis Jahre vergehen (☞ Tab. 3.7). Kürzlich wurden wesentlich schlechtere Ergebnisse berichtet: nur 4/63 Patienten erreichten eine komplette Remission bei einer Kryotherapie alle 2 Tage über 14 Tage (Shamsadini et al. 2005).

 Nebenwirkungen

Es wurden unterschiedlich stark ausgeprägte Hyper- und Hypopigmentierungen ohne Angaben zu ihrer Inzidenz berichtet, in einer anderen Untersu-

Autor	Anzahl (n)	Methode	CR	PR	NC	Nebenwirkungen
Olson 1972	17	Sandpapier-Abrasion	??	15/17		Brennen, Erosion
Eyre 1982	24 (137 Läsionen)	Dermatom (0,4-0,6 mm)	67 %		23 %	Superinfektion 1 ×
Dellon 1982	1	Dermatom	100 %			keine
Kill 1985	24	Dermatom	17/24	7/24		keine
Elberg 1987	20	Dermatom	6/20 (1 J.)	10/20 (1 J.)	4/20 (1 J)	atroph. Haut, Wundheilungs-störung mit Vernarbung; 10 × Hypopigmentierung, 2 × Hyperpigmentierung
Gold 1987	1	Dermabrasion	1/1			
Momsen 1993	112 (202 Läsionen)	Dermatom	36/112 bzw. 104/202 (1,4 J.)	46/112 nach Re-Shaving: 40 % rezidivfrei		9/112: Wundinfektion 5/112: verzögerte Wundheilung 3/112: unschöne Narben
Zachariae 1995		Dermabrasion				
Bjerring 1997	6	Dermabrasion	5/6	1/6		
Boehncke 1999	Dermatom	6	4/6		2/6	keine

Tab. 3.6: Übersicht über Studien der Psoriasistherapie mit Dermatom und Dermabrasio; n = Anzahl der behandelten Patienten, CR = komplette Abheilung, PR = teilweise Abheilung, NC = keine Änderung; angegeben ist jeweils der Erstautor.

Autor	Methode	Anzahl (n)	CR	PR	NC	Nebenwirkung
Harrison 1985	Kryotherapie, 5-15 s	10		7/10		
Scoggins 1987	Spray, Baumwolltupfer	10	45 %	10 %	45 %	
	5-20 s Spray, Tupfer länger	23 (191 Läsionen, Größe 0,2-4 cm)	72 %			Hyper- und Hypo-pigmentierung
Nouri 1997	Spray Spitze B 12 s (5-15)	9	5/9	2/9: 80 % besser 1/9: 30 %	1/9	Hypopigmentierung, Atrophie; Wundinfektion
Shamsadindi 2005	Spray	63	6 %	30 %	64 %	1 × Infektion

Tab. 3.7: Übersicht über Studien der Psoriasistherapie mit Kryotherapie; n = Anzahl der behandelten Patienten, CR = komplette Abheilung, PR = teilweise Abheilung, NC = keine Änderung; angegeben ist jeweils der Erstautor.

chung waren 3/5 erfolgreich Behandelte betroffen. Die behandlungsassoziierten Schmerzen im Rahmen der Kryotherapie selbst sowie die Unannehmlichkeiten der sich anschließenden Blasenbildung, die für einen Behandlungserfolg obligat erforderlich zu sein scheint, sind ebenfalls zu berücksichtigen. Zweimal trat eine Wundinfektion auf. Die Abheilungszeiten wurden mit etwa zwei Wochen angegeben (☞ Tab. 3.7).

3.6.3. Laser

 Wirkmechanismus

Bei der Laserbehandlung sind verschiedene Prinzipien zu differenzieren. Einerseits wurde mit verschiedenen Lasern die gesamte *Epidermis* einschließlich der oberen *Dermis* entfernt. Das Wirkprinzip entspricht damit demjenigen der Dermatom-Abtragung. Andererseits hat man mit dem blitzlampengepumpten, gepulsten Farbstofflaser (FPDL, 585 nm) über das Prinzip der selektiven Photothermolyse versucht, die dermalen papillären Gefäße selektiv zu zerstören. Dieser Laser ist in der Lage, Gefäße bis zu einer Tiefe von etwa 1 mm zu veröden. Hintergrund dieses Ansatzes waren Befunde, die zeigten, dass sich in einem Psoriasis-Plaque die ersten sichtbaren Veränderungen an den dermalen papillären Gefäße im Sinne einer Gefäßproliferation, erhöhten Schlängelung, Endothelschwellung und Auseinanderweichen der Endothelzellen sowie einer Adhärenz von T-Helferzellen abspielten. Nach der Lasertherapie nahm der Gefäßdurchmesser nach 2 Wochen zu, nach 8 Wochen und dreimaliger Behandlung war er signifikant kleiner als bei den Gefäßen der unbehandelten Kontrolle. Die *Epidermis*-Dicke dagegen unterschied sich vor- und nach Therapie nicht von den Kontrollen. Die Autoren postulierten eine entscheidende Rolle der dermalen papillären Gefäße bei der Pathogenese der Psoriasis. Eine erhöhte Zahl geschlängelter Gefäße an der Basis dermaler Papillen war mit einem schlechteren klinischen Ansprechen assoziiert. Kürzlich wurden nach FPDL-Therapie lediglich Veränderungen im oberflächlichen Gefäßplexus (Abnahme der Gefäßoberfläche und der Proliferation von Endothelzellen, keine Änderung der Expression von Adhäsionsmolekülen, signifikante Abnahme des oberflächlichen T-Zell-Infiltrats), aber keine Effekte in der oberen retikulären *Dermis* beschrieben. Während unmittelbar nach der Lasertherapie keine epidermalen Veränderungen zu sehen waren, zeigte sich nach einer Woche die nekrotische ehemalige *Epidermis* in Form oberflächlicher Krusten sowie eine Abnahme der epidermalen Dicke, aber nicht der epidermalen Keratinozytenproliferation. Der Wirkmechanismus der FPDL-Therapie könnte damit der erschwerte Zugang aktivierter T-Zellen in die Haut sein. So fand sich eine über 8 Wochen hinweg persistierende Abnahme aktivierter T-Zellen und Memory/Effektor-T-Zellen in der *Dermis*, von zytotoxischen T-Zellen in der *Epidermis* sowie eine Normalisierung der epidermalen Proliferation und Keratinisierung (Bovenschen et al. 2007).

Die 308-nm-Xenon-Chlorid(Excimer)-Laser-Therapie schließlich wirkt offenbar über Induktion der Apoptose der T-Zellen. Diese scheint quantitativ stärker zu sein als bei einer UV-B 311-Bestrahlung (Novak et al. 2002, Zakarian et al. 2007).

 Klinische Wirkung

Mit einem FPDL (585 nm, Pulsbreite 450 µs, Strahldurchmesser 5 mm, Energiedichte 8,5 J/cm^2) wurden Psoriasis-Plaques insgesamt dreimal in 14-tägigen Abständen behandelt. Ab der 6. Woche, d.h. vor der dritten Behandlung, zeigte sich eine signifikante Verbesserung im Vergleich zum unbehandelten Kontrollplaque, insgesamt besserte sich der PASI-Score um >50 % (5/8) bzw. >62 % (3/8) gegenüber dem Ausgangsbefund. Der Erfolg hielt bei einzelnen Patienten trotz einer generellen Verschlechterung der Psoriasis über 10 Monate an (Katugampola et al. 1995). In einer weiteren Untersuchung (n=29) wurden kurze (450 µs) und lange (1.500 µs) Impulse appliziert. In der Ansprechrate ergab sich kein Unterschied. Nach 4 Behandlungen (7,5-8,5 J/cm^2) waren 44 % der Plaques abgeheilt, 56 % gebessert. Die Besserung bzw. Rezidivfreiheit hielt teils bis zu 13 Monate an. Ähnliche Befunde wurden von anderen Autoren mitgeteilt (Ros et al. 1996). Beim direkten Vergleich heilten 3/11 einmalig mit FPDL behandelte Plaques (585 nm, 200 µs Pulsbreite, 5 mm Strahldurchmesser, 2-7 J/cm^2) und 5/6 mit Dermabrasion therapierte Herde, 6/11 bzw. 1/6 hatten eine leichte Besserung, zwei Patienten zeigten keine Besserung nach FPDL (Bjerring et al. 1997). Die Laserbehandlung wurde in letztgenannter Studie insgesamt als klinisch nicht zufriedenstellend beurteilt. Als mögliche Ursachen wurden die unterschiedlichen Plaque-Dicken und Lasereindringtiefen vermutet. Kürzlich wurde die Behandlung mittels Excimer-Laser-Therapie mit derjenigen einer FPDL-Therapie in einer kleinen Patientenserie (n=22) berichtet (Taijbjee et al. 2005). Der Excimer-Laser war meist effektiver (CR 9/22), aber bei einer Untergruppe von Patienten erwies sich der FPDL als wirksamer.

Der Dermabrasio ähnlich gute Ergebnisse wurden an kleinen umschriebenen Plaques für Kryotherapie, Argon-Laser- und CO_2-Therapie mitgeteilt. Dauerstrich-CO_2-Laser führte allerdings bei Behandlungsflächen >10 cm^2 zu Komplikationen (Infektion), die Abheilung dauerte 6 Wochen, die Rezidivfreiheit betrug 2-3 Jahre. Weniger positive Erfahrungen mit gepulsten CO_2-Lasern wurden später mitgeteilt: Bei 12 Patienten kam es, bis auf zwei komplette Abheilungen über einen Zeitraum von 4 Monaten, innerhalb von 8 Wochen zum Rezidiv (Alora et al. 1998). Ein Pendu-CO_2-Laser war genauso effektiv wie Elektrodissekation mit folgender Kürettage. Nach 4 Monaten zeigte sich eine klinisch signifikante Besserung im Vergleich zum unbehandelten Areal, nach 6 Monaten fanden sich jedoch keine Unterschiede mehr (Asawananda et al. 2000a). Eigene Befunde, bei denen Dermatomabtragung mit einem Erbium-YAG-Laser verglichen wurden, zeigten ein vergleichbares Ansprechen beider Verfahren (☞ Tab. 3.8).

Es wurde über erste positive Ergebnisse (Ansprechen 3/3) einer Bestrahlung mit niedrigen Energiedichten unterhalb der Schmerzgrenze mit einem Nd-YAG-Laser mit einer Wellenlänge von 1.320 nm berichtet (Ruiz-Esparza 1999). Neuere Untersuchungen belegen, dass der Nd:YAG-Laser bei der Psoriasis unwirksam ist (van Lingen et al. 2008).

Der XeCL-308-nm-Excimer-Laser wurde zunächst an kleinen Behandlungsarealen eingesetzt (2-3 cm Plaques, 5,5 mJ/cm^2, Pulsdauer 15 ns, 3 cm Spotgröße, 20 Impulse/s, 20-98 Impulse als Startdosis, Steigerung 11 Impulse/Behandlung, 3/Woche). Es wurden nach im Mittel 9 Behandlungen Abheilungen aller Herde berichtet. Dies war effektiver als eine Bestrahlung mit UVB 311 (5 ×/Woche, mittlere Behandlungszahl bis zur Abheilung: n=30; Bonis et al. 1997). In einer Dosisfindungsstudie zeigte sich, dass mit einem 308-nm-Excimer-Laser nach einmaliger Applikation der 8-

bzw. 16-fachen MED eine über 4 Monate anhaltende Remission induzierbar war (Asawananda et al. 2000b). Dabei zeigen sowohl die Schnelligkeit der Abheilung als auch die Schwere der Nebenwirkungen eine klare Dosis-Wirkungs-Beziehung. Im Gegensatz zur UVB-Bestrahlung wird lediglich die läsionale Haut gegenüber UV-Strahlen exponiert, was offenbar im Vergleich zur herkömmlichen UVB- bzw. UVB-311-Bestrahlung höhere Dosen ermöglicht. In einzelnen Berichten wurde über länger anhaltende Remissionen berichtet. Auch die Psoriasis der Kopfhaut ließ sich mit dem 308-nm-Excimer-Laser bessern (Gupta et al. 2002, Morrison et al. 2006). Vergleiche mit anderen Verfahren an größeren Kollektiven, wie Creme-PUVA, UVB 311 u.a. sowie Langzeiterfahrungen liegen bisher nicht vor. In kleinen Fallserien zeigten sich vergleichbare Wirkungen einer 308-nm-Excimer- oder einer 308-nm-Lichtquelle mit der konventionellen UVB-311-Therapie (Goldinger et al. 2006, Kollner et al. 2006). Neuerdings gibt es auch umschriebene UV-B311-Lichtquellen ("targeted phototherapy", Lapidoth et al. 2007). Die Kombination einer 308-Excimer- und PUVA-Therapie hatte keine bessere Wirksamkeit, allerdings führte die Kombination nach weniger Sitzungen und damit geringeren kumulativen UVA-Dosen zur Remission (Trott et al. 2008).

 Nebenwirkungen

Nach einer Farbstofflaser-Therapie entwickelten sich, neben der obligaten blauschwarzen Verfärbung, bei einem Viertel hämorrhagische Krusten auf den behandelten Arealen. Bei 11/20 Patienten traten Erosionen auf. Vereinzelt wurden milde Texturveränderungen an den vormals erodierten Arealen gesehen, daneben milde Hypo- und Hyperpigmentierungen. Diese Pigmentverschiebungen hielten bis zu 13 Monaten an. Ein Köbner-Phänomen trat nicht auf. Ein Behandlungsintervall von 2 Monaten reichte meistens nicht bis zur völligen Abheilung der Läsionen aus. Bei einer CO_2-Laser-Therapie soll ein gleichmäßiges Abtragen schwierig sein (Bjerring et al. 1997). Unerwünschte Wirkungen umfassen Narbenbildung, Pigmentverschiebungen und Infektionen (☞ Tab. 3.8). Bei der 308-nm-Excimer-Laser-Behandlung hängen die Nebenwirkungen (Hyperpigmentierung, Erythem, Blasenbildung, Erosionen) von der verwendeten Dosis ab. Langzeiteffekte, insbeson-

Autor	Methode	Anzahl (n)	CR	PR	NC	Nebenwirkung
Colver 1984	Helium-Neon-Laser (Soft-Laser)				100 %	keine
Harrison 1985	Argon, 3 mm, 250 mW	19	19/19			leichte Narbenbildung
Bekassy 1986	CO_2	3	3/3			Depigmentierung, Wundinfektion
Alora 1998	CO_2-gepulst	12	2/12			rasch Rezidive
Katugampola 1995	FPDL	8	Einzelläsionen	8/8		hämorrh. Krusten, Pigmentverschiebung
Zelickson 1996	FPDL	29	44 %	56 %		hämorrh. Krusten, Pigmentversch.
Ros 1996	FPDL	10		6/10		Krusten (n = 10), Atrophie (1/10)
Bjerring 1997	FPDL	11	3/11	5/11	2/11	
Bonis 1997	Excimer 308 nm	10	10/10			
Ruiz-Esparza 1999	Nd:YAG	3	3/3			
Boehncke 1999	Er:YAG	4	3/4		1/1	Keine
Feldman 2002	Excimer 308 nm	80		72 % erreichen ≥ 75 % Besserung nach 6,2 Sitzungen		Erytheme, Blasen, Hyperpigmentierung, Erosionen
Gupta 2002	Excimer 308 nm	20		20		"minimal"
Gerber 2003	Excimer 308 nm	120	65 % > 90 % Abheilung n. 10 Sitzungen			s.o.
Taibjee 2005	FPDL	22	6/22			
Fikrle 2003	Excimer 308 nm	26	90 % PASI um >50 % besser			Erythem u. Juckreiz 100 %, Blasen 35 %, Hyperpigmentierung (80 %)

Tab. 3.8: Übersicht über Studien der Psoriasistherapie mittels verschiedener Lasertechniken; n = Anzahl der behandelten Patienten, FPDL = gepulster Farbstofflaser, CR = komplette Abheilung, PR = teilweise Abheilung, NC = keine Änderung; angegeben ist jeweils der Erstautor.

dere von zur Blasenbildung führenden Dosen, sind derzeit unbekannt und nicht abschätzbar.

3.6.4. Okklusion

 Wirkmechanismus

Die Behandlung chronischer Psoriasis-Plaques mit Okklusiv- bzw. semipermeablen Hydrokolloidverbänden besserte diese klinisch im intraindividuellen Vergleich mit unbehandelten Plaques. Der Wirkungsmechanismus ist letztlich nicht geklärt. So verminderte eine Okklusion die Mitoserate bzw. die Wachstumsfraktion der epidermalen Keratinozyten, möglicherweise über einen verminderten transepidermalen Wasserverlust bei gestörter Barrierefunktion im Psoriasis-Plaque, normalisierte die Granularzellschicht, verhinderte eine Parakeratose und erleichterte die Desquamation über eine stärkere Hydrierung des *Stratum corneum*. Auch Enzymaktivitäten wurden gehemmt und eine eventuell erhöhte Temperatur wurde als antipsoriatisch wirksam diskutiert. Andere Studien wiesen dagegen keine Veränderung von Temperatur, Sauerstoffverbrauch und Blutfluss unter einem Hydrokolloidverband nach. Es zeigten sich auch keine oder nur geringe Effekte auf diverse Proliferationsmarker (Il-8, ICAM-1, E-selectin, CD4- und CD8-T-Lymphozyten, CD1a, Keratin 16-Expression, Granulozytenzahl) (Christopher et al. 1995, van Vlijmen-Willems et al. 1993). Als Wirkmechanismus wurde auch eine Abnahme der im Psoriasis-Plaque erhöhten Gewebeplasminogenaktivator (tPA)-Aktivitäten diskutiert. Es wurde auch die Normalisierung der Permeabilität sowie des epidermalen Calcium-Gradienten als möglicher Wirkmechanismus beschrieben.

In Kombination mit Kortikosteroiden wurde deren Wirkung durch Hydrokolloidverbände verstärkt. Clobetasol in einer derartigen Kombinationstherapie führte zur Reduktion des Proliferationsmarkers K6 auf subnormale Werte, allerdings zu einem Rebound nach Absetzen, bei Calcipotriol verminderte sich die Zahl sich teilender epidermaler Zellen (Ki-67-positive Zellen) sowie die Keratin-14- und -16-Expression.

 Klinische Wirkung

Initial wurde der Einfluss von Hydrokolloidverbänden nur experimentell, aber nicht klinisch untersucht. Eine Zufallsbeobachtung (Abheilung eines Psoriasisherds unter einem Pflaster) veranlasste Shore, diesem Effekt nachzugehen. Es zeigte sich, dass die einmal wöchentliche Applikation des Verbands einem täglichen Wechseln überlegen und weniger wasserdurchlässigere Verbände effektiver waren (☞ Tab. 3.9, Shore 1986). Diese Befunde wurden später mehrfach bestätigt. Letztgenannte Autoren berichteten über länger anhaltende Remissionen auch nach Therapieende (>2 Monate). Ein Vergleich mit anderen antipsoriatischen Verfahren zeigte, dass ein Hydrokolloidverband (1 ×/Woche Wechsel) gleich effektiv war wie eine tägliche UVB-Bestrahlung, Fluocinonid (2 ×/d, Friedmann 1987) oder eine Teerbehandlung.

Die Kombination von Okklusion mit Triamcinolonacetonid war noch effektiver als jede Maßnahme allein, eine Okklusion mit einem Plastikverband dagegen weniger wirksam als ein Hydrokolloidverband (van de Kerkhof et al. 1994). Insbesondere die Kombination mit topischen Antipsoriatika, wie Calcipotriol oder Clobetasol, besserte deren Effektivität bezüglich der Dauer bis zur Abheilung (Calcipotriol: 4 Wochen, Clobetasol 2,5

Autor	Methode	Anzahl (n)	CR	PR	NC	Nebenwirkung
Shore 1986	wasserdichtes Pflaster	15	40 %			
	Kombination mit Amcinoind	75	56 %			
Friedman 1987	Hydrokolloidverband	Läsionen = 34	47 %	41 %	Verschlechterung 4/34	Köbner-Phänomen; Hyperpigmentierung (3 %), Geruch, Schmerz an den Haaren beim Entfernen

Tab. 3.9: Übersicht über Studien der Psoriasistherapie mittels Okklusiv-Verband; n = Anzahl der Behandelten, CR = komplette Abheilung, PR = teilweise Abheilung, NC = keine Änderung; angegeben ist jeweils der Erstautor.

Wochen) bzw. zum Rezidiv (Calcipotriol 8 Wochen, Clobetasol 19 Wochen) erheblich im Vergleich zur Wirkstoffapplikation ohne Hydrokolloidverband (Castelijns et al. 2000). 2 ×/Tag allein mit Calcipotriol behandelte Kontrollherde heilten dagegen nicht ab. Auch eine Hydrokolloid/Anthralin-Kombination war effektiver als eine alleinige Anthralin-Minutentherapie (Bunse und Merk 1990).

Bei Nagelpsoriasis führte ein Clobetasol-haltiger Nagellack (jeweils Wochenende) in Verbindung mit Tacalcitol (Rest der Woche) unter Okklusion nach 67 Monaten zu einer 80 %igen Besserung (Sanchez Regana 2008).

Nebenwirkungen

Hydrokolloidverbände führten bei ihrer Entfernung zu Schmerzen in behaarten Arealen, gelegentlich zu leichten Blutungen, zur Induktion einer Psoriasis im Sinne eines Köbner-Phänomens (4/34), zu Hyperpigmentierungen (Persistenz über >8 Monate; 2/34), zu einem üblen Geruch (3/34) und zuweilen waren Keime nachweisbar (*Staphylococcus aureus*, *Pseudomonas aeruginosa* und *Escherichia coli*), Follikulitiden und Mazeration traten dagegen nicht auf (Friedman 1987). Die Kombination von Kortikosteroiden und Okklusion führte zu Follikulitis (5/20), üblem Geruch und Superinfektion (Christopher et al. 1995). Bei einer Calcipotriol/Hydrokolloid-Kombination wurden Irritationen der Haut beschrieben, allerdings seltener als unter 2 × täglicher alleiniger Calcipotriol-Therapie (Castelijns et al. 2000). Bei der Kombination mit topischen Kortikosteroiden ist auf eine erhöhte Resorption mit entsprechenden systemischen Nebenwirkungen zu achten.

3.6.5. Indikationen und klinische Anwendung

Die genannten Methoden sind einerseits interessant, da sie bezüglich der Pathogenese der Psoriasis-Plaques neue Ideen vermitteln können. Aufgrund ihres, bis auf Hydrokolloidverbände, invasiven Charakters sind sie in erster Linie für umschriebene, therapieresistente Plaques geeignet. Großflächige Anwendungen sind bisher nicht möglich. Welche Methode verwendet wird, hängt von ihrer Verfügbarkeit und der Erfahrung des Therapeuten ab.

Der FPDL ist am wenigsten invasiv und erfordert keine Lokalanästhesie. Bei einer relativ kleinen Fleckgröße lassen sich etwa 100 cm^2 innerhalb 15 Minuten behandeln. Der Behandlungserfolg hängt von der Plaque-Dicke ab. Die hohen Anschaffungs- und Unterhaltungskosten lassen ihn wenig kosteneffektiv erscheinen.

Der 308-nm-Excimer-Laser scheint für umschriebene Psoriasis-Plaques geeignet zu sein. Die Anschaffungs- und Unterhaltskosten sowie die bisher fehlenden Langzeiterfahrungen sind zu bedenken.

Die abtragenden Verfahren (Kryotherapie, CO_2-, Er:YAG-Laser, Dermatom, Dermabrasion) sind invasiv, mit einem Risiko der Narbenbildung behaftet und erfordern eine Anästhesie. Sie eignen sich daher nur für umschriebene Herde.

Bei der Kryotherapie sollte beim Sprayverfahren über 5-20 Sekunden, mit Baumwolltupfer länger behandelt werden, die Auftauzeit soll bei 1-2 Minuten liegen. Vorsicht ist in kosmetisch kritischen Arealen wegen der Pigmentverschiebung angebracht. Die erodierte Blase wird mit einem topischem Antiseptikum/Antibiotikum behandelt.

Ein Therapieerfolg kann, wie bei allen anderen Verfahren, weder garantiert noch sicher vorhergesagt werden. Aufgrund der Möglichkeit von Rezidiven bei starkem Eruptionsdruck sollte bei allen Methoden in jedem Fall eine Probebehandlung und Kontrolle über 1-3 Monate erfolgen, da nach dieser Zeit bei Nichtansprechen mit Rezidiven zu rechnen ist. Diese Probebehandlung hat sich als bester prognostischer Faktor vor einer extensiveren Therapie erwiesen. Zeigen sich gute Ergebnisse, können auch größere Areale behandelt werden. Zeigen sich Rezidive, können diese unmittelbar erneut behandelt werden. Selbst wenn die Psoriasisherde nicht komplett abheilen, sollen sie nach einer derartigen physikalischen Behandlung besser auf eine konventionelle Therapie ansprechen. Die genannten Verfahren erweitern damit die Behandlungsmöglichkeiten für umschriebene bzw. therapieresistente Psoriasis-Plaques.

Literatur

Alora, MB, Anderson, RR, Quinn, TR, Taylor, CR. CO_2-laser resurfacing of psoriatic plaques: a pilot study. Lasers Surg Med 1998;22:165-170.

Asawanonda, P, Anderson, RR, Taylor, CR. Pendulaser carbon dioxide resurfacing laser versus electrodesiccation with curettage in the treatment of isolated, recalcitrant psoriatic plaques. J Am Acad Dermatol 2000a;42: 660-666.

Asawanonda, P, Anderson, RR, Chany Y, Taylor CR. 308-nm excimer laser for the treatment of psoriasis: a dose-response study. Arch Dermatol 2000b;136:619-24

Audry, C, Laurentier, CGeneralized psoriasis not affecting an old scar. Bulletin de al Société francaise de dermatologie et de syphiligraphie 1924;41:453.

Baxter, DL, Stoughton, RB. Mitotic index of psoriatic lesions treated with anthralin, glucocorticosteroid and occlusison only. J Invest Dermatol 1970; 54: 410 - 412.

Bekassy, Z, Astedt, B. Carbon dioxide laser vaporization of plaque psoriasis. Br J Dermatol 1986;114:489-492.

Bjerring, P, Zachariae, H, Sogaard, H. The flashlamp-pumped dye laser and dermabrasion in psoriasis - further studies on the reversed Köbner phenomenon. Acta Derm Venereol 1997;77:59-61.

Boehncke, WH, Ochsendorf, F, Wolter, M, Kaufmann, R. Ablative techniques in psoriasis vulgaris resistant to conventional therapies. Dermatol Surg 1999;25:618-621.

Bonis, B, Kemeny, L, Dobozy, A, Bor, Z, Szabo, G, Ignacz, F. 308 nm UVB excimer laser for psoriasis. Lancet 1997:350:1522.

Bovenschen HJ, Erceg A, Van Vlijmen-Willems I, Van De Kerkhof PC, Seyger MM.: Pulsed dye laser versus treatment with calcipotriol/betamethasone dipropionate for localized refractory plaque psoriasis: effects on T-cell infiltration, epidermal proliferation and keratinization. J Dermatolog Treat 2007;18(1):32-9

Broby-Johansen, U, Kristensen, JK. Antipsoriatic effect of semi-occlusive treatment - O_2-consumption, blood flow and temperature measurements compared to clinical parameters. Clin Exp Dermatol 1989;14:286-288.

Bunse, T, Merk, H. Effect of an anthralin-containing hydrocolloid dressing in psoriasis vulgaris. Z Hautkr 1990: 65:730-732.

Castelijns, FACM, Gerritsen, MJP, van Erp, PEJ, van de Kerkhof, PCM. Efficacy of calicpotriol ointment applied under hydrocolloid occlusion in psoriasis. Dermatology 2000;200:25-30.

Castelijns, FACM, Gerritsen, MJP, van Vlijmen-Willems, IMJM, van Erp, PEJ, van de Kerkhof, PCM. The epidermal phenotype during initiation of the psoriatic lesion in the symptomless margin of relapsing psoriasis. J Am Acad Dermatol 1999;40:901-909.

Christopher, EM, Tranfaglia, MG, Kang, S. Prolonged occlusion in the treatment of psoriasis: a clinical and immunohistologic study. J Am Acad Dermatol 1995;32: 618-622.

Colver, GB, Cherry, GW, Ryan, TJ. Lasers, psoriasis and the public. Br J Dermatol 1984; 111: 243.

Dellon, AL. Long-term remission of psoriasis after dermatome shaving. Plast Reconstr Surg 1982;70:220-226.

Elberg, JJ, Brandrup, F. Dermatome shaving of psoriasis. Br J Dermatol 1987;117:745 - 750.

Eyre, RW, Krueger, GG. Response to injury of skin involved and uninvolved with psoriasis, and its relation to disease activity. Koebner and "reversed" Koebner reactions. Br J Dermatol 1982;106:153-159.

Fikrle T, Pizinger K. The use of the 308 nm excimer laser for the treatment of psoriasis. J Dtsch Dermatol Ges. 2003;1(7):559-63.

Fisher, LB, Maibach, HI. Physical occlusion controlling epidermal mitosis. J Invest Dermatol 1972; 59: 106 - 108.

Friedman, SJ. Management of psoriasis vulgaris with a hydrocolloid occlusive dressing. Arch Dermatol 1987; 123:1046-1052.

Gerber W, Arheilger B, Ha TA, Hermann J, Ockenfels HM. Ultraviolet B 308-nm excimer laser treatment of psoriasis: a new phototherapeutic approach. Br J Dermatol. 2003;149(6):1250-8.

Gilchrest, BA, Stern, RS. Long-term remission of psoriasis after dermatome shaving. Discussion. Plast Reconstr Surg 1982; 70: 227 - 229.

Gold, MH, Roenigk, HHj. Surgical treatment of psoriasis: a review including a case report of dermabrasion of hypertrophic psoriatic plaques. J Dermatol Surg Oncol 1987;13:1326-1331.

Goldinger SM, Dummer R, Schmid P, Prinz Vavricka M, Burg G, Lauchli S. Excimer laser versus narrow-band UVB (311 nm) in the treatment of psoriasis vulgaris. Dermatology 2006;213(2):134-9.

Gottlieb, AB, Staiano-Coico, L, Cohen, SR, Varghese, M, Carter, DM. Occlusive hydrocolloid dressings decrease keratinocyte population growth fraction and clinical scale and skin thickness in active psoriatic plaques. Dermatol Sci 1990;1:93-96.

Gupta S, Taneia A, Racette A, Trehan M, Taylor CR. 308 nm excimer laser for the treatment fo scalp psoriasis. Phtodermatol Photoimmunol Photomed 2002;18:105.

Harrison, PV, Walker, GB, Davies, JE. Trauma for psoriasis. Lancet 1985;1063-1064.

Hern S, Allen MH, Sousa A, Harland CC, Barker JN, Levick JR, Mortimer PS. Immunohistochemical evaluation of psoriatic plaques following selective photothermolysis of the superficial capillaries. Br J Dermatol 2001;145: 45-53.

Hwang SM, Ahn SK, Menon GK, Choi EH, Lee SH. Basis of occlusive therapy in psoriasis: correcting defects in permeability barrier and calcium gradient. Int J Dermatol 2001;40:223-231.

Katugampola, GA, Rees, AM, Lanigan, SW. Laser treatment of psoriasis. Br J Dermatol 1995;133:909-913.

Kill, J, Kill, J, Sogaard, H. Surgical treatment of psoriasis. Lancet1985;16-18.

Köbner, H. Zur Ätiologie der Psoriasis. Vierteljahresschrift f. Dermatologie u. Syphilis 1877;8:559.

Kollner K, Wimmershoff MB, Hintz C, Landthaler M, Hohenleutner U. Comparison of the 308-nm excimer laser and a 308-nm excimer lamp with 311-nm narrowband ultraviolet B in the treatment of psoriasis.Br J Dermatol.2005;152(4):750-4.

Lapidoth M, Adatto M, David M.: Targeted UVB phototherapy for psoriasis: a preliminary study. Clin Exp Dermatol 2007;32(6):642-5.

Lotti, T. Occlusive treatment in psoriasis: how does it work? J Am Acad Dermatol 1996;35:283.

Marks, R. Surgery for psoriasis. Lancet:1985; 335.

Mommers, JM, van Erp, PE, van De Kerkhof, PC. Clobetasol under hydrocolloid occlusion in psoriasis results in a complete block of proliferation and in a rebound of lesions following discontinuation. Dermatology 1999; 199:323-327.

Momsen, OH, Kill, J Dermatome shaving of psoriasis. Seven years experience in 112 patients. Scand J Plast Reconstr Surg Hand Surg 1993; 27: 143-147.

Morison WL, Atkinson DF, Werthman L. Effective treatment of scalp psoriasis using the excimer (308 nm) laser. Photodermatol Photoimmunol Photomed 2006;22(4): 181-3

Nouri, K, Chartier, TK, Eaglstein, W, Taylor, JR. Cryotherapy for psoriasis. Arch Dermatol 1997;133:1608-1609.

Novak Z, Bonis B, Baltas E, Ocsovszki I, Ignacz F, cDobozy A., Kemeny L. Xenon chloride ultraviolet B laser is more effective in treating psoriasis and in inducing T cell apoptosis than narrow-band ultraviolet B. J Photochem Photobiol B 2002; 67:32.38.

Olson, ES. Abrasive treatment of psoriasis. Arch Dermatol 1972;105:292-93.

Ravaut, P. Trial of autodermatotherapy by electrocoagulation: presentation of two patients with psoriasis treated by this method. Bulletin de al Société francaise de dermatologie et de syphiligraphie 1927;43: 323.

Rompel, R. Psoriasis operativ entfernen? PSO Magazin 1999:17.

Ros, AM, Garden, JM, Bakus, AD, Hedblad, MA. Psoriasis response to the pulsed dye laser. Lasers Surg Med 1996;19:331-335.

Ruiz-Esparza, J. Clinical response of psoriasis to low-energy irradiance with the Nd:YAG laser at 1320 nm report of an observation in three cases. Dermatol Surg 1999;25:403-407.

Sánchez Regaña M, Márquez Balbás G, Umbert Millet P. Nail psoriasis: a combined treatment with 8% clobetasol nail lacquer and tacalcitol ointment. J Eur Acad Dermatol Venereol 2008;22:963-9.

Scoggins, RB. Cryotherapy of psoriasis. Arch Dermatol 1987;123:427-428.

Shamsadini S, Varesvazirian M, Shamsadini A. Cryotherapy as a treatment for psoriasis. Dermatol Online J. 2005;11(2):21

Shore RN. Treatment of psoriasis with prolonged application of tape. J Am Acad Dermatol 1986;15:540-542.

Shuster, S. Surgery for psoriasis. Lancet 1985;450-451.

Taylor KS, Malkinson FD, Gak C. Pituitary-adrenal function following topical triamcinolone acetonide and occlusion. Arch Dematol 1965;92:174-177.

Trott J, Gerber W, Hammes S, Ockenfels HM.: The effectiveness of PUVA treatment in severe psoriasis is significantly increased by additional UV 308-nm excimer laser sessions. Eur J Dermatol 2008;18(1):55-60

van de Kerkhof, PC, Chang, A, van der Walle, HB, van Vlijmen-Willems, I, Boezeman, JB, Huigen-Tijdink, R. Weekly treatment of psoriasis with a hydrocolloid dressing in combination with triamcinolone acetonide. A controlled comparative study. Acta Derm Venereol 1994;74:143-146.

van Lingen RG, de Jong EM, van Erp PE, van Meeteren WS, van De Kerkhof PC, Seyger MM.: Nd: YAG laser (1,064 nm) fails to improve localized plaque type psoriasis: a clinical and immunohistochemical pilot study. Eur J Dermatol. 2008;18(6):671-6

van Vlijmen-Willems, IM, A., C, Boezeman, JB, van de Kerkhof, PC. The immunohistochemical effect of a hydrocolloid occlusive dressing (DuoDERM E) in psoriasis vulgaris. Dermatology 1993;187:257-262.

Wollina, U, Knopf, B, Funfstuck, V, Geyer, A, Hempel, E, Simon, D. Occlusive therapy of psoriasis- comparison of clinical effectiveness of short-term and prolonged use. Z Hautkr 1990;65:737-739.

Zakarian K, Nguyen A, Letsinger J, Koo J.: Excimer laser for psoriasis: a review of theories regarding enhanced efficacy over traditional UVB phototherapy. J Drugs Dermatol 2007;6(8):794-8.

Zangger, P, Gladman, DD, Bogoch, ER. Musculoskeletal surgery in psoriatic arthritis. J Rheumatol 1998;25:725 - 729.

Zelickson, BD, Mehregan, DA, Wendelschfer-Crabb, G, Ruppman, D, Cook, A, O'Connell, P, Kennedy, WR. Clinical and histologic evaluation of psoriatic plaques treated with a flashlamp pulsed dye laser. J Am Acad Dermatol 1996;35:64-68.

3.7. Glukokortikoide

Trotz des begrenzten Indikationsspektrums von Glukokortikoiden in der Behandlung der *Psoriasis vulgaris* zählen die topischen Glukokortikoide zu den am häufigsten eingesetzten Therapeutika. Zwar sind Glukokortikoide in der Therapie der Psoriasis wirksam und führen zumeist zu einer raschen Befundbesserung, jedoch sind die erzielten Remissionszeiten im Vergleich zu alternativen Behandlungen deutlich kürzer und die sich einstel-lenden Rezidive zeigen nicht selten einen gegenüber dem Vorbefund schwereren Ausprägungsgrad (*Rebound*). Zudem ist nach langfristiger Anwendung von Glukokortikoiden das therapeutische Ansprechen auf Steroide (Tachyphylaxie) und alternative Antipsoriatika herabgesetzt, und aufgrund des chronischen Verlaufs der Psoriasis ist das Risiko topischer und systemischer Nebenwirkungen durch Langzeitanwendung deutlich erhöht. Aus diesen Gründen werden Glukokortikoide in Form der topischen Monotherapie nur in ausgewählten Körperregionen angewendet und bei systemischer Anwendung nur in definierten Phasen schwerer Krankheitsverläufe der Psoriasis eingesetzt. Eine Erweiterung des Einsatzspektrums von lokalen Glukokortikoiden stellt die Kombinationstherapie mit alternativen topischen Antipsoriatika (v.a. **Calcipotriol**, **Tazarotene**) dar, durch welche synergistische therapeutische Effekte unter Minimierung unerwünschter Nebenwirkungen ausgenutzt werden können.

 Chemie

Den Glukokortikoiden liegt ein Vierringgerüst zugrunde, das so genannte Cyclopentanoperhydrophenanthren (☞ Abb. 3.5).

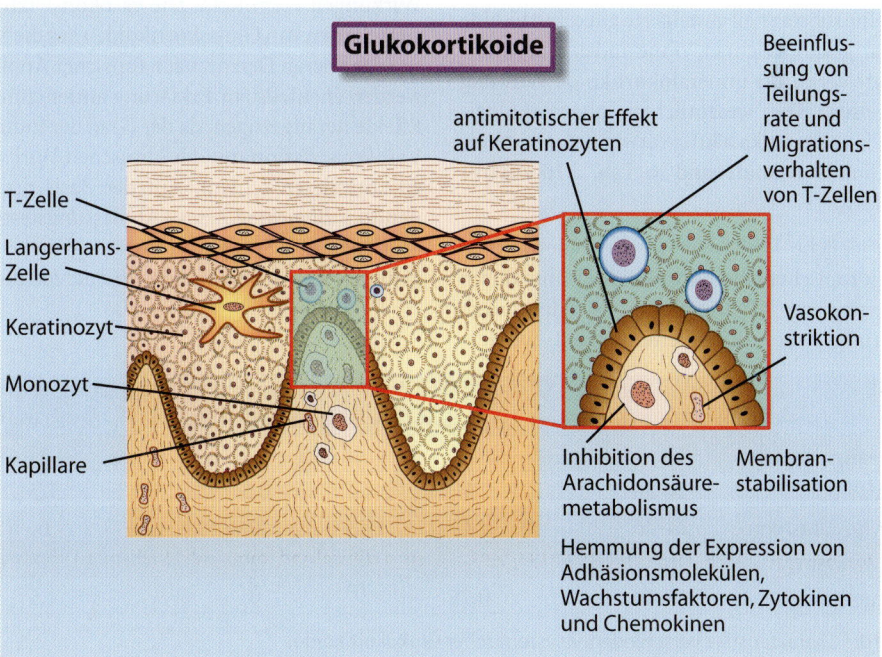

Abb. 3.5: Grundstruktur der Glukokortikoide.

Das dem körpereigenen Cortisol verwandte **Hydrocortison** entsteht durch Umwandlung einer Ketongruppe in eine Hydroxylgruppe in Position 11. **Prednisolon** ist durch das zusätzliche Vorliegen einer 1,2-Doppelbindung gekennzeichnet, aus welcher eine erhöhte Wirksamkeit und Stabilität resultiert. Die zusätzliche Wirkungsverstärkung des **Methylprednisolons** beruht auf der Einführung einer Methylgruppe in Position 6. Durch gleichzeitige Einführung eines Fluoratoms in Alpha-Stellung in Position 9 und einer Hydroxyl- oder Methylgruppe in Position 16 entstehen die fluorierten Substanzen **Triamcinolon**, **Dexamethason** und **Betamethason**. Diese Wirkstoffe sind durch eine substantiell gesteigerte glukokortikoide Aktivität gekennzeichnet, ohne indes eine unerwünschte verstärkte mineralokortikoide Wirkung aufzuweisen. Die wesentlichen pharmakologischen Charakteristika häufig verwendeter systemischer Glukokortikoide sind in Tab. 3.10 zusammengefasst.

Eine erhebliche Verbesserung der Penetrationsfähigkeit topischer Glukokortikoide konnte durch Veresterung von Hydroxylgruppen oder durch Einführung neuer Seitenketten erzielt werden.

Neuentwicklungen topischer Glukokortikoide sind bestimmt durch Anstrengungen zur Optimierung der Wirksamkeit bei gleichzeitiger Minimierung der unerwünschten Wirkungen. Zu den neueren Substanzen, welche diesen gesetzten Vorgaben näherkommen, zählen u.a. das **Prednicarbat** und das **Mometasonfuroat**.

Wirkmechanismen und Wirkungen

Die bekannten immunsuppressiven und antiinflammatorischen Eigenschaften von Glukokortikoiden werden auf zellulärer oder molekularer Ebene über die Bindung an lösliche Steroidhormonrezeptoren im Zytoplasma vermittelt. Der entstehende Hormon-Rezeptor-Komplex kann als funktionell aktiver Transkriptionsfaktor direkt die Expression von Zielgenen im Zellkern beeinflussen. Über diesen Weg können Glukokortikoide die Synthese einer Vielzahl von proinflammatorischen Molekülen wirkungsvoll hemmen. Als Konsequenz kommt es u.a. über die Hemmung der Phospholipase A zur Inhibierung des Arachidonsäuremetabolismus, so dass weniger Vorstufen zur Bildung von Leukotrienen und Prostaglandinen zur Verfügung stehen. Auch die Hemmung der Freisetzung von lysosomalen Enzymen dürfte über resultierende membranstabilisierende Effekte einen wichtigen Teil der antiinflammatorischen Wirkungen vermitteln. Die vasokonstriktiven Eigenschaften von Glukokortikoiden auf die Kapillaren der oberen Dermis nach topischer Applikation werden ebenfalls zur Erklärung antientzündlicher Effekte herangezogen, da der Grad der induzierten Vasokonstriktion mit der klinischen Wirksamkeit zu korrelieren scheint. Auf der Basis des so genannten *Blanching Assay* (Abblassungstests) nach McKenzie und Stoughton sowie begleitend durchgeführter klinischer Studien wird derzeit die relati-

Steroid	Wirkdauer, h	Glukokortikoide Äquivalenzdosis, mg	Relative mineralokortikoide Potenz	Cushing-Schwellendosis, mg/d
Mittellang wirksam				
Prednisolon	24-36	5	0,5	7,5
Methylprednisolon	24-36	4	0	6
Lang wirksam				
Dexamethason	36-54	0,75	0	1,5

Tab. 3.10: Charakteristika verschiedener systemischer Glukokortikoide.

Wirkstärke	Wirkstoff	Handelsname
Klasse IV Sehr stark *("superpotent")*	Clobetasolpropionat, 0,05 %	Dermoxin®, Clobegalen®, Karison®
Klasse III Stark *("potent")*	Betamethasondipropionat, 0,05 % Mometasonfuroat, 0,1 % *	Diprosone® Ecural®
Klasse II Mittelstark *("mid-strength")*	Hydrocortisonbutyrat, 0,1 % Methylprednisolonaceponat, 0,1% Prednicarbat, 0,25 %	Laticort®, Alfason® Advantan® Dermatop®, Prednitop®
Klasse I Schwach *("mild")*	Hydrocortison, 1,0 %	Hydrogalen®

Tab. 3.11: Einteilung ausgewählter topischer Glukokortikoide entsprechend ihrer Wirkstärke, basierend auf dem Abblassungstest. * Fettcreme → Klasse II.

ve Wirkstärke von topischen Glukokortikoiden festgelegt (☞ Tab. 3.11).

Glukokortikoide beeinflussen darüber hinaus die Teilungsrate und das Zirkulationsverhalten von Zellen. In der Summe dieser Effekte kommt es v.a. zur Einschränkung der Monozyten- und T-Lymphozytenfunktion, worauf ein wesentlicher Teil der immunsuppressiven Wirkungen von Glukokortikoiden zurückgeführt wird. Die immunsupprimierenden Effekte werden auch in kausalem Zusammenhang mit den hemmenden Einflüssen auf die Funktion von Makrophagen und Antigen präsentierenden dendritischen Zellen gesehen. Über die antimitotischen bzw. antiproliferativen Eigenschaften auf Keratinozyten wird zudem ein Teil der therapeutischen Wirksamkeit von Glukokortikoiden bei der Psoriasis erklärt. Die Vielgestaltigkeit der durch Glukokortikoide vermittelten biologischen Effekte erschwert dabei allerdings das Entwerfen eines schlüssigen Gesamtkonzepts, welche die bekannten effektiven immunsuppressiven und antiinflammatorischen Eigenschaften zusammenhängend erklärt.

Nebenwirkungen

Führend bei den topischen unerwünschten Wirkungen von Glukokortikoiden ist die **Hautatrophie**. Bei Limitierung täglicher Anwendungen von mittelstark wirksamen Substanzen auf drei bis vier Wochen ist diese in der Regel reversibel. Bei längerer Applikation werden zusätzlich kleinere teleangiektatische Gefäße durch die fortschreitende Atrophie der Haut sichtbar. Darüber hinaus kann sich eine zunehmende irreversible Fältelung der Haut einstellen. Ebenfalls irreversibel sind **Striae**, welche bevorzugt bei Jugendlichen durch Ge-

brauch von potenten Glukokortikoiden in den Axillen oder Leisten auftreten. Längerfristige Anwendungen von topischen Steroiden können **akneiforme Reaktionen** ("Steroidakne") und im Gesicht rosazeaartige periorale Dermatitiden auslösen. Zudem wird über eine Zunahme allergischer **Kontaktdermatitiden** auf die Wirksubstanzen und das Auftreten von Kreuzsensibilisierungen zwischen verschiedenen Glukokortikoiden berichtet. Durch die topische Anwendung von potenteren Glukokortikoiden, insbesondere bei Behandlung großer Flächen, können relevante systemische Wirkspiegel auftreten, welche zu einer **Supprimierung der Hypothalamus-Hypophysen-Achse** führen (☞ Tab. 3.12). Diese systemischen Nebenwirkungen sind vor allem bei Kindern zu berücksichtigen, da die Haut eine größere Resorptionsfähigkeit aufweist und gleichzeitig ein ungünstigeres Verhältnis zwischen Körperoberfläche und Körpergewicht vorliegt. Bei der systemischen Glukokortikoidtherapie sind zahlreiche unerwünschte Wirkungen und Komplikationen zu beachten, welche mit der Dosis, der Dauer und der Häufigkeit der Anwendung zunehmen (☞ Tab. 3.12).

Metabolisch
• Diabetogene Stoffwechsellage
• Hyperlipidämie
• Umverteilung des Fettgewebes: ↑ Stamm, Nacken, Gesicht ↓ Extremitäten
• Natrium-, Flüssigkeitsretention
• Hypertonie
• Hypokaliämie
• Atherosklerose
Endokrinologisch
• Suppression der Hypothalamus-Hypophysen-Achse
• Wachstumsstillstand (bei Kindern)
• Amenorrhoe
Immunologisch
• Immunsuppression
• Anergie
• Erhöhte Infektbereitschaft
Knochen, Skelettmuskel
• Osteoporose, Spontanfraktur
• Aseptische Knochennekrose
• Myopathie, Adynamie
Magen-Darm-Trakt
• Peptisches Ulkus
• Fettleber
• Pankreatitis
Augen
• Katarakt
• Glaukom
ZNS
• Pseudotumor cerebri
• Induzierte Psychose
Haut
• Atrophie
• Steroidpurpura
• Striae distensae
• Wundheilungsstörung
• Akneiforme Reaktion
• Hautinfektion (Furunkel, Mykose)

Tab. 3.12: Nebenwirkungen und Komplikationen systemischer Glukokortikoide.

 Indikationen/klinische Anwendung

Die Auswahl eines geeigneten Glukokortikoids für die topische Therapie der Psoriasis berücksichtigt allgemein gültige Wirkprinzipien topischer Formulierungen, regionale Unterschiede in den Penetrationseigenschaften der Haut und die relative Wirkstärke basierend auf dem Abblassungstest (☞ Tab. 3.11). Bei dieser Klassifikation ist zu beachten, dass die Wirksamkeit der einzelnen Glukokortikoide innerhalb einer Gruppe erheblich variiert und auch von der Wahl des Vehikels entscheidend abhängen kann: So zählt das **Mometasonfuroat** in der kommerziell erhältlichen Salbengrundlage zu den potenten Glukokortikoiden der Klasse III, hingegen wird die gleiche Substanz in Form der Cremegrundlage zur Klasse II der mittelstarken Glukokortikoide gerechnet (☞ Tab. 3.11). Zusätzlich muss eine mögliche Wirkungssteigerung durch Vorbehandlung der Läsionen mit keratolytischen Externa oder durch Anwendung okklusiver Techniken bedacht werden. Die einmal tägliche Anwendung von topischen Glukokortikoiden ist in der Regel ausreichend.

Der zeitlich limitierte Einsatz von **topischen Glukokortikoiden** hat vor allem in bestimmten Körperregionen und in der Kombinationsbehandlung mit alternativen Antipsoriatika von chronischen Plaques seine Berechtigung. Am behaarten Kopf erlauben die geringere Gefahr lokaler Nebenwirkungen und die begrenzte Einsatzfläche eine längere Therapie mit Glukokortikoiden. Bewährt hat sich das Auftragen von glukokortikoidhaltigen Tinkturen in Kombination mit Fettcremes oder Salben potenter Glukokortikoide am Abend, welche unter Okklusion (z.B. unter einer Einmalduschhaube) über Nacht am Ort verbleiben. Nach morgendlichem Auswaschen mit zinkpyrithion-, salicylsäure- oder teerhaltigen Shampoos kann zusätzlich über Tag Kortikoidlösung aufgetragen werden. Dieses Vorgehen wird abhängig vom Hautbefund über 10-14 Tage durchgeführt. In einer ca. zweiwöchigen Übergangsphase wird diese Behandlung nur jeden zweiten oder dritten Tag angewendet und mit **calcipotriol**- oder teerhaltigen Externa kombiniert. Im Bereich der Ohren und äußeren Gehörgänge ist der zeitlich limitierte Gebrauch von potenten Glukokortikoiden mit geringem Atrophierisiko (als Lösung bzw. Creme; z.B. **Mometasonfuroat**) in der initialen Behandlungsphase sehr hilfreich. Hier sollte allerdings nur 4-7 Tage durchgängig therapiert werden und nachfolgend über einen definierten Zeitraum im täglichen Wechsel mit alternativen Antipsoriatika behandelt werden. Gleiches gilt für einzeln stehende Psoriasisherde im Gesicht, wobei hier vor allem die Gefahr berücksichtigt werden muss, dass der Patient durch das schnelle Ansprechen zu einer dauerhaften Anwendung verleitet wird. Sowohl die Therapie hartnäckiger Plaques an Hand- und Fußrücken als auch die palmoplantare Psoriasis mit hyperkeratotisch rhagadiformen Bild können insbesondere zu Beginn der Behandlung vom Einsatz stark wirksamer Glukokortikoide profitieren. Auch hier ist eine Anwendung unter okklusiven Bedingungen (z.B. mit Einmalplastikhandschuhen) über 4-7 Tage vorteilhaft. Der Zusatz von Salicylsäure in glukokortikoidhaltigen Fertigpräparaten kann dabei zusätzlich penetrationsfördernd wirken. In einer Übergangsphase sollte dann auf alternative Behandlungsstrategien (u.a. lokale Photochemotherapie, **Tazarotene**) übergeleitet werden. Überhöhte Patientenerwartungen müssen insbesondere bei der überaus therapieresistenten Psoriasis des Nagelbetts bzw. der Nagelfalz relativiert werden, welche durch die alleinige Anwendung von potenten glukokortikoidhaltigen Lösungen und Salben (v.a. unter okklusiven Bedingungen) nicht immer suffizient beeinflusst werden kann. Intertriginöse Areale sind ein wichtiges Einsatzgebiet von Glukokortikoiden, da alternative Antipsoriatika aufgrund ihrer irritativen Nebenwirkungen zu Beginn der Behandlung häufig nicht toleriert werden. Hier sollten zeitlich begrenzt insbesondere moderne Glukokortikoide mit reduzierter Atrophiegefahr verwendet werden. Darüber hinaus bewähren sich aufgrund ihres austrocknenden Effektes im Bereich großer Hautfalten Glukokortikoide in Pastengrundlagen. Eine Weiterbehandlung sollte nachfolgend indifferent oder mit Vitamin-D$_3$-Analoga erfolgen.

Bei leichter bis mittelschwerer Psoriasis vom chronisch-stationären Plaquetyp hat in den letzten Jahren zunehmend die Kombinationsbehandlung von **Calcipotriol** bzw. **Tazarotene** mit potenten Glukokortikoiden (Klasse III) an Bedeutung gewonnen. Erfahrungen aus großen randomisierten Studien haben synergistische Effekte bei gleichzeitiger Reduzierung des Nebenwirkungsspektrums der jeweiligen Einzelsubstanzen gezeigt. Verschiedene wirksame Therapieprotokolle sind in der Vergangenheit beschrieben worden. So kann in einer initialen Phase von 2-4 Wochen die morgendliche Anwendung von **Calcipotriol** (0,005 %, Salbe) mit dem Auftragen eines potenten Glukokortikoids (z.B. **Betamethasondipropionat** 0,05 %, Salbe) am Abend wirkungsvoll kombiniert werden. Nach Abflachung der Plaques wird in einer Übergangsphase von weiteren 3-4 Wochen mit *Calcipotriol* unter der Woche (2 × tgl., Mo.-Fr.) und mit einem topischen Glukokortikoid am Wochenende (1 × tgl., Sa. + So.) behandelt. Nach deutlicher Aufhellung der Läsionen wird zur Erhaltung und Stabilisierung des Befundes ausschließlich mit *Calcipotriol* weiterbehandelt. Mittlerweile sind fixe Kombinationen als Fertigpräparate im Handel, welche diese Kombinationstherapie mit Vitamin-D-Derivat und Steroid deutlich erleichtern. Die fixe Kombination von **Calcipotriol** mit **Betamethasondipropionat** in einer Anwendung von 1 × oder 2 × pro Tag führt zu einer deutlichen Besserung bzw. vollständigen Abheilung der Hautläsionen bei ca. zwei Drittel der Patienten nach 4-8 Wochen Therapie. Damit ist die Kombinationstherapie von **Calcipotriol** mit **Betamethasondipropionat** der Calcipotriol-Monotherapie deutlich überlegen. In der Kombinationsbehandlung mit topischen Retinoiden wird die tägliche Anwendung von **Tazarotene** (0,05 % oder 0,01 %, Gel) am Abend am besten mit der Anwendung eines Klasse-III-Steroids (**Betamethasodipropionat** 0,05 %, Salbe oder **Mometasonfuroat** 0,1 %, Salbe) am Morgen kombiniert. Diese Therapie wird fortgesetzt bis zum Erzielen einer deutlichen Abflachung der Plaques. Danach sollte das topische Glukokortikoid nur noch jeden zweiten oder dritten Tag aufgetragen werden. Nachdem sich eine sichtbare Aufhellung der Läsionen eingestellt hat, wird eine Erhaltungstherapie mit alleiniger Anwendung von **Tazarotene** fortgeführt. Die offensichtlichen Vorteile der Kombinationstherapien bestehen in der Verringerung von behandlungsbedingten Irritationen bei Steigerung der Effektivität, ohne dass nach derzeitigem Kenntnisstand die Remissionsdauer durch die Anwendung der Steroide verkürzt werden.

Der Einsatz **systemischer Glukokortikoide** in der Therapie der Psoriasis bleibt nur ausgewählten Patienten vorbehalten. Diese Empfehlung gründet sich auf Erfahrungen von sehr regelhaften raschen

Rezidiven nach Dosisreduktion oder Absetzen einer oralen Therapie. Dabei sind die wiederauftretenden Hautveränderungen vielfach ausgedehnter (*Rebound*) und darüber hinaus durch alternative Psoriasistherapien schwerer zu beherrschen. Zudem sind nach vorausgegangener systemischer Glukokortikoidtherapie pustulöse Verlaufsformen der Psoriasis auffällig häufiger beobachtet worden. Daher werden systemische Steroide nur noch bei schweren Verläufen der Psoriasis (Erythrodermie, Arthritis bzw. Osteoarthropathie) als Stoßtherapie eingesetzt, sofern alternative antipsoriatische Behandlungen versagen oder aber kontraindiziert sind (z.B. **Methylprednisolon**, 1 mg/kg Körpergewicht). In seltenen Fällen können zudem bei rasch progredienten Krankheitserscheinungen kurzfristige innerliche Glukokortikoidgaben als begleitende Therapie erwogen werden.

**Empfehlung der S3-Leitlinie
zur Therapie der *Psoriasis vulgaris***

"Eine Therapie mit topischen Kortikoiden ist bei leichter bis mittelschwerer Psoriasis vulgaris als Kombinationstherapie mit systemischen Therapien oder topischen Therapeutika (z.B. Calcipotriol, Tazaroten) sehr zu empfehlen.
In den ersten Wochen der Behandlung ist eine Kombination von Calcipotriol mit topischen Kortikoiden, auch als fixe Kombination, bezüglich Wirksamkeit und Verträglichkeit der Monotherapie überlegen. Ebenso wird eine Anwendung von Tazaroten am Abend in Kombination mit einem Kortikoid am Morgen aufgrund der Reduktion der möglichen Hautirritationen und der besseren Wirksamkeit als Kombinationstherapie empfohlen."

Weiterführende Literatur

Baumann L, Kerdel F. Topical glucocorticoids. In: Freedberg IM et al. (Eds.), Dermatology in General Medicine, 5. ed., McGraw-Hill, New York 1999;2713-2717

Guenther LC. Fixed-dose combination therapy for psoriasis. Am J Clin Dermatol 2004;5:71-77

Koo J, Lebwohl M. Duration of remission of psoriasis therapies. J Am Acad Dermatol 1999;41:51-59

Reich K, Rosenbach T, Mohr J. Glukokortikosteroide. In: Nast A, Kopp IB, Augustin M, Banditt KB, Boehncke W-H et al. S3-Leitlinie zur Therapie der Psoriasis vulgaris. JDDG 2006;2;S14-S17

Trozak DJ. Topical corticosteroid therapy in psoriasis vulgaris: update and new strategies. Cutis 1999;64:315-318

Werth VP, Lazarus GS. Systemic glucocorticoids. In: Freedberg IM et al. (Eds.), Dermatology in General Medicine, 5. ed., McGraw-Hill, New York, 1999;2783-2789

3.8. Cyclosporin A

 Struktur und Wirkmechanismus

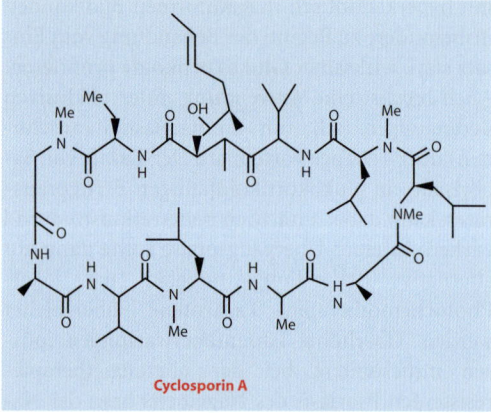

Abb. 3.6: Struktur von Cyclosporin A.

Cyclosporin A (CSA) ist ein hochlipophiles, zyklisches, niedermolekulares Peptid (☞ Abb. 3.6), das sehr gut zellpermeabel ist. Im Zytoplasma bindet es an das Immunophilin Cyclophilin (CyP). Dieses besitzt - ähnlich wie das FK506-Bindungsprotein - Peptidylprolyl-*cis-trans*-Isomeraseaktivität. Diese Enzyme sind in die intrazelluläre Prozessierung von neu synthetisierten Proteinen involviert, die Bindung von CSA an CyP führt zu einer Hemmung der enzymatischen Aktivität dieses Proteins, welche jedoch ohne therapeutische Bedeutung ist. Vielmehr ist hierfür die Bindung des CSA/CyP-Komplexes an die Ca/Calmodulin-abhängige Phosphatase Calcineurin ursächlich (Liu et al. 1991; Friedman und Weissman 1991). Calcineurin ist verantwortlich für die Dephosphorylierung des Nukleären Faktors aktivierter T-Zellen (NFAT). NFAT ist eine Familie von derzeit mindestens vier verschiedenen Genen, die durch Zunahme der intrazellulären Calciumkonzentration aktiviert werden. Durch Erhöhung der intrazytoplasmatischen Ca-Ionenkonzentration wird nun Calcineurin aktiviert, was in einer Dephosphorylierung von NFAT resultiert. NFAT wird daraufhin in den Zell-

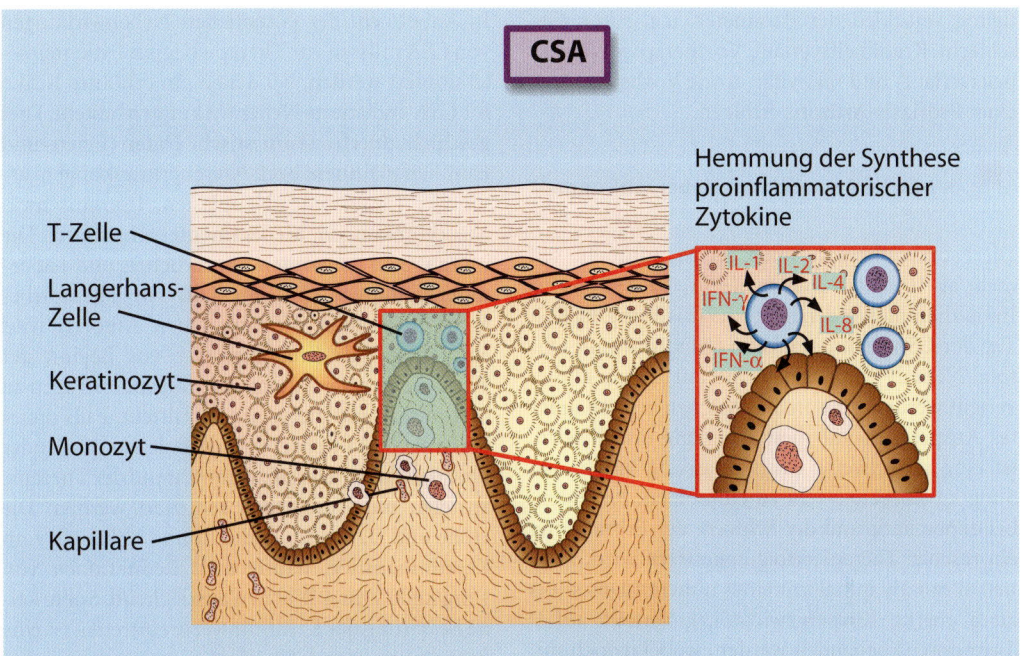

kern transloziert, bindet an verschiedene Promotoren, u.a. an den IL-2-Promoter, und induziert dadurch die Transkription zahlreicher Gene, was in einer Zellaktivierung resultiert. Die Phosphataseaktivität von Calcineurin wird durch Bindung an den Komplex aus CSA/CyP gehemmt, nicht jedoch durch CSA oder CyP alleine. Die Bindung von CSA/CyP-Komplex an Calcineurin verhindert somit die Translokation von NFAT durch Hemmung seiner Dephosphorylierung, was die Bindung von NFAT an zahlreiche Promotoren u.a. von Zytokingenen verhindert (☞ Abb. 3.7). Somit wird durch den CSA/CyP-Komplex die Transkription der Zytokingene IL-1, IL-2, IL-4, IL-8, TNF-α und IFN-γ unterdrückt. Neben dem Transkriptionsfaktor NFAT werden auch andere nukleäre Transkriptionsfaktoren wie NFκB oder Oct-1 durch diesen Mechanismus beeinflusst.

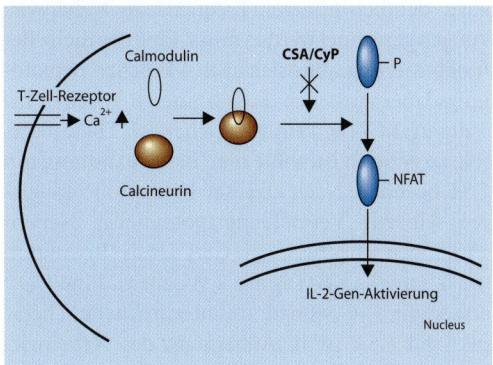

Abb. 3.7: Der CSA/CyP-Komplex hemmt die Ca/Calmodulin-abhängige Phosphatase Calcineurin. Dies führt zu einer verminderten nukleären Translokation von NFAT.

Indikationen

CSA sollte erwachsenen Patienten mit mittelschwerer bis schwerer Psoriasis vorbehalten bleiben, bei denen nebenwirkungsärmere Therapiemaßnahmen keinen ausreichenden Erfolg erbracht haben. Hierzu sind neben Lokaltherapeutika im Wesentlichen Lichtbestrahlung und Retinoidtherapie zu nennen. Inwiefern CSA anderen systemischen Therapieoptionen vorzuziehen ist, sollte individuell entschieden werden. Die Auswahl des Therapeutikums sollte unter Berücksichtigung verschiedener Parameter, u.a. Alter, Geschlecht, Krankheitsverlauf, Vortherapien, Krankheitsverlauf- und -aktivität, sowie Vorhandensein einer Psoriasis-Arthritis erfolgen.

 Klinische Anwendung, Nebenwirkungen

Die Psoriasistherapie mit CSA ist nunmehr seit mehr als 10 Jahren etabliert (Ellis et al.1991). Zur Initialtherapie werden heute 2,5 (bis 3) mg/kg KG/Tag der CSA-Mikroemulsion (Sandimmun® Optoral/Neoral®) empfohlen, die auf 2 Tagesdosen verteilt werden. Falls in 2-3 Wochen kein adäquates Ansprechen auf diese Therapie erzielt wird, ist eine schrittweise Dosisanpassung auf bis zu 5 mg/kg Körpergewicht zu empfehlen. Patienten, bei denen aufgrund der Schwere der Erkrankung ein rascher Therapieerfolg angestrebt wird, können alternativ initial mit einer höheren Dosis (bis zu 5 mg/kg Körpergewicht/Tag verteilt auf 2 Tagesdosen) behandelt werden, wobei jedoch mit einer deutlich höheren Frequenz an Nebenwirkungen gerechnet werden muss. Eine deutliche Befundbesserung sollte sich nach 4 Wochen Behandlungsdauer einstellen. Falls binnen 8 Wochen bei 5 mg/kg KG/Tag kein ausreichender Therapieerfolg zu erzielen ist, sollte man die Behandlung mit CSA beenden. Nach erzielter Remission reduzieren wir zur Vermeidung potentieller Nebenwirkungen schrittweise die CSA-Dosis (Reduktion um 0,5 mg/kg KG/Tag alle 2 Wochen). Eine Dauertherapie (>6 Monate ununterbrochene Therapie) mit CSA ist in Anbetracht des Nebenwirkungsprofils nicht sinnvoll, nach Absetzen der Behandlung muss allerdings mit einem Rezidiv, nicht jedoch mit einem Rebound wie bei Glukokortikosteroiden gerechnet werden. Anstelle einer Dauertherapie sollte bei einem Rezidiv einer Psoriasis, die zuvor gut auf CSA angesprochen hat, eine erneute Kurzzeittherapie mit CSA erwogen werden. Unter der Kurzzeittherapie mit CSA zeigen binnen 2-3 Monaten ca. 75-85 % aller Patienten eine mindestens 75 %-Reduktion des PASI-Scores. Das rezidivfreie Intervall liegt bei ca. 70 % aller Patienten im günstigsten Fall bei 6-8 Monaten, andere Autoren berichten jedoch über deutlich kürzere rezidivfreie Intervalle von lediglich 2 Monaten. Die Dauer des rezidivfreien Intervalls scheint mit der initialen Schwere der Psoriasis sowie der Reduktion des PASI-Scores zu korrelieren.

In Anbetracht der potentiellen Nebenwirkungen von CSA müssen vor Therapiebeginn Patienten selektioniert werden, bei denen ein erhöhtes Risiko für CSA-induzierte Nebenwirkungen besteht. Dies geschieht durch anamnestische Daten (Eigen- und Familienanamnese bzgl. Nierenerkrankungen, arterieller Hypertonie, Neoplasien, Immunschwächeerkrankungen, Medikamenteneinnahme). Die in Tab. 3.13 genannten körperlichen und Laboruntersuchungen sind ebenfalls vor Therapiebeginn zu erheben. Von manchen Autoren wird empfohlen, die Kreatininwerte vor Beginn der Therapie an zwei aufeinander folgenden Tagen zu bestimmen und die Werte zu mitteln. Falls dieser individuelle Mittelwert wiederholt um 30 % oder über den Laborreferenzwert während der Therapie ansteigt, muss die Dosis reduziert werden. Die Höhe und Dauer der Reduktion ist abhängig vom Kreatininanstieg, häufig sind Reduktionen von 1 mg/kg KG für 4 Wochen ausreichend. Sollte keine Besserung der Kreatininwerte eintreten, ist eine Beendigung der CSA-Therapie anzuraten. Am häufigsten ist mit einem Anstieg der Nierenretentionswerte innerhalb der ersten 3-4 Monate nach Therapiebeginn zu rechnen. Die Einschränkung der Nierenfunktion ist bei rechtzeitiger Diagnosestellung nach Absetzen von CSA reversibel und betrifft in niedrigen Dosen (2,5-3 mg/kg KG/Tag) lediglich weniger als 3 % der Patienten, bei höheren Konzentrationen jedoch etwa 20 % der Patienten.

Bei Anstieg der Blutdruckwerte (diastolisch >95 mHg oder systolisch 160 mmHg bei 2 aufeinander folgenden Untersuchungen; Häufigkeit bis zu 25 % aller Patienten) sollte entweder die Dosis reduziert (☞ oben) oder eine antihypertensive Therapie eingeleitet werden. Da Diltiazem und Verapamil mit der Verstoffwechselung von CSA interferieren und Kalium sparende Diuretika wie CSA selbst zu einem Kaliumanstieg führen können, wird eine Behandlung mit Nifedipin empfohlen.

- Anamnese (Nierenerkrankung, art. Hypertonie, Neoplasien, Immunschwäche u.a.)
- Körperliche Untersuchung inkl. Blutdruckmessung
- Laboruntersuchungen (Kreatinin, Harnstoff, Elektrolyte, Transaminasen, Bilirubin, Blutfette, Blutbild)

Tab. 3.13: Eingangs- und Kontrolluntersuchungen bei CSA-Therapie. Laborkontrollen 14-tägig für 6 Wochen, anschließend monatlich.

Darüber hinaus sollte während der Therapie auf die in der Tab. 3.14 aufgeführten Nebenwirkungen geachtet werden. Insbesondere sind hier gastrointestinale Nebenwirkungen, Kopfschmerzen, Infekte des oberen Respirationstraktes, Parästhesien, Hypertrichose und Gingivahyperplasie zu nennen.

Häufige Nebenwirkungen	Frequenz
Gastrointestinale NW	25 %
Arterielle Hypertonie	20 %
Nierenfunktionsstörungen	18 %
Kopfschmerzen	15 %
Parästhesien	10 %
Hypertrichose	6 %
Muskelschmerzen	5 %
Dyspnoe, Rhinitis	5 %
Seltene Nebenwirkungen	Frequenz
Fieber	<1 %
Schwindel, Nervosität	<1 %
Basaliome, Spinaliome	<1 %
Exantheme, Pruritus, Akne	<1 %
Sehstörungen	<1 %
Elektrolytstörungen (K, Mg)	<1 %
Blutgerinnungsstörungen	<1 %
Hyperurikämie	<1 %
Hyperbilirubinämie	<1 %

Tab. 3.14: Nebenwirkungen von Cyclosporin A (nach Lebwohl et al. 1998).

Kontraindikationen

Die Kontraindikationen gegen CSA lassen sich weitgehend aus den o.g. unerwünschten Arzneimittelreaktionen ableiten; ihre Berücksichtigung bei der Therapieentscheidung hilft, die Häufigkeit derselben zu verringern. Absolute Kontraindika-

tionen gegen CSA sind präexistente, schwere Nierenerkrankungen, schwere Infektionskrankheiten, Malignome (abgesehen von Malignomen der Haut). Bei den relativen Kontraindikationen ist insbesondere auf die Begleittherapie mit anderen, potentiell nephrotoxischen Verbindungen zu achten. Hierzu zählen u.a. antimikrobielle Medikamente (Gentamycin, Tobramycin, Vancomycin, Ciprofloxacin, Trimethoprim, Amphotericin B, Ketoconazol) und nicht-steroidale Antiphlogistika. Weiterhin erhöhen zahlreiche Medikamente, die den Cytochrom-P450-Stoffwechsel beeinflussen, die Bioverfügbarkeit von CSA. Problematisch sind hier u.a. orale Kontrazeptiva, Diclofenac, die Calciumkanalblocker Diltiazem, Nicardipin und Verapamil (nicht jedoch Nifedipin) sowie antimikrobielle Medikamente wie Doxycyclin, Imidazolderivate und Makrolidantibiotika. Da CSA in der Leber verstoffwechselt wird, können schwere Lebererkrankungen zu erhöhten CSA-Wirkspiegeln führen.

Absolute Kontraindikationen
- Nierenfunktionsstörungen
- Unkontrollierter Bluthochdruck
- Unkontrollierte Infektionskrankheiten
- Maligne extrakutane Tumoren
- Stillzeit
Relative Kontraindikationen
- Leberstoffwechselstörungen
- Hyperurikämie
- Elektrolytentgleisungen (K, Mg)
- Langjährige Methotrexat-Therapie
- Schwangerschaft
- Pat. <18 Jahren
- Therapie mit nephrotoxischen Medikamenten
- Gleichzeitige Anwendungen von Therapien, die mit einem erhöhten Risiko maligner Erkrankungen einhergehen
- Geringe Compliance

Tab. 3.15: Kontraindikationen der CSA-Therapie der Psoriasis.

Kombinations- und Rotationstherapien

Trotz der hervorragenden Wirkung von CSA bei der Psoriasistherapie kann aufgrund des Nebenwirkungsprofils die Substanz nicht dauerhaft eingesetzt werden. Somit ist es sinnvoll, zur longitudinalen Dosiseinsparung von CSA oder zur Optimierung des therapeutischen Effektes gleichzeitig oder konsekutiv andere Antpsoriatika einzusetzen. Für die **parallele** Therapie eignen sich Lokaltherapeutika wie Calcipotriol und Tacalcitol, Anthralin sowie kurzfristig Glukokortikosteroide. Die gleichzeitige Anwendung von CSA und PUVA bzw. UVB-Bestrahlungen sollte unterbleiben, da unter immunsuppressiver Therapie das Risiko für die Entstehung von malignen Hauttumoren bis zu 10-fach erhöht ist. Die gleichzeitige Anwendung von CSA und Methotrexat ist wegen der Eliminierung beider Substanzen über die Nieren nicht unproblematisch. Weiterhin ist neben Methotrexat auch CSA potentiell hepatotoxisch. Acitretin zeigte keine additive Wirkung bei gemeinsamer Applikation mit CSA.

> ### Empfehlung der S3-Leitlinie
> ### zur Therapie der *Psoriasis vulgaris*
>
> *"Cyclosporin ist vor allem zur Induktionstherapie bei mittelschwerer bis schwerer Psoriasis vulgaris Erwachsener zu empfehlen, die mit einer topischen und/oder Lichttherapie nicht ausreichend behandelt werden können. Hierbei weist es ein vertretbares Nutzen-Risiko-Verhältnis auf. Cyclosporin kann auch für die Langzeittherapie geeigneter Patienten über einen Zeitraum von einem bis höchstens zwei Jahren eingesetzt werden, wobei eine zunehmende Toxizität und eine Abnahme der Wirksamkeit zu bedenken ist. Eine Kombination mit topischen Präparaten zur Behandlung der Psoriasis vulgaris ist möglich und sinnvoll, zumal es Hinweise gibt, dass die Dosis von Cyclosporin bei gleichzeitiger Lokaltherapie mit Vitamin-D3-Derivaten oder Kortikoiden ohne Wirkungsverlust reduziert werden kann."*

Weiterführende Literatur

Ellis CN, Fradin MS, Messana JM et al. Cyclosporine for plaque-type psoriasis. Results of a multidose, double-blind trial. N Engl J Med 1991;324:277-284

Finzi AF. Individualized short-course cyclosporin therapy in psoriasis. Br J Dermatol 135 1996;48:S31-34

Lebwohl M, Ellis C, Gottlieb A et al. Cyclosporine consensus conference: with emphasis on the treatment of psoriasis. J Am Acad Dermatol 1998;39:464-475

Reich K, Rosenbach T, Mohr J. Ciclosporin. In: Nast A, Kopp IB, Augustin M, Banditt KB, Boehncke W-H et al.

S3-Leitlinie zur Therapie der Psoriasis vulgaris. JDDG 2006;2:S42-S51

3.9. Methotrexat

Methotrexat wird vornehmlich als Zytostatikum (Antimetabolit) in der Chemotherapie von malignen hämatologischen Erkrankungen und verschiedenen metastasierten epithelialen Tumoren eingesetzt. Die häufigste dermatologische Indikation für eine niedrig dosierte Behandlung mit dem Folsäureantagonisten Methotrexat stellt die Psoriasis dar, insbesondere nach Versagen alternativer Therapieverfahren bzw. bei schweren Verlaufsformen. Zu den Indikationen zählen insbesondere auch die *Psoriasis pustulosa* und die *Psoriasis arthropathica*. Das Nebenwirkungsprofil von Methotrexat erfordert eine strenge Indikationsstellung, eine sorgfältige Patientenauswahl sowie eine zuverlässige Therapieüberwachung.

■ Struktur und Pharmakokinetik

Methotrexat (4-Amino-4-Desoxy-10-Methylfolsäure, MTX) ist ein synthetisch hergestelltes Analogon zum Dihydrofolat, welches sich von diesem durch die Substitution einer Hydroxylgruppe durch eine Aminogruppe an C^4 sowie durch den Austausch eines Wasserstoffatoms mit einer Methylgruppe an N^{10} (☞ Abb. 3.8) unterscheidet.

Abb. 3.8: Strukturformel der Folsäure und des Analogon Methotrexat.

Die orale Verfügbarkeit wird mit 60-90 % angegeben, maximale Plasmaspiegel finden sich nach ca. 1-3 Stunden. Die Halbwertszeit im Serum beträgt bei niedriger Dosierung ca. 6-7 Stunden, allerdings entstehen durch intrazelluläre enzymatische Umwandlung lang wirksame, biologisch aktive MTX-Polyglutamate. Die Plasmahalbwertszeit kann sich durch Anreicherung in zusätzlichen Verteilungs-

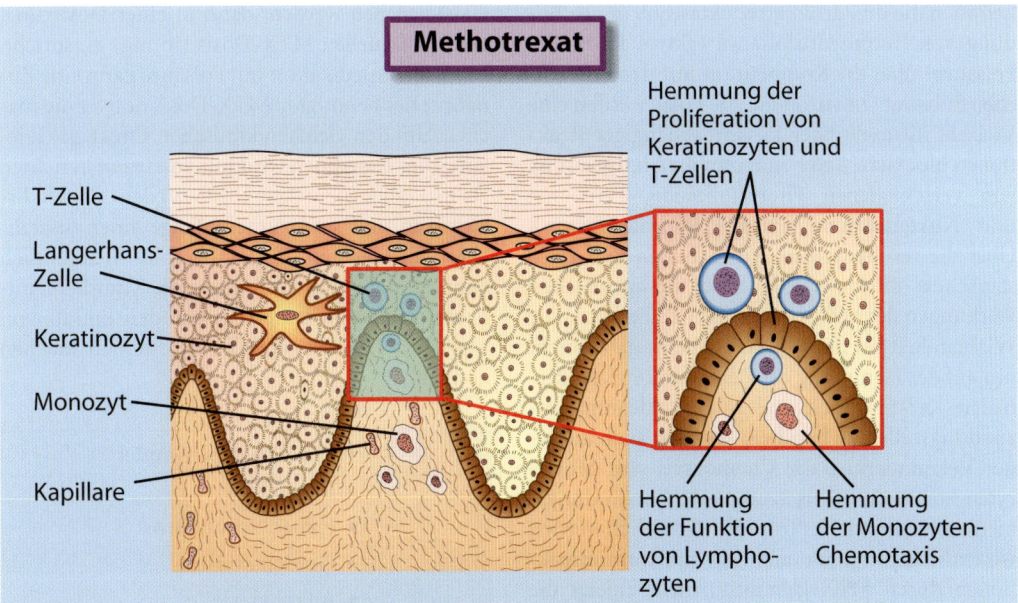

räumen (u.a. Aszites, Pleuraerguss) deutlich verlängern. Durch Wechselwirkungen mit anderen Arzneimitteln kann es zudem zur Wirkungsverstärkung von MTX kommen (☞ Tab. 3.16). MTX wird hauptsächlich unverstoffwechselt über die Niere eliminiert.

Mechanismus	Arzneimittel
Verminderte renale Ausscheidung von MTX	• Aminoglykoside, Sulfonamide*, Cephalosporine • Cyclosporin A*, Cisplatin* • Penicillin, Amoxicillin, Mezlocillin • Nicht-steroidale Antiphlogistika • Omeprazol • Probenecid* • Allopurinol • Colchizin
Additive oder synergistische Toxizität	• Trimethoprim/Sulfamethoxazol* • Pyrimethamin

Verdrängung von MTX aus der Plasmabindung	• Acetylsalicylsäure • Ethanol* • Barbiturate • Phenytoin • Retinoide • Sulfonamide*, Tetrazykline • Sulfonylharnstoffe
Hepatotoxizität	• Dipyridamol
Gesteigerte Hepatotoxizität	• Retinoide • Ethanol

Tab. 3.16: Auswahl von Medikamenten, welche die Toxizität von Methotrexat steigern können. (*Gelten als relative Kontraindikation, ebenso Arzneimittel mit ausgeprägter Nephrotoxizität; komplette Übersicht in Evans und Christensen, 1985).

Wirkmechanismen und Wirkung

MTX und sein aktiver Metabolit, das 7-Hydroxy-MTX, gelangen über einen aktiven Transport in die Zelle, wo diese über enzymatische Vorgänge in ihre Polyglutamate umgewandelt werden. Letztere sind ebenso wie das MTX biologisch aktiv und zudem sehr langlebig, so dass die MTX-Polyglutamate für einen wesentlichen Teil der therapeutischen und toxischen Wirkungen verantwortlich gemacht werden. MTX und seine Polyglutamate hemmen die dihydrofolatreduktaseabhängige Bildung von Tetrahydrofolsäure (aktive Form der Folsäure) über die Kompetition mit dem natürlichen Substrat Dihydrofolat. Als Folge werden eine Vielzahl intrazellulärer folsäureabhängiger Reaktionen blockiert, unter anderem die Methylierung von verschiedenen Phospholipiden, Proteinen und Nukleinsäuren (Purin-, Pyrimidinbasen). Über die resultierenden zytotoxischen und zytostatischen Effekte werden die therapeutischen Wirkungen des MTX zum großen Teil erklärt. Die Wirksamkeit bei der Psoriasis scheint dabei nicht nur auf der Hemmung der Zellteilung von epidermalen Keratinozyten und mononukleären Entzündungszellen zu beruhen, sondern auch auf einer Verminderung der Chemotaxis von Monozyten sowie der Freisetzung von Entzündungsmediatoren durch Neutrophile. Zusätzlich werden wesentliche humorale und zelluläre Immunreaktionen durch MTX gehemmt, nicht zuletzt die Aktivität der Antigen präsentierenden Langerhans-Zellen. Als Resultat der Inhibierung folsäureabhängiger Enzyme kann MTX auch die Freisetzung von Adenosin in entzündliche Exsudate begünstigen. Erhöhte Adenosinkonzentrationen vermindern dabei nicht nur die Adhäsion von Neutrophilen und deren Emigration in entzündetes Gewebe, sondern hemmen gleichzeitig auch die Funktion und Proliferation von Lymphozyten, so dass über Adenosin zumindest ein Teil der therapeutischen Effekte des MTX vermittelt werden dürfte.

Nebenwirkungen

Aufgrund der jahrzehntelangen Erfahrungen in der Behandlung von dermatologischen und rheumatischen Erkrankungen steht ein fundiertes Wissen über die zu erwartenden, dosisabhängigen Nebenwirkungen einer MTX-Therapie zur Verfügung (☞ Tab. 3.17). Neben Allgemeinbeschwerden (u.a. Müdigkeit, Kopfschmerzen) sind insbesondere als Folge einer oralen Behandlung bei ca. 10-30 % aller Patienten gastrointestinale Beschwerden zu erwarten. Diese sind durch Antazida oder H_2-Rezeptorantagonisten i.d.R. gut zu kontrollieren. Bei Fortbestehen von gastrointestinalen Beschwerden kann Folsäure in einer Dosierung von 1-5 mg/d an den Tagen, an denen keine MTX-Einnahme erfolgt, empfohlen werden. Alternativ kann Folsäure auch einmalig 24-48 h nach MTX-Gabe gegeben werden, dann in einer Dosierung, die der aktuellen MTX-Dosis (in mg) entspricht. Die Begleitmedikation mit Folsäure kann eine Zunahme der benötigten MTX-Dosis notwendig machen, um den gleichen klinischen Effekt zu erzielen. Über Diarrhöen wird nur vereinzelt berichtet, ebenso zählen peptische Ulzera zu den seltenen Ereignissen und sind zumeist Folge einer zusätzlichen ulzerogenen Begleittherapie. Gelegentlich kann es auch zum Auftreten von Mundschleimhauterosionen kommen, welche den Einsatz von topischen Lokalanästhetika erforderlich machen können.

Allgemein	• Müdigkeit, Schwindel • Kopfschmerzen • Fieber, Schüttelfrost • Gewichtsverlust • Anaphylaxie
Magen-Darm-Trakt	• Übelkeit, Erbrechen • Diarrhoe • Stomatitis, Mukositis • Peptisches Ulkus
Leber	• Leberenzymerhöhungen • Hepatitis • Fibrose • Zirrhose
Knochenmark	• Anämie • Thrombozytopenie • Leukopenie
Haut	• Pruritus • Geringe Alopezie • Ekchymosen • Urticaria
Uro-genital-Trakt	• Hämaturie • Zystitis • Oligospermie • Nephropathie
Nervensystem	• Verschwommenes Sehen • Akute Depression
Lunge	• Akute Hypersensitivitätsreaktion (Alveolitis, Pneumonitis) • Fibrose

Tab. 3.17: Nebenwirkungen des Methotrexat.

Die Hepatotoxizität stellt den wesentlichen limitierenden Faktor einer MTX-Therapie dar. Bis zur Hälfte aller Patienten zeigt einen Anstieg der Leberenzyme während der Behandlung, ohne dass dieser jedoch hinweisend auf parenchymatöse Leberveränderungen sein muss. Sollten erhöhte Leberwerte persistieren, so ist die Therapie mit MTX zu unterbrechen. Üblicherweise zeigt sich eine Normalisierung binnen ein bis zwei Wochen, bei andauernden pathologischen Werten sollte in einem Zeitraum von 2-4 Monaten eine Leberbiopsie erwogen werden. Diese ist zur Abklärung möglicher fibrotischer oder zirrhotischer Umbauvorgänge der Leber notwendig, welche bei einem geringen Patientenanteil auftreten können und zu den maßgeblichen limitierenden Nebenwirkungen des MTX zählen. Das Risiko des Auftretens einer Leberfibrose steigt mit der Dauer und der Gesamtdosis der Behandlung sowie mit dem Alter des Patienten an. Die kumulative MTX-Dosis muss fortwährend erfasst werden. Unterhalb einer Therapiegesamtdosis von 1,0-1,5 g ist die Gefahr für eine Leberfibrose vernachlässigbar. Die Pathogenese der Leberveränderungen ist bisher nicht geklärt, allerdings sind Patienten mit bestimmten Risikofaktoren (☞ Tab. 3.18) überzufällig häufig von der Entwicklung einer Leberfibrose bzw. -zirrhose betroffen). Dabei ist der Verlauf der Lebererkrankung i.d.R. gutartig, bei den meisten Patienten kommt es nach Absetzen der Therapie zu einer deutlichen Besserung der Krankheitszeichen. Die Leberbiopsie stellt derzeit die aussagekräftigste Untersuchungsmethode für des Monitoring der Hepatotoxizität unter einer MTX-Therapie dar (☞ Tab. 3.18). Das weitere Vorgehen hängt nach geltenden Empfehlungen von dem Schweregrad (I-IV) der feingeweblichen Veränderungen ab. Bei Vorliegen einer Zirrhose (Grad IV) oder einer mittel- bis schwergradigen Fibrose (Grad IIIB) sollte die Therapie nicht fortgesetzt werden. Der Befund einer geringgradigen Fibrose (Grad IIIA) erlaubt die Weiterführung der MTX-Behandlung, es sollte jedoch in einem Zeitraum von 6 Monaten eine erneute Biopsie erfolgen. Bei allen übrigen Patienten (Grad I, II) orientieren sich die Zeitpunkte weiterer Leberbiopsien an der kumulativen Dosis (☞ Tab. 3.18). Neuere Studienbefunde weisen derweil daraufhin, dass die Notwendigkeit einer Leberbiopsie durch die Bestimmung des aminoterminalen Propeptids von Typ-III-Prokollagen (PIIINP) im Serum bei der Diagnose einer Leberfibrose die gegenwärtig empfohlene routinemäßige Leberbiopsie in der Zukunft gegebenenfalls ersetzen könnte. Eine Leberbiopsie vor Therapiebeginn wird bei Patienten ohne Risikofaktoren nicht gefordert, allerdings wird von einigen Autoren angeregt, eine Leberbiopsie auch bei diesen Patienten vor Erreichen einer Gesamtdosis von 1,5 g zu erwägen, sobald eine langanhaltende Therapie als notwendig und sinnvoll erachtet wird.

Leberbiopsie	Kumulative MTX-Dosis (g)
Patienten ohne Risikofaktoren	
Erste Biopsie	1,0-1,5
Wiederholung	3,0
Erneute Wiederholung	4,0
Patienten mit Risikofaktoren*	
Erste Biopsie	2-4 Monate nach Therapiebeginn
Wiederholung	1,0-1,5
Erneute Wiederholung	3,0
Weitere Wiederholung	4,0

Tab. 3.18: Empfehlungen zur Durchführung von Leberbiopsien unter Methotrexat-Therapie. (*Alkoholkrankheit in der Anamnese, persistierende Leberenzymerhöhungen, chronische Hepatitis, hereditäre Lebererkrankung, Diabetes mellitus, Adipositas, Einnahme von lebertoxischen Medikamenten u.a.).

Eine weitere wichtige unerwünschte Wirkung ist die Suppression des Knochenmark. Diese kann auch bei niedrig dosierter oraler MTX-Therapie auftreten. Neben Einschränkungen der körperlichen Leistungsfähigkeit durch die Anämie und einer erhöhten Infektneigung (Leukopenie) kann es zu Blutungen durch erniedrigte Thrombozytenzahlen kommen. Prädisponierend scheinen die gleichzeitige Einnahme von nicht-steroidalen Antiphlogistika, ein fortgeschrittenes Alter und die Einschränkung der Nierenfunktion zu sein. Zu den seltenen Nebenwirkungen zählen anaphylaktoide bzw. anaphylaktische Reaktionen nach MTX-Gabe. Außerdem ist aufgrund der teratogenen Potenz von MTX eine wirkungsvolle Kontrazeption Voraussetzung einer Therapie. Gleichzeitig gilt die Empfehlung, nach Beendigung der MTX-Behandlung aufseiten der Frau eine Empfängnis erst nach dem dritten Zyklus anzustreben und beim Mann einen Spermatogenesezyklus abzuwarten (ca. 3 Monate).

Wechselwirkungen mit anderen Medikamenten können die Toxizität von MTX erheblich steigern und müssen daher unbedingt berücksichtigt werden (☞ Tab. 3.16). Insbesondere Patienten mit eingeschränkter Nierenfunktion tragen ein erhöhtes Risiko, durch Arzneimittelinteraktionen Überdosierungen auszulösen. Eine kontinuierliche Kontrolle der MTX-Serumspiegel ist bei dieser Patientengruppe angezeigt. Die gleichzeitige Behandlung mit Trimethoprim/Sulfamethoxazol muss in jeden Fall unterbleiben. Zur Behandlung von Überdosierungen und akuten Toxizitäten steht das Antidot **Leucovorin** (5-Formyl-Tetrahydrofolat) zur Verfügung, welches unter Umgehung der Dihydrofolatreduktase in die aktive Form der Folsäure verstoffwechselt wird. Bei vermuteter Überdosierung sollte unmittelbar eine Dosis von 15 mg i.v. oder oral gegeben werden, nachfolgend wird dem aktuellen Serumspiegel entsprechend behandelt, bis eine Konzentration von weniger als 0,05 μM erzielt ist (☞ Tab. 3.19). Höhere Einzeldosen als 20 mg Leucovorin sollten parenteral verabreicht werden.

MTX-Serumspiegel	Leucovorindosis*, alle 6 h
0,5 μM	15 mg/m²
1,0 μM	100 mg/m²
2,0 μM	200 mg/m²

Tab. 3.19: Therapieschema bei Methotrexat-Überdosierung. * Bei höheren Spiegel proportionale Steigerung empfohlen.

 Indikationen

Die Anwendung von MTX beschränkt sich auf Psoriasispatienten, deren Erkrankung einen mittelschweren bis schweren Ausprägungsgrad aufweist und auf topische oder alternative systemische Therapieverfahren nicht anspricht. Dazu zählen Patienten mit Befall von mehr als 20 % der Körperoberfläche, mit psoriatischer Erythrodermie, mit einer *Psoriasis pustulosa generalisata* und oder auch mit einem therapieresistenten Lokalbefall, welcher das Nachgehen täglicher Aufgaben und beruflicher Tätigkeiten nachhaltig behindert. Eine weitere anerkannte Indikation ist das Vorliegen einer mittelschweren bis schweren Psoriasisarthropathie, bei welcher alternative symptomatische Therapeu-

tika zur Unterdrückung der Entzündungsreaktion nicht ausreichen. Hier kann MTX sowohl im Akutstadium als auch zur Dauertherapie eingesetzt werden und ist anderen therapeutischen Modalitäten in der Linderung von Krankheitssymptomen häufig überlegen. Wichtig zur Minimierung unerwünschter Wirkungen ist die Auswahl geeigneter Patienten unter Berücksichtigung der Kontraindikationen (☞ Tab. 3.20), der Begleitmedikationen (☞ Tab. 3.16) und der Patienten-Compliance.

> - Eingeschränkte Nierenfunktion
> - Eingeschränkte Leberfunktion, Hepatitis, Zirrhose
> - Ulzerationen des Magen-Darm-Trakts
> - Alkoholabusus
> - Knochenmarksuppression
> - Akute Infektionserkrankungen
> - Fehlende Compliance
> - Schwangerschaft oder Stillzeit, Kinderwunsch

Tab. 3.20: Kontraindikationen einer Methotrexat-Therapie.

 Dosierung und Monitoring

Vor Einleitung einer MTX-Therapie werden neben der ausführlichen Anamnese und körperlichen Untersuchung ausgewählte Laboruntersuchungen empfohlen (☞ Tab. 3.21). Zum Ausschluss pathologischer Befunde sind die Durchführung einer Sonografie der Leber und eines Röntgen-Thorax sinnvoll. Kontrollen sind darüber hinaus in regelmäßigen Abständen während der Therapie indiziert. Engmaschige Blutbildanalysen sollten vor allem in den ersten Therapiewochen zur Erfassung akuter hämatotoxischer Nebenwirkungen durchgeführt werden (☞ Tab. 3.21). Zwei verschiedene Therapieschemata mit vergleichbarer Wirksamkeit werden mehrheitlich zur Behandlung der Psoriasis angewendet:

- **Stoßtherapie**, einmalige wöchentliche Gabe (oral, intravenös oder intramuskulär)
- **Fraktionierte Therapie** (sog. Weinstein-Frost-Schema), Verteilung der wöchentlichen Dosis auf drei Einzelgaben im Abstand von jeweils 12 h (oral).

Laboruntersuchungen	Intervalle (bei Normalbefunden*)
Blutbild, Differentialblutbild	Vor Beginn, dann wöchentlich über 2 Wo., dann 2 × über 4 Wo., dann monatlich
Kreatinin, Harnstoff, Urinsediment, -status	Vor Beginn, dann alle 4-8 Wo
Kreatininclearance	Vor Beginn
Leberenzyme (γ-GT, GOT, GPT, AP), Bilirubin, Albumin	Vor Beginn, dann wöchentlich über 2 Wo., dann alle 4-8 Wo.
Hepatitisserologie (A, B, C), HIV-Serologie	Vor Beginn
Leberbiopsie	☞ Tab. 3.18

Tab. 3.21: Empfohlene Untersuchungen bei der Methotrexat-Therapie. * Engmaschigere Kontrollen können bei Steigerung der Dosis, bei Einnahme von zusätzlichen Medikamenten oder bei Begleiterkrankungen indiziert sein.

Zur Abklärung einer möglichen MTX-vermittelten Idiosynkrasie empfiehlt sich zu Beginn der Therapie die einmalige Gabe von 5,0 mg. Bei guter Verträglichkeit und normalen Blutbildparametern kann in der folgenden Woche die reguläre MTX-Dosis verabreicht werden. Bei der **Stoßtherapie** liegt die initiale Dosis für einen Erwachsenen (mit einem Körpergewicht von ca. 70 kg) bei 7,5-15 mg/Woche. Eine graduelle Steigerung der wöchentlichen Dosis in 2,5- bzw. 5,0-mg-Schritten sollte frühestens nach 2 Wochen in Abhängigkeit vom therapeutischen Ansprechen und den körperlichen sowie laborchemischen Untersuchungen erfolgen. Bei der oralen **fraktionierten Therapie** wird die wöchentliche Dosis von 7,5-15 mg auf drei Tagesdosen von je 2,5-5,0 mg im Abstand von 12 h verteilt (einem Zeitraum von 24 h entsprechend). Auch hier ist eine graduelle Erhöhung der Gesamtdosis pro Woche um 2,5-5,0 mg nicht zu überschreiten und frühestens nach 2 Wochen anzustreben. Die übliche maximale wöchentliche Dosis liegt bei 22,5 mg pro Woche. Höhere Dosen führen häufig nicht zu einer weiteren Steigerung der Wirksamkeit und sind nur in ausgewählten Fällen notwendig. Bis zu 10 % der Patienten sprechen auf eine MTX-Therapie allerdings nicht an. Obwohl MTX oral i.d.R. gut verfügbar ist, kann bei ungenügender therapeutischer Wirksamkeit trotz Dosissteigerung ein Teil der Patienten von der Umstellung der oralen auf parenterale Gaben profitieren. Ansonsten bleibt die parenterale Verabreichung im Allgemeinen Patienten mit fraglicher oder ungenügender Compliance vorbehalten. Begleitend zu der MTX-Behandlung sollte eine topische antipsoriatische Therapie (Retinoide, Glukokortikoide, Vitamin-D₃-Analoga) von Beginn an zusätzlich durchgeführt werden.

Das Ziel der MTX-Therapie ist die wirkungsvolle Kontrolle der Erkrankung bei der niedrigst möglichen Dosis und nicht das Erreichen einer kompletten Erscheinungsfreiheit. Nach 16 Wochen kann bei ca. der Hälfte der Patienten eine 90 %ige Besserung und bei ca. zwei Drittel der Behandelten eine 75 %ige Besserung des Hautzustandes herbeigeführt werden. Nach weitgehender Rückbildung der Erkrankung (nach ca. 12-16 Wochen) wird angestrebt, die wöchentlichen Gaben schrittweise auf eine Dosis zu reduzieren, bei der nur geringe aktive Krankheitssymptome nachweisbar sind (ca. 7,5-15 mg/Woche). In einzelnen Fällen kann die Therapie zeitweise unterbrochen oder aber ausschließlich durch lokale Antipsoriatika bzw. nicht-steroidale Antiphlogistika (bei der Psoriasisarthropathie) kontrolliert werden. Eine Mehrzahl von Patienten ist jedoch fortgesetzt auf niedrige Dosen von MTX zur Stabilisierung der Erkrankung angewiesen. Bei vollständigem Absetzen der MTX-Therapie muss bei der Hälfte der Patienten nach drei Monaten mit einem Rückfall gerechnet werden. Vor dem Hintergrund der möglichen limitierenden Hepatotoxizität bei Langzeitanwendung von MTX wird das Konzept der wechselnden Therapien diskutiert. Diesem Entwurf folgend soll vor Erreichen kritischer kumulativer Toxizitäten der einzelnen Therapiemodalitäten auf jeweils alternative systemische Behandlungen übergewechselt werden (u.a. Retinoide, Cyclosporin A, PUVA). Hinsichtlich des MTX fehlen gegenwärtig Daten, die einen günstigen Einfluss von Therapiepausen auf die Hepatotoxizität zeigen. Dennoch wird zweifellos durch Unterbrechungen der MTX-Therapie das Erreichen kritischer kumulativer Dosen verzögert. Eine wirkungsvolle Behandlung mit MTX kann dabei den Wechsel auf alternative Therapien zum Teil überhaupt erst ermöglichen. Eine Nachbehandlung mit einer anderen Therapiemodalität sollte erwogen werden, da vergleichbar dem Cyclosporin A das krankheitsfreie Intervall nach vollständigem Absetzen der MTX-Therapie i.d.R. wenige Wochen bis Monate beträgt. MTX stellt jedoch weiterhin eines der wirksamsten systemischen Therapeutika bei schweren Krankheitsverläufen der Psoriasis und der Psoriasisarthropathie dar. Bei regelmäßigen Kontrolluntersuchungen (☞ Tab. 3.21) und bei Berücksichtigung der Kontraindikationen (☞ Tab. 3.20) kann MTX auch bei langfristigen Therapien sicher angewendet werden.

> **Empfehlung der S3-Leitlinie zur Therapie der *Psoriasis vulgaris***
>
> *"MTX ist in der Behandlung der mittelschweren bis schweren Psoriasis vulgaris effektiv; seine Anwendung ist durch die Gegenanzeigen und die Notwendigkeit der Beachtung von Anwendungshinweisen eingeschränkt. MTX ist aufgrund seines langsamen Wirkungseintritts weniger zur Kurzzeitinduktion als zur Langzeittherapie zu empfehlen."*

Weiterführende Literatur

Bright RD. Methotrexate in the treatment of psoriasis. Cutis 1999;64:332-34

Evans WE, Christensen M. Drug interactions with methotrexate. J Rheumatol 1985;12(12):S15-20

Prinz J, Streit V. Methotrexat. In: Nast A, Kopp IB, Augustin M, Banditt KB, Boehncke W-H et al. S3-Leitlinie zur Therapie der Psoriasis vulgaris. JDDG Supplement 2006; 2:S55-S59

Roenigk HH Jr, Auerbach R, Maibach H, Weinstein G, Lebwohl M. Methotrexate in psoriasis: consensus conference. J Am Acad Dermatol 1998;38:478-85

Saporito FC, Menter MA. Methotrexate and psoriasis in the era of new biologic agents. J Am Acad Dermatol 2004;50:301-9

Tung JP, Maibach HI. The practical use of methotrexate in psoriasis. Drugs 1990;40:697-712

3.10. Phototherapie

Die Bestrahlung mit verschiedenen UVB- und UVA-Strahlen sowie die Photochemotherapie, bei der eine Bestrahlung mit UV-Licht nach Gabe eines systemisch oder lokal applizierbaren Photosensibilisators erfolgt, ist eine der tragenden Säulen in der Psoriasistherapie. Neben der konventionellen UV-Therapie mit UVA- oder UVB-Strahlung und der seit 30 Jahren etablierten systemischen PUVA-Therapie haben in den letzten Jahren innovative Phototherapien wie die UVB-Schmalspektrumtherapie, die Balneophototherapie und die Creme-PUVA-Therapie das Spektrum der dermatologischen Phototherapie erheblich bereichert.

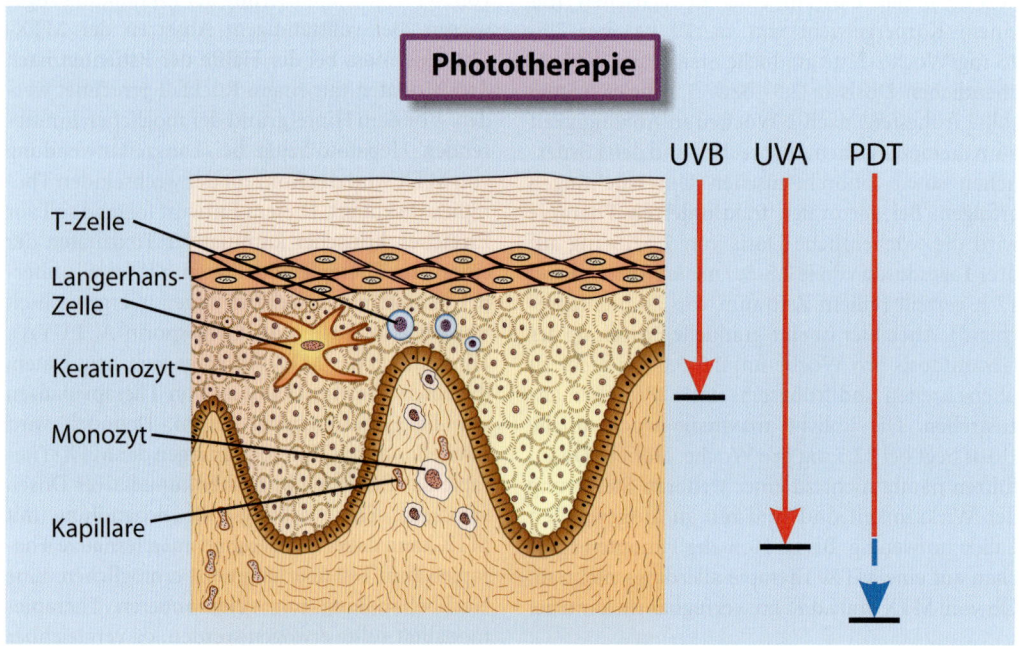

UVB-Phototherapie

UVB-Breitspektrum-Phototherapie

Bereits 1925 entdeckte Goeckermann den therapeutischen Wert von UV-Strahlen in der Behandlung von Patienten mit Psoriasis, bei denen im Sommer Psoriasisherde nach Vorbehandlung mit teerhaltigen Externa rascher abheilten.

Die UVB-Breitspektrum-Phototherapie ist nach wie vor ein Standard in der Psoriasistherapie. Üblicherweise wird der Patient 3-5 × pro Woche, nach Bestimmung der individuellen minimalen Erythemdosis UVB (MED UVB), behandelt. Die Anfangsdosis sollte höchstens 70 % der MED UVB betragen, eine Steigerung der Dosis sollte zunächst um 50 % mit schrittweiser Reduktion bis auf 10 % erfolgen. Alternativ können auch fixe, auf dem Hauttyp nach Fitzpatrick basierende Behandlungsschemata eingesetzt werden mit einer Initialdosis zwischen 10 und 30 mJ/cm^2 und Steigerung um 5-10 mJ/cm^2 je Sitzung. Eine Remission der Psoriasis tritt in der Regel nach 25-30 Bestrahlungen ein. Danach ist eine Erhaltungsstherapie mit initial 2 Behandlungen pro Woche über einen Monat und dann 1 Behandlung pro Woche über einen weiteren Monat zu empfehlen.

Schmalspektrum-UVB-Phototherapie

1981 wurde das Aktionsspektrum für die Therapie der Psoriasis im langwelligen UVB-Bereich ermittelt. Diese Entdeckung bildete die wissenschaftliche Grundlage zur Entwicklung neuer UVB-Röhren mit verändertem Spektrum, die einer Optimierung der Psoriasistherapie dienen sollten. Ziel war die Wirkung der Therapie bei verminderter erythrogener Potenz zu erhalten. Man vermutete, dass Strahlung zwischen 310 und 315 nm weniger erythrogen bezogen auf ihre antipsoriatische Kapazität wirken würde. Zunächst wurde die selektive UV-Therapie (SUP) eingeführt. Bei der SUP-Therapie werden polychromatische Strahler mit einem Emissionsmaximum zwischen 300 und 320 nm eingesetzt. Da allerdings noch ein nicht zu vernachlässigender Anteil an kurzwelliger UVB-Strahlung emittiert wird, hat die SUP-Therapie weiterhin eine starke erythrogene Potenz.

Die Entwicklung einer neuen engbandigen UVB-Fluoreszenzröhre (Philipps TL01) ist wegweisend für die Phototherapie der Psoriasis. Der Emissionsgipfel der TL01-Röhre liegt bei etwa 311 nm.

Der wesentliche Vorteil dieser neuen Schmalspektrum-UVB-Therapie liegt in der deutlich verbesserten therapeutischen Effizienz in Relation zum erythrogenen Potential. Auf diese Weise kann eine deutlich aggressivere Therapiesteuerung mit besserer therapeutischer Effizienz erfolgen. Inzwischen wurde in vielen Studien die Überlegenheit der Schmalspektrum-UVB-Therapie gegenüber dem konventionellen Breitspektrum-UVB in der Behandlung der Psoriasis dokumentiert, so dass die UVB-311-Phototherapie inzwischen die Therapie der ersten Wahl bei der mittelschweren disseminierten Psoriasis darstellt.

Analog zur Breitspektrumtherapie erfolgt die Bestrahlung 3-5 × pro Woche. Die Bestimmung der MED ist wünschenswert, aber nicht immer möglich, da häufig entsprechende Testgeräte nicht zur Verfügung stehen. Alternativ kann auch ein fixes, sich am Hauttyp orientierendes Behandlungsschema mit einer Initialdosis zwischen 0,1-0,3 J/cm^2 und Dosissteigerungen um jeweils 0,1 J/cm^2 zum Einsatz kommen. In der Regel sind zwischen 15 und 20 Bestrahlungen bis zur Remission der Psoriasis notwendig.

Die potentielle Karzinogenität der Langzeit-UVB-Schmalspektrumtherapie wird kontrovers diskutiert. Obwohl vorläufige Untersuchungen bei Mäusen eine geringere Karzinogenität im Vergleich zu Breitspektrum-UVB gezeigt haben, ist die bisher verfügbare Datenmenge am Menschen nicht ausreichend, um eine abschließende Bewertung zu ermöglichen.

Kombinationstherapien mit UVB-Breitspektrum und UVB-Schmalspektrum

Die Wirksamkeit einer UVB-Breitspektrum- oder Schmalspektrum-Phototherapie lässt sich durch die Kombination mit topischen oder systemischen Antipsoriatika weiter steigern.

Die ältesten Kombinationstherapien von topischen Antipsoriatika und UVB-Breitspektrum sind das bereits erwähnte Göckermann-Schema sowie das 1953 beschriebene Ingram-Schema. Göckermann verwendete teerhaltige Externa adjuvant zur Phototherapie, allerdings wird das Schema heute aufgrund geringer Akzeptanz bei den Patienten und einer Fülle anderer, modernerer topischer Therapeutika nur noch selten eingesetzt. Die von Ingram beschriebene Kombination aus Dithranol und UVB-Bestrahlung findet heute außer-

	UVB-Breitspektrum	UVB-Schmalspektrum
Vor Therapie	Bestimmung der MED	Bestimmung der MED
Initiale Dosis	70-75 % der MED	70 % der MED
Folgebehandlungen		
Kein Erythem	Initial 30 % Dosissteigerung Später 10-20 % Dosissteigerung	10-20 % Dosissteigerung
Asymptomatisches Erythem	Pause, Bestrahlung mit um 10 % reduzierter Dosis	Pause, Bestrahlung mit um 10 % reduzierter Dosis
Symptomatisches Erythem	Pause bis zur Restitution, Bestrahlung mit um mind. 10 % reduzierter Dosis	Pause bis zur Restitution, Bestrahlung mit um mind. 10 % reduzierter Dosis
Behandlungsfrequenz	3- bis 5-mal pro Woche	3- bis 5-mal pro Woche
Erhaltungstherapie	4-8 Wochen: 1-2 Behandlungen pro Woche	4-8 Wochen: 1-2 Behandlungen pro Woche

Tab. 3.22: Dosierungschema einer Breitspektrum-UVB-Therapie und Schmalspektrum-UVB-Therapie.

halb des Klinikbereiches vorwiegend in der so genannten Dithranol-Minutentherapie einen Einsatz. Da das Dithranol nur für wenige Minuten auf die Haut appliziert und anschließend abgewaschen wird, lässt sich eine Verfärbung der Wäsche vermeiden, so dass die Therapie auch im ambulanten Bereich gut durchführbar ist.

Auch für die Schmalspektrum-UVB-Therapie konnte eine signifikante Erhöhung der Wirksamkeit in Kombination mit Dithranol im Vergleich zur UVB-Schmalspektrum-Monotherapie gezeigt werden.

Eine moderne Gruppe topischer Antipsoriatika ist in Form der Vitamin-D$_3$-Derivate Calcipotriol und Tacalcitol entwickelt worden. Da es weder zu Reizungen der Haut noch zu Verfärbungen der Wäsche kommt ist die Akzeptanz dieser Substanzen äußerst gut. In verschiedene Studien wurde die Wirksamkeit topischer Vitamin-D$_3$-Derivate in der Therapie der leichten bis mittelschweren chronisch stationären Psoriasis klar dokumentiert. Ob sich in Kombination mit UVB-Breit- oder Schmalspektrum eine Verbesserung gegenüber der UV-Monotherapie zeigen lässt, wird derzeit kontrovers diskutiert. Mehrere Studien, die zu Beginn der 90er Jahre durchgeführt wurden, weisen eine signifikant verbesserte Effizienz der Kombinationstherapie nach, wohingegen nach neuesten Daten keine erhöhte Wirksamkeit im Vergleich zur UVB-Schmalspektrumtherapie besteht.

Eine weitere neue Substanz, die erfolgreich in Kombination mit UVB-Phototherapie eingesetzt wird, ist Tazaroten, ein topisches Retinoid. Neueste Daten belegen, dass eine Kombination von Tazaroten mit UVB-Schmalspektrum bei Patienten mit chronisch stationärer Psoriasis im Vergleich zur UVB-Schmalspektrum-Monotherapie zu signifikanten erniedrigten kumulativen UVB-Dosen führt.

Analog zur PUVA-Therapie ist eine Kombination von Schmal- und Breitspektrum-UVB mit oral applizierten Retinoiden bei Patienten mit schwerer Psoriasis möglich. Durch Kombination von Phototherapie und Retinoiden lassen sich deutlich niedrigere kumulative UV-Dosen bis zum Erreichen der Remission erreichen, als bei einer UVB-311-Monotherapie.

Ein experimentelles Therapieschema ist die Kombination von 8-MOP und UVB-Schmalspektrum, die so genannte PUVB-Therapie. In der Literatur beschriebene Aktionsspektren für 8-MOP weisen darauf hin, dass der längerwellige Anteil der UVB-Strahlung von 8-MOP absorbiert wird. Von Ortel et al. wurde die Wirkung von UVB-Schmalspektrum mit und ohne vorherige Psoralengabe in Form einer oralen oder Bade-PUVA-Therapie untersucht. Während die Wirksamkeit der systemischen PUVA-Therapie und der systemischen Psoralen plus UVB-311-Therapie (PUVB) vergleichbar war, war die Bade-PUVB-Therapie der PUVA-Badtherapie überlegen. Falls diese Beobachtungen in anderen Studien bestätigt werden, ließe sich eine Erhöhung der therapeutischen Wirksamkeit von Schmalspektrum-UVB durch 8-MOP erwarten.

Ob eine derartige Kombination eine Optimierung der therapeutischen Wirksamkeit im Verhältnis zu potentiellen Nebenwirkungen bedeutet, bleibt derzeit offen.

Photochemotherapie

Bereits vor 3.000 Jahren wurde in Ägypten und Indien die Photochemotherapie zur Behandlung von Patienten mit Vitiligo eingesetzt. Pulverisierte Pflanzen mit photosensibilisierender Wirkung wurden in Wasser gelöst und die Patienten nach Auftragen dieser Lösung auf erkrankte Hautareale der Sonne exponiert. Die Technik wurde bis in das letzte Jahrhundert beibehalten. Dies mündete in die Entwicklung einer wissenschaftlich begründeten Photochemotherapie, der PUVA-Therapie. Bei der PUVA-Therapie wird die Gabe von Psoralenen mit einer Ganz- oder Teilkörperbestrahlung mit UVA kombiniert. Je nach Applikationsart der Psoralene wird zwischen systemischer oder topischer PUVA-Therapie unterschieden. Es werden als Photosensibilisatoren vor allem Trimethylpsoralen (TMP) und 8-Methoxypsoralen (8-MOP) sowie 5-Methoxypsoralen (5-MOP) eingesetzt. Diese Substanzen kommen auch als natürliche Inhaltsstoffe verschiedener Pflanzen wie der Knorpelmöhre oder aber Bergamotte und Weinraute vor.

Orale PUVA-Therapie

Die orale PUVA-Therapie wurde in den frühen 70er Jahren zur Behandlung entzündlicher Dermatosen, insbesondere der Psoriasis, eingeführt. Zwei Stunden vor der dosimetrisch kontrollierten Bestrahlung wird der Photosensibilisator 8-MOP oder 5-MOP oral verabreicht. Obwohl die hohe Effektivität der systemischen PUVA-Therapie selbst in der Behandlung schwerster Psoriasisformen unbestritten ist, ist sie mit einer Reihe von Nachteilen verbunden. Es kann bei bis zu 20 % der Patienten zu Beschwerden in Form von Übelkeit und Erbrechen kommen, die die Fortführung der Therapie unmöglich machen. Die gastrointestinale Resorption der Psoralene weist große individuelle Schwankungen auf, so dass es zu mangelhaftem Ansprechen auf die Therapie sowie zu unerwarteten phototoxischen Reaktionen kommen kann. In seltenen Einzelfällen sind toxische Hepatitiden nach Psoraleneinnahme beschrieben worden.

Nachteilig ist die - in Einzelfällen- bis zu 24 h persistierende Photosensitivität und das damit verbundene Kataraktrisiko, das den Patienten verpflichtet während der Behandlung eine Schutzbrille zu tragen und konsequent - vor allem im Sommer- stärkere Sonnenexposition zu vermeiden.

Darüber hinaus limitiert die nachgewiesene Karzinogenität die Langzeitanwendung der Therapie. Das Risiko, an einem spinozellulären Karzinom oder einem Basaliom zu erkranken, steigt in Abhängigkeit der kumulativen UV-Dosis. Obwohl Berichte über eine erhöhte Melanominzidenz nach langfristiger Anwendung existieren, kann hier die Frage des Risikos noch nicht eindeutig beantwortet werden.

PUVA-Badtherapie

Bereits 1974 wurde von Fisher und Alsins in Schweden das Konzept der Balneophototherapie entwickelt. Dabei werden Furocumarine während eines Warmwasserbades der Haut von außen zugeführt. In den letzten Jahren wurde diese Alternative zur oralen PUVA-Therapie auch in Europa und den Vereinigten Staaten zunehmend populär. Im Gegensatz zur früher geübten 8-MOP-Applikation als Lösung, mit der die erkrankten Hautareale gepinselt wurden, erlaubt die PUVA-Badtherapie eine gleichmäßige Verteilung der Psoralene in der Haut, so dass es nicht zu ungleichmäßiger Photosensiblisierung mit starken phototoxischen Reaktionen kommen kann. Im Gegensatz zur oralen PUVA-Therapie ist eine partielle Photosensibilisierung in Form von Teilkörperbädern, wie beispielsweise Hand- und Fußbädern möglich.

Das Psoralen wird in Form eines 20-minütigen Warmwasserbades appliziert, danach erfolgt die UVA-Bestrahlung. Während in Skandinavien vor allem TMP als Photosensibilisator verwendet wird, hat sich in Deutschland und im angloamerikanischen Raum 8-MOP durchgesetzt. Da TMP nur sehr gering wasserlöslich ist sind unregelmäßige phototoxische Reaktionen möglich. Diese können auch nach Anwendung von 8-MOP auftreten, allerdings verfügt 8-MOP im Vergleich zu TMP über eine deutlich größere therapeutische Breite.

Die technische Durchführung der PUVA-Badtherapie umfasst folgende Schritte: Die Patienten baden 15-30 Minuten in einem Warmwasserbad, das 0,5-5 mg/l 8-MOP enthält. Während des Bades

	Orale PUVA	Bade-PUVA	Creme-PUVA
Indikation	Schwere Psoriasis-formen	Palmoplantare Psoriasis Schwere *Psoriasis vulgaris*	Lokalisierte Psoriasis Mittelschwere chro-nisch-stationäre Psoriasis
Psoralenkonzen-tration	0,6 mg/kg KG 8-MOP 1,2 mg/kg KG 5-MOP	0,5-5 % 8-MOP	0,001 % 8-MOP
Applikationszeit	1-2 Stunden vor Be-strahlung	20 Minuten	30 Minuten
Phototestung	MPD-Bestimmung	MPD-Bestimmung	MPD-Bestimmung
UVA-Bestrahlung: Initiale Dosis, empfohlener Zeit-raum nach Psora-len-Applikation	75 % der MPD innerhalb von 60-120 Minuten	20-30 % der MPD innerhalb von 20 Minuten, möglichst sofort	20-30 % der MPD innerhalb von 30 Minu-ten
Unerwünschte Wirkungen	Blasenbildung Persistierendes Erythem Polymorphe Lichtder-matose	Pruritus Blasenbildung Hyper- und Hypopigmen-tierung	Hyperpigmentierung Blasenbildung

Tab. 3.23: Behandlungsprotokoll für orale und topische PUVA-Therapie.

kommt es zur Akkumulation der Psoralene in die Haut. Die Wassertemperatur sollte mindestens 32-37° C betragen, da unterhalb einer Temperatur von 30° C die photosensibilisierende Wirkung von 8-MOP deutlich abnimmt. Die UVA-Bestrahlung ist idealerweise sofort nach dem Bad durchzuführen, längstens aber innerhalb von 30 Minuten. Bereits 20 Minuten nach dem Psoralenbad konnte in verschiedenen Studien ein leichter Rückgang der photosensibilisierenden Wirkung gezeigt werden, die 60 Minuten nach dem Bad deutlich verringert und nach 120-180 Minuten nicht mehr nachweisbar ist. Deshalb soll eine PUVA-Badtherapie immer nur in einer Einheit durchgeführt werden, in der Badewannen und Bestrahlungsgeräte vorhanden sind. Wird die Bestrahlung regelmäßig stark verzögert durchgeführt, ist die Therapie nicht wirksam. Falls dann einmal ein normaler, kurzer Zeitabstand eingehalten wird, besteht die Gefahr der akuten Überdosierung. Die Einhaltung kurzer, identischer Zeiteinheiten zwischen Bestrahlung und Bad kann aber nur bei Durchführung von Bad und Bestrahlung in einer Einheit sicher gewährleistet werden.

Da die perkutane Psoralenapplikation bei PUVA-Badtherapie im Vergleich zur oralen PUVA-Therapie zu einer deutlich höheren Empfindlichkeit gegenüber UVA führt, sollte direkt im Anschluss an das erste PUVA-Bad die minimale phototoxische Dosis (MPD) bestimmt werden. Verschiedene Studien zeigten, dass die Empfindlichkeit gegenüber UVA nach PUVA-Bad 4- bis 10-mal höher ist als nach oraler PUVA-Therapie, so dass im Falle einer Therapieumstellung von einer systemischen auf eine Bade-PUVA-Therapie oder umgekehrt die Neubestimmung der MPD ratsam ist. Die initiale UVA-Dosis beträgt 20-30 % der MPD. Je nach individueller Photosensibilität wird die UVA-Dosis nach frühestens 2 Behandlungen mit der gleichen Dosis gesteigert, um phototoxische Reaktionen zu vermeiden. Neue Daten zeigen, dass die maximale phototoxische Reaktion nach oraler und PUVA-Badtherapie erst nach 96-120 Stunden auftritt, anstatt nach 48-72 Stunden, wie bisher vermutet. Ob diese neuen Daten eine Relevanz hinsichtlich des etablierten Behandlungsschemas haben, bleibt abzuwarten.

Zwei unterschiedliche Varianten der PUVA-Badtherapie sind bekannt. 8-MOP kann in Form einer Stammlösung direkt im Warmwasserbad verdünnt werden. Alternativ wurden Folienbäder entwickelt, um die benötigte Wasser- und Psoralenmenge zu reduzieren. Obwohl das Badewasser um zirka 90 % reduziert werden kann, ist die Entsorgung der Folien mit weiteren Kosten behaftet und insbesondere unter ökologischen Gesichtspunkten problematisch. Die Stammlösung kann entweder durch eine Apotheke als 0,5 %ige 8-MOP-Lösung in 96 % Alkohol hergestellt werden oder aber als 0,3 %ige Fertiglösung (Meladinine Lösung®, Galderma, Freiburg) bezogen werden. Die Kosten für die beim Apotheker hergestellte Lösung liegen etwas niedriger als das Fertigpräparat. Allerdings hat man bei Gebrauch des Fertigpräparates die Sicherheit, ein zugelassenes Arzneimittel zu verwenden, was im Falle unerwünschter Wirkungen auch forensische Konsequenzen haben könnte.

Neben dem Fehlen von unerwünschten Wirkungen aufgrund der systemischen Gabe von Psoralenen ist ein wesentlicher Vorteil der PUVA-Badtherapie die deutlich niedrigeren kumulativen UVA-Dosen, die zur Behandlung erforderlich sind. Aufgrund der höheren Empfindlichkeit gegenüber UVA nach Psoralenbad werden zur effektiven Behandlung der Psoriasis nur 20-50 % der bei einer systemischen PUVA-Therapie erforderlichen kumulativen UVA-Dosen benötigt.

Untersuchungen der letzten Jahre scheinen darauf hinzuweisen, dass das karzinogene Risiko für die PUVA-Badtherapie erheblich geringer als für die orale PUVA-Therapie ist. Es wurden in Skandinavien mehrere retrospektive Studien bei größeren Patientenkollektiven, die über lange Zeit mit PUVA-Badtherapie behandelt wurden, durchgeführt. Bisher zeigte sich bei diesen Patienten kein erhöhtes Risiko für Neoplasien der Haut im Vergleich zur Normalpopulation. Allerdings stehen kontrollierte, prospektive Studien noch aus, so dass die Frage des Karzinogenese-Risikos bei PUVA-Badtherapie noch nicht abschließend beantwortet werden kann.

Creme-PUVA-Therapie

Trotz der sehr guten Wirksamkeit ist die Durchführung der PUVA-Badtherapie aufgrund ihres hohen organisatorischen Aufwandes gerade im ambulanten Bereich schwierig oder unmöglich. Darüber hinaus ist die PUVA-Badtherapie mit Ausnahme der palmoplantaren Psoriasis nicht für Patienten mit moderater chronisch stationärer Psoriasis geeignet. Obwohl gerade für die mittelschwere chronisch stationäre Psoriasis eine Reihe von anderen Behandlungskonzepten zur Verfügung stehen, können sehr hartnäckige, therapie-

refraktäre Verläufe den Einsatz einer Photochemotherapie notwendig machen. Hier bieten neue Variationen der topischen PUVA-Therapie in Form von 8-MOP-haltigen Cremes eine exzellente Alternative, die auch für Patienten mit schwerer Psoriasis eingesetzt werden kann, wenn eine Bade-PUVA-Therapie oder eine orale PUVA-Therapie nicht möglich ist.

Die erst 1997 in Deutschland von Stege und Krutmann entwickelte Creme-PUVA-Therapie hat das Spektrum der topischen PUVA-Therapieformen bereichert. Neue Dosisfindungsstudien, die verschiedene Konzentrationen von 8-MOP in unterschiedlichen Grundlagen untersucht haben, empfehlen eine 8-MOP-Konzentration von 0,001 %, die hierbei messbaren 8-MOP-Serumspiegel entsprechen denen bei PUVA-Badtherapie. Bei einer erst kürzlich publizierten Studie, bei der vergleichend die Kinetik von 8-MOP in menschlicher Haut nach topischer (Creme und Bad) sowie systemischer Applikation mittels Mikrodialyse untersucht wurde, konnte gezeigt werden, dass keine signifikanten Unterschiede zwischen der Applikation als Creme oder Bad vorliegen. Sowohl bei 8-MOP-Creme als auch bei 8-MOP-Bad wurden die maximalen 8-MOP-Spiegel innerhalb von 20 Minuten nach Ende der 8-MOP-Applikation gemessen, so dass die Kinetik von Creme-PUVA der von PUVA-Bad entspricht. Die photosensibilisierende Wirkung hängt neben der 8-MOP-Konzentration entscheidend von der Galenik der Grundlage sowie von der Applikationszeit ab. Derzeit wird eine Applikationszeit von 30 Minuten bei okklusiver Anwendung der Creme empfohlen. Da die Photosensitivität analog zur PUVA-Badtherapie rasch abnimmt, wird eine Bestrahlung innerhalb von 30 Minuten nach Ende der Creme-Applikation empfohlen. Aus diesem Grunde sollte die Creme-Applikation wie bei der PUVA-Badtherapie möglichst nicht zu Hause erfolgen, da sonst die Einhaltung des Zeitfensters nicht gewährleistet werden kann. Das Behandlungsschema der Creme-PUVA-Therapie entspricht dem der Bade-PUVA-Therapie. Es erscheint als sehr wahrscheinlich, dass die Indikationen der Creme-PUVA-Therapie denen der Bade-PUVA- und oralen PUVA-Therapie entsprechen. Bisher liegen allerdings bezüglich der Behandlung der Psoriasis nur Daten zur sehr guten Effizienz bei palmoplantarer Psoriasis vor, so dass andere Studien, insbesondere bei Patienten mit chronisch-stationärer Psoriasis, folgen sollten.

Die wesentlichen Vorteile der Creme-PUVA-Therapie liegen in der einfachen, kostengünstigen Durchführung sowie in der Möglichkeit der strikt läsionalen Photosensibilisierung, die erstmalig eine äußerst zielgerichtete Photochemotherapie, die nur erkrankte Haut umfasst, erlaubt. Darüber hinaus ist es möglich, Creme-PUVA beispielsweise mit UVB 311 zu kombinieren, und so eine Remission der Psoriasis innerhalb von signifikant kürzerer Zeit als bei einer Monotherapie zu erreichen. Da es sich um eine neue Variante der topischen PUVA-Therapie handelt, sind Aussagen über das karzinogene Langzeitrisiko derzeit nicht möglich, so dass die Initiierung prospektiver Studien mit einem besonderen Fokus auf das karzinogene Potential der Creme-PUVA-Therapie wünschenswert ist.

Systemische PUVA-Therapie versus topische PUVA-Therapie

Seit Anfang der 70er Jahre hat sich die systemische PUVA-Therapie weltweit zu einer der tragenden Säulen in der Therapie der schweren Psoriasis entwickelt. Verschiedene Untersuchungen konnten zeigen, dass PUVA-Bad ähnlich effektiv ist. Da die Creme-PUVA-Therapie eine sehr neue Variante der topischen PUVA-Therapie darstellt, fehlen bisher größere Studien hinsichtlich der therapeutischen Effizienz bei Patienten mit Psoriasis im Vergleich zur systemischen und Bade-PUVA-Therapie.

Bei der Entscheidung für eine systemische oder topische PUVA-Therapie spielen verschiedene Überlegungen eine Rolle. Zum einen gibt es Kontraindikationen, die nur die Applikationsform des 8-MOP betreffen, zum anderen spielen häufig auch ökonomische Gründe eine Rolle. Gegenwärtig wird eine topische PUVA-Therapie bei Patienten mit Leberfunktionsstörungen, Erkrankungen des Magen-Darm-Traktes oder Malabsorption, Katarakterkrankungen sowie bei Patienten, bei denen kürzere Bestrahlungszeiten erwünscht sind (beispielsweise farbige Patienten) und bei Patienten, bei denen bei oraler Gabe von 8-MOP unerwünschte Wechselwirkungen mit anderen Arzneimitteln auftreten können, empfohlen.

Eine orale PUVA-Therapie ermöglicht im Gegensatz zur PUVA-Bad-Therapie auch eine Behandlung des Gesichtes. Aus rein wirtschaftlichen Erwägungen ist eine orale PUVA-Therapie der PUVA-Bad-, aber auch der Creme-PUVA-Therapie vorzuziehen, da die Kosten geringer sind. Falls keine kombinierte Bade-Bestrahlungseinheit in der Praxis oder Klinik zur Verfügung steht, sollte in jedem Fall aus Sicherheitsgründen auf eine PUVA-Bad-Ttherapie verzichtet und statt dessen eine orale PUVA-Therapie oder eine Creme-PUVA-Therapie durchgeführt werden.

Neue Daten zur Pharmakokinetik von 8-MOP nach topischer und systemischer Applikation zeigen allerdings, dass maximale 8-MOP-Spiegel in menschlicher Haut nach topischer PUVA zu gut vorhersagbaren Zeitpunkten (nach ca. 20 Minuten) mit geringer Variationsbreite auftreten, während die maximale 8-MOP-Konzentration nach systemischer 8-MOP-Gabe starken Schwankungen unterliegt. Aus pharmakologischer Sicht ist deshalb die topische PUVA-Therapie der systemischen Therapie vorzuziehen.

 Kombinationstherapien

Analog zur UVB-Phototherapie bietet auch die orale und Bade-PUVA-Therapie gute Kombinationsmöglichkeiten mit topischen und systemischen Antipsoriatika. Gleichwohl liegt das Ziel nicht so sehr in der Erhöhung der Wirksamkeit als in der Verbesserung des Wirkungs-Nebenwirkungsprofil der PUVA-Therapie. Da das karzinogene Risiko der PUVA-Therapie in Abhängigkeit der kumulativen Dosis steigt, ist die Therapie trotz ihrer exzellenter Wirksamkeit sogar bei Patienten mit schwersten Psoriasisformen limitiert. Die Kombination mit antipsoriatischen Substanzen zielt deshalb vor allem auf eine Verringerung der kumulativen UVA-Dosis bis zur Erreichung der Remission.

Eine verbesserte Wirksamkeit mit signifikant erniedrigten kumulativen UVA-Dosen im Vergleich zur PUVA-Monotherapie bietet die Kombination mit topischen Vitamin-D_3-Derivaten (Calcipotriol) oder topischen Retinoiden (Tazaroten). Eine weiteres hochwirksames Schema besteht in der Kombination von systemisch applizierbaren Retinoiden und PUVA-Therapie. Neben der deutlich verbesserten Wirksamkeit mit Erniedrigung der kumulativen UVA-Dosen, könnte diese Therapie aufgrund der bekannten tumorprotektiven Eigenschaften von Retinoiden einer möglichen Minimierung des karzinogenen Risikos dienen.

Die Kombination einer PUVA-Therapie mit systemischen Immunsuppressiva wie Cyclosporin A ist aufgrund der möglichen Potenzierung des karzinogenen Risikos kontraindiziert. Aus dem gleichen Grund sollte die Indikation zur Therapie mit Immunsuppressiva bei Patienten, die bereits mehrfach mit einer PUVA-Therapie behandelt worden sind, äußerst restriktiv gestellt werden.

■ Photosoletherapie

Eine Klimatherapie mit Meerwasserbad unter Sonneneinwirkung hat seinen festen Platz in der Therapie von Hauterkrankungen. Bereits seit den 50er Jahren wird das Wasser des Toten Meeres mit einem Salzgehalt von 30 % zur Behandlung der Psoriasis erfolgreich eingesetzt. Die Behandlung am Toten Meer besteht aus täglichen Bädern mit einer maximalen Dauer von einer Stunde. Die natürliche UV-Exposition wird täglich in Abhängigkeit des Hauttyps des Patienten von initial wenigen Minuten bis auf maximal 6 Stunden gesteigert. Die besondere geografische Lage unterhalb des Meeresspiegels sowie der hohe Salzgehalt des Wassers und die konstante Verdunstung von Wasser oberhalb der Seeoberfläche führen zu einer deutlich reduzierten UV-Strahlung im Vergleich zu klimatisch ähnlichen Bedingungen auf Höhe des Meeresspiegels. Somit kann der Patient gefahrlos länger in der Sonne bleiben. In mehreren Studien konnte eine komplette Remission oder signifikante Besserung der Erkrankung von Patienten mit Psoriasis nach 4-wöchigem Aufenthalt am Toten Meer gezeigt werden. Allerdings gibt es bisher keine Angaben über die kumulativen UV-Dosen, denen die Patienten während eines solchen Aufenthaltes ausgesetzt sind.

Analog dem natürlichen Vorbild wurde die Sole-Phototherapie mit gleichzeitiger oder unmittelbar aufeinander folgender Anwendung von salzhaltigen Bädern mit hoher Konzentration (mindestens 25 %) und UV-Strahlung entwickelt und 1974 von Ständer et al. erstmalig in Deutschland in Bad Bentheim etabliert.

Obwohl die Photosoletherapie in verschiedenen Behandlungszentren durchgeführt wird ist bis heute nicht abschließend geklärt, inwieweit die Kombination von Salzbädern und UV-Strahlung den Einzelkomponenten überlegen ist.

Bei Verwendung von Leitungswasser oder niedrig konzentrierten Salzlösungen bis 4 % als Badeflüssigkeit kommt es durch Quellung der Hornschicht und Wassereinlagerung in die Haut zu einem erhöhten Brechungsindex. Durch Minimierung des Lipidfilmes der Haut wird vor allem die kurzwellige UV-Strahlung absorbiert. Die genannten Effekte führen zu einer Verstärkung der Wirkung der UV-Strahlung, die in einer signifikanten Verminderung der Erythemschwelle im UVB-Bereich messbar ist (MED UVB).

Bei Verwendung von hochkonzentrierten Salzlösungen, ist dagegen eine Verminderung der Erythemschwelle nicht zu beobachten. Allerdings wird bei hochkonzentrierten Solebädern die Elastaseaktivität von Psoriasis-Patienten gehemmt. Darüber hinaus konnte im Tierversuch die epidermale Mitoseaktivität gehemmt werden. In Untersuchungen an menschlicher Haut und im Tiermodell konnte nachgewiesen werden, dass hochkonzentrierte Salzlösungen zu einer irreversiblen Hemmung der Langerhans-Zell-ATPase führt. Da Langerhans-Zellen ein Angriffspunkt für die UV-Therapie sind, kann hier ein synergistisches Zusammenwirken beider Komponenten angenommen werden.

Nach Abschluss des Erprobungsmodells "ambulante Balneophototherapie" das seit 1994 vom Verband der angestellten Krankenkassen e.V. und dem Berufsverband der Dermatologen initiiert in Praxen und Kliniken durchgeführt wurde, lässt die Datenlage nach Begutachtung durch die Expertenkommission zum gegenwärtigen Zeitpunkt keine definitiven Aussagen zur verbesserten Wirksamkeit der Photosoletherapie gegenüber der UV-Monotherapie zu.

Photodynamische Therapie

Bereits 1903 wurde erstmalig in München die photodynamische Therapie (PDT) von dem Dermatologen Dr. Jesionek und dem Pharmakologen Prof. von Tapp einer zur Behandlung von Hauttumoren eingesetzt. Hierfür wurden die Tumoren über mehrere Wochen täglich mit Farbstofflösungen bepinselt und anschließend mit natürlichem Sonnenlicht oder künstlichem Licht bestrahlt. 1937 wurde die erste erfolgreiche PDT zur Behandlung eines Patienten mit Psoriasis durchgeführt. 1942 wurden Patienten mit verschiedenen Tumoren mit systemischer PDT durch i.v.-Gabe von Hämatoporphyrin und anschließender Bestrahlung mit einer Kohlebogenlampe behandelt.

Erst Ende der 60er/Anfang der 70er Jahre kam es zu einer *Renaissance* der PDT. Der derzeitige Stand der Wissenschaft ist die systemische Gabe von Hämatoporphyrinderivaten mit nachfolgender Bestrahlung mit Laserlicht. Obwohl Tumoren die Standardindikation der PDT sind, wird die PDT auch erfolgreich zur Behandlung einiger entzündlicher Dermatosen, insbesondere der Psoriasis eingesetzt. Ein gravierender Nachteil dieser Therapie ist jedoch die wochenlang persistierende Photosensibilisierung der Patienten, so dass sich neue Forschungsarbeiten vor allem auf die Entwicklung von topischen Photosensibilisatoren oder anderer systemischer Substanzen, die diese Nebenwirkung minimieren könnten, konzentrieren.

Grundlage für einen erfolgreichen Einsatz der PDT ist eine im Vergleich zu gesundem Gewebe erhöhte Retention des Photosensibilisators im Zielgewebe. Die PDT wirkt über die Bildung von Singulettsauerstoff sowie Radikalkettenreaktionen und Bildung von reaktiven Sauerstoffspezies (ROS), die zu einer zytotoxischen Wirkung an den Zielzellen führen. Neben der Zerstörung der Zielzellen kommt es zu einer Schädigung des assoziierten Gefäßsystems, die zu Endothelzelldefekten, Thrombosen und reduzierter Perfusion führen kann. In Tumoren und einigen entzündlichen Erkrankungen wie der Psoriasis besteht eine erhöhte Gefäßpermeabilität sowie ein erniedrigter pH-Wert. Diese Faktoren führen zu einer gesteigerten Anreicherung des Photosensibilisators.

Bereits seit den 30er Jahren wurde mehrfach über eine erfolgreiche Behandlung von Patienten mit Psoriasis durch i.v.-Injektion von Hämatoporphyrien und nachfolgender Bestrahlung mit Licht berichtet. Neben rotem Licht wurde auch erfolgreich eine UV-Bestrahlung zur PDT eingesetzt. Sollte sich diese Beobachtung in größeren klinischen Studien bestätigen, würde eine Einführung der PDT in dermatologischen Praxen und Kliniken erleichtert, da dort meistens UV-Bestrahlungssysteme vorhanden sind. Erst kürzlich wurde eine Lichtquelle mit einem Emissionsspektrum zwischen 600 und 700 nm entwickelt, mit der auch größere Areale im Rahmen der PDT bestrahlt werden können.

Es liegt nahe anzunehmen, dass analog zur PUVA-Therapie durch topische Gabe des Photosensibilisators die langanhaltende persistierende Photosensibilität nach systemischer Gabe von Hämatoporphyrinderivaten reduziert oder vermieden werden kann. Allerdings können Porphyrine aufgrund ihres hohen Molekulargewichts und Aggregatzustandes die Haut nur ungenügend penetrieren, so dass die topische Applikation oft nicht wirksam ist. Kleinere Moleküle, wie 5-Aminolävulinsäure (ALA) sind in der Lage, die Haut zu penetrieren. Da die intakte Hornschicht gesunder Haut für ALA weniger durchlässig ist als das parakeratotische Stratum corneum, wird die Selektivität der Therapie gesteigert. Darüber hinaus zeigen die durch ALA induzierten Porphyrine eine Spezifität für Zellen der Epidermis und des Haar-Talgdrüsen-Apparates auf. Insbesondere Zellen mit einer hohen Proliferationsrate weisen einen gesteigerte Porphyrinsynthese auf. Im Gegensatz zu oberflächlichen epidermalen Tumoren ist für die erfolgreiche Behandlung der Psoriasis eine einmalige Behandlungssitzung nicht ausreichend. Verschiedene Studien zeigen, dass für eine erfolgreiche Behandlung der chronisch stationären Psoriasis mit topischer PDT mehrere Behandlungssitzungen erforderlich sind. Bei einem Halbseitenvergleich von topischer PDT versus Dithranol wurde die gleiche Behandlungszeit bis zur Remission beobachtet.

Entsprechend der konventionellen Phototherapie stellt auch die PDT kein kausales Verfahren zur Behandlung der Psoriasis dar. Bisher gibt es allerdings bei der PDT keine Berichte, die ein erhöhtes Risiko für kutane Neoplasien vermuten lassen. Allerdings stehen kontrollierte prospektive klinische Studien an größeren Patientenkollektiven noch aus.

 Indikationen

Eine Phototherapie ist in erster Linie bei Patienten indiziert, bei denen die Psoriasis entweder nicht ausreichend auf topische Antipsoriatika anspricht oder ein größerer Anteil der Körperoberfläche befallen ist. Bei Patienten mit mittelschwerer Psoriasis sollte grundsätzlich erst eine Breit- oder Schmalspektrum-UVB-Therapie, eventuell in

Kombination mit einer topischen Therapie, versucht werden. Nur wenn unter der UVB-Phototherapie ein ungenügendes Ansprechen zu verzeichnen ist, sollte auf eine PUVA-Therapie umgestellt werden. Obwohl einige Studien an einem kleinen Patientenkollektiv eine Gleichwertigkeit einer UVB-Schmalspektrumtherapie und einer oralen PUVA-Therapie suggerieren, weisen neueste Daten auf die Überlegenheit der oralen PUVA-Therapie hin, so dass die PUVA-Therapie die Phototherapie der Wahl zur Behandlung von Patienten mit schwerer Psoriasis ist.

Die systemische PUVA-Therapie ist eine der am besten dokumentierten und untersuchten Behandlungen der schweren Psoriasis. Trotz der Renaissance der PUVA-Badtherapie und Entwicklung neuer topischer PUVA-Therapien hat die orale PUVA-Therapie ihren Platz in der Behandlung der schweren Psoriasis und ist bei richtiger Durchführung sicher und effektiv. Sie ist vor allem für Patienten im ambulanten Bereich geeignet, bei denen aus logistischen Gründen eine PUVA-Badtherapie nicht durchführbar ist.

Falls jedoch die Möglichkeit der PUVA-Badtherapie gegeben ist, sollte diese unseres Erachtens nach die Therapie der ersten Wahl sein. Unangenehme Nebenwirkungen wie Magen-Darm-Beschwerden und die sehr seltene Hepatotoxizität entfallen. Da die Photosensibilisierung sehr viel kürzer als bei der oralen PUVA-Therapie anhält, ist die Bade-PUVA-Therapie gerade im Sommer von Vorteil. Darüber hinaus kann dem Patienten das lästige Tragen von Schutzbrillen auch nach der Bestrahlung erspart werden, da die niedrigen 8-MOP-Serumspiegel nicht zu einer relevanten Anreicherung von Psoralenen im Auge führen. Bei Patienten mit kardialen oder pulmonalen Erkrankungen kann das Warmwasserbad eine Belastung darstellen, so dass hier eher eine orale PUVA-Therapie zu empfehlen ist. Falls die orale PUVA-Therapie kontraindiziert ist, kann eine Creme-PUVA-Therapie durchgeführt werden. Die Creme-PUVA-Therapie ist bei Patienten mit mittelschwerer, therapierefraktärer Psoriasis oder bei Patienten mit ausgedehntem Befall, bei denen eine orale oder Bade-PUVA-Therapie nicht durchgeführt werden kann, eine gute therapeutische Alternative. Allerdings sollte man bei ausgedehntem Befall eine niedrige 8-MOP-Konzentration von 0,0006 % wählen, da bisher noch keine ausreichenden Daten

zu Serumspiegeln bei höher konzentrierten 8-MOP-Cremes und Applikation über 50 % der Körperoberfläche vorliegen.

Das Kindes-und Jugendalter stellt eine relative bis absolute Kontraindikation zur Durchführung einer UV-Therapie, insbesondere einer PUVA-Therapie, dar, da gerade bei jungen Patienten damit gerechnet werden muss, dass im Laufe des Lebens kumulative UV-Dosen verabreicht werden, die das karzinogene Risiko erhöhen können. Aus diesem Grunde sollte die Phototherapie auch bei jüngeren Erwachsenen restriktiv gehandhabt werden und gerade bei Patienten mit häufigen Schüben einer Psoriasis nur zyklisch im Wechsel mit anderen Therapieschemata eingesetzt werden. Weitere wichtige Kontraindikationen sind vorangegangene oder gleichzeitige Behandlung mit Arsen, Zytostatika wie Cyclosporin A, FK506, Methotrexat oder ionisierende Strahlen, da die gemeinsame oder abwechselnde Anwendung zusammen mit einer Phototherapie, insbesondere einer PUVA-Therapie, zu einer deutlichen Erhöhung des Risikos von kutanen Neoplasien führen kann. Patienten mit bestimmten photosensitiven Dermatosen und malignen Tumoren der Haut sollten ebenfalls aus grundsätzlichen Erwägungen keine Phototherapie erhalten.

Bei jeder Art von Phototherapie muss der Patient über mögliche akute und chronische Folgen der Behandlung aufgeklärt werden. Aus forensischen Gründen empfiehlt sich eine schriftliche Dokumentation der Aufklärung. Genauso wichtig wie eine umfassende Aufklärung ist eine möglichst vollständige Dokumentation der erfolgten Phototherapiezyklen. Hierbei stellt der vor kurzem in Deutschland eingeführte UV-Pass ein wichtiges Dokument der Therapie und Hilfsmittel zur Qualitätskontrolle dar, da nun auch bei einem Arztwechsel die Information über früher durchgeführte Phototherapien jederzeit verfügbar bleibt. Der UV-Pass wird insbesondere bei der Entscheidung hilfreich sein, ob ein Patient, der schon öfter eine Phototherapie bekommen hat, weiter mit UV-Licht bestrahlt werden soll, da hier eine genaue Dokumentation verschiedener kumulativer UV-Dosen möglich ist.

Da unterschiedliche Bestrahlungsgeräte unterschiedliche Leistungen erbringen und die Leistung mit zunehmendem Alter der Strahler abnimmt, muss die Dokumentation einer UV-Therapie immer in J/cm^2 und niemals in Minuten oder Sekunden erfolgen, da sonst eine Standardisierung der Dokumentation nicht zu gewährleisten ist. Bei der Umstellung von einem Gerät auf ein anderes kann es leicht zu schweren Überdosierungen kommen, wenn mit der vermeintlich gleichen Dosis weiterbestrahlt wird, aber die Leistung der UV-Strahler unterschiedlich ist. Bei der PUVA-Therapie muss zusätzlich darauf geachtet werden, dass die Art der 8-MOP-Applikation (oral, Bad oder Creme) beibehalten wird, da die Empfindlichkeit auf UVA je nach Art der Psoralengabe erheblich schwankt.

Empfehlung der S3-Leitlinie zur Therapie der *Psoriasis vulgaris*

"Fototherapien sind zur Induktionstherapie bei mittelschwerer und schwerer Psoriasis vulgaris vor allem mit flächigem Hautbefall zu empfehlen. Die mögliche Strahlenbelastung ist bei der Auswahl der Bestrahlungsmodalität zu berücksichtigen. Gegenüber UVB ist bei PUVA-Therapie ein mögliches späteres Hautkrebsrisiko beschrieben. Wegen der geringen Praktikabilität und der Assoziation langfristiger unerwünschter Wirkungen mit der kumulativen UV-Dosis eignen sich Fototherapien nicht für Langzeitbehandlungen. Eine Kombination mit topischen Vitamin-D_3-Derivaten ist zur Verbesserung der Ansprechrate zu empfehlen. Eine Empfehlung für die übliche Kombination mit Dithranol und Kortikoiden kann nur auf Grund klinischer Erfahrung gegeben werden, nicht aber aufgrund der Datenlage. Der Einsatz des Excimer-Lasers sollte vor allem auf die gezielte Behandlung einzelner psoriatischer Plaques beschränkt werden."

Literatur

Behrens S, Grundmann-Kollmann M, Peter RU, Kerscher M. Combination treatment of psoriasis with photochemotherapy and tazarotene gel, a rezeptor selective topical retinoid. Br J Dermatol 1999;141:177.

Boehncke W-H, Schlaeger M, Weberschock T (2006). Fototherapie. In: Nast A, Kopp IB, Augustin M, Banditt KB, Boehncke W-H et al. S3-Leitlinie zur Therapie der Psoriasis vulgaris. JDDG Supplement 2, S25-S31

Coven TR, Burack LH, Gilleaudeau P et al. Narrow-band UV-B produces superior clinical and histopathological resolution of moderate-to-severe psoriasis in patients compared with broadband UV-B. Arch Dermatol 1997; 133:1514-1522.

Grundmann-Kollmann M, Behrens S, Leiter U et al. Treatment of psoriasis with calcipotriene plus psoralen UV-A-bath therapy. Arch Dermatol 1999;135:861-862.

Halpern SM, Anstey AV, Dawe RS et al. Guidelines for topical PUVA: a report of a workshop of the British Photodermatology group. Br J Dermatol 2000;142:22-31.

Henseler R, Wolf K, Hönigsmann H, Christophers E. Oral 8-methoxypsoralen photochemotherapy of psoriasis. Lancet 1981;I:853-857.

Karvonen J, Kokkonen E, Routsalainen E. 311 nm UVB lamps in treatment of psoriasis with the Ingram regimen. Acta Derm Venereol (Stockh) 1989;69:82-85.

Kerscher M, Volkenandt M, Plewig G, Lehmann P. Combination phototherapy of psoriasis with calcipotriol and narrowband UVB. Lancet 1993;342:923.

Kragballe K. Combination of topical calcipotriol (MC 903) and UVB radiation for psoriasis vulgaris. Dermatology 1990;181:211-214.

Krutmann J, Hönigsmann H. Handbuch der dermatologischen Phototherapie und Photodiagnostik. Springer Verlag, Berlin Heidelberg, 1997.

Lüftl M, Degitz K, Plewig G, Röcken M. Psoralen bath plus UVA therapy. Possibilities and limitations. Arch Dermatol 1997:133:1597-1603.

Ochsendorf F, Studer-Sachsenberg EM, Grundmann-Kollmann M et al. Der UV-Paß. Instrument der Qualitätskontrolle, Therapieplanung und Risikoabschätzung bei dermatologischer Photo- und Photochemotherapie. Hautarzt 2000:51:79-81.

Stege H, Berneburg M, Ruzicka T, Krutmann J. Creme-PUVA-Photochemotherapie. Hautarzt 1997:48:89-93.

Streit V, Wiedow O, Christophers E. Innovative Balneophototherapie mit reduzierten Badevolumina. Hautarzt 1994;45:140-144.

3.11. Alternative und unterstützende Methoden

Viele der mittlerweile als etabliert geltenden Psoriasistherapien finden eine rationale Basis in den derzeit akzeptierten Arbeitshypothesen zur Pathogenese dieser Erkrankung. Neben diesen Verfahren gibt es einzelne Berichte zu Methoden, deren Wirkmechanismus entweder unklar ist oder definitiv nicht an einer zentralen Stelle des Krankheitsprozesses angreift. Darüber hinaus hält der Markt eine Vielzahl von Produkten bereit, über deren Effekte und Indikationen keine den o.g. Verfahren vergleichbare Literatur verfügbar ist. Nachfolgend sollen einige dieser alternativen bzw. unterstützenden Methoden genannt werden, da sie unter den

Betroffenen z.T. recht bekannt und immer wieder Gegenstand entsprechender Nachfragen sind.

 Psychosoziale Therapie

Der hohe Stellenwert der psychischen Situation für den Hautzustand ist insbesondere bei atopischer Dermatitis und Psoriasis evident; negative Stress-Situationen stellen geeignete Triggerfaktoren für diese Dermatosen dar. Anders als bei Atopikern kann eine einheitliche "psoriatische Primärpersönlichkeit" nicht definiert werden; es lassen sich jedoch Subgruppen beschreiben, die sich durch bestimmte Persönlichkeitseigenschaften bzw. unterschiedlichen Umgang mit Aggressivität charakterisieren lassen. Im Vordergrund der Selbstbeschreibung von Psoriasispatienten dominieren die Reaktionen der Umwelt; die Betroffenen leiden unter einer Stigmatisierung, welche zu einer Dauerstress-Situation i.S. des *"daily hassle"* führt. Psoriasispatienten profitieren daher von einer begleitenden psychosozialen Therapie, die insbesondere auf die Bewältigung dieses Alltagsstress zielt.

Mittlerweile existieren standardisierte Schulungsprogramme für Patienten mit Psoriasis. Übergeordnetes Ziel derselben ist es, die Teilnehmer in die Lage zu versetzen, Inhalte und Hintergründe wissenschaftlich gesicherter Erkenntnisse und Therapien der Psoriasis zu verstehen, zu werten und für sich nutzen zu können. Für die Inhalte ist es wichtig, nicht nur theoretisches Wissen zu vermitteln, sondern Handlungswissen, das für ihr Verhalten bedeutungsvoll ist. Die aktuellen Therapieleitlinien empfehlen, dass auf die Möglichkeit der Teilnahme an einem strukturierten Schulungsprogramm nach den Vorgaben der Arbeitsgemeinschaft dermatologischer Prävention hingewiesen werden soll.

 Klimatherapie

Bei Klimatherapien handelt es sich im Zusammenhang mit der Behandlung der Psoriasis in erster Linie um längere Aufenthalte in sonnenreichen Regionen. So unterhalten z.B. mehrere skandinavische Länder therapeutische Einrichtungen auf den kanarischen Inseln. Häufig werden Klimatherapien in Kombination mit Balneotherapien eingesetzt. Diese Therapieformen nehmen eine Sonderstellung im Rahmen des Langzeit-Managements der Psoriasis ein und können einen sinnvollen Bestandteil im Behandlungskonzept von Patienten mit über Jahre bestehender therapiebedürftiger Psoriasis darstellen. Zur Akutbehandlung oder Kurzzeit-Therapie ist dieser Ansatz jedoch nicht geeignet.

 Akupunktur

Traditionelle chinesische Medizin stellt in vielen Ländern einen etablierten und akzeptierten Teil medizinischer Diagnostik und Therapie dar. In verschiedenen Bereichen hat sich insbesondere die Akupunktur bewährt, das gilt u.a. für die Schmerztherapie. Auch im Rahmen der Psoriasistherapie liegen Erfahrungen vor, meist handelt es sich hier jedoch um nicht-systematische Beobachtungen. Jerner und Mitarbeiter führten eine kontrollierte klinische Studie bei 56 Psoriasispatienten durch. Sie fanden keine signifikanten therapeutischen Effekte.

 Phytotherapeutika

Aus den Versuchen, sich Erfahrungen traditioneller Heilkünste verschiedener Naturvölker für die Therapie der Psoriasis zunutze zu machen, entstammen Empfehlungen zur Verwendung verschiedenster Phytotherapeutika. Zu den besser untersuchten Produkten gehört *Mahonia aquifolium*, ein aus Berberitzengewächsen gewonnenes Extrakt, für das bei topischer Anwendung eine Reduktion der Expression von Aktivierungsmarkern auf Keratinozyten sowie eine Normalisierung der Keratinexpression im Rahmen einer prospektiven randomisierten Studie nachgewiesen werden konnte; die Effekte sind jedoch im Vergleich zu Dithranol signifikant schwächer (Augustin et al. 1999). Weitere im Handel erhältliche Phytotherapeutika enthalten beispielsweise Komponenten aus der Rauwolfia-Wurzel *(Yohimbin)*, Hamamelis, Spitzwegerich, Nachtkerze, Kamille oder Ringelblume. Manche zur Verwendung bei Psoriasis gelegentlich empfohlenen Pflanzenextrakte, wie beispielsweise Teebaumöl (mindestens 100 Einzelsubstanzen), weisen eine extreme Komplexität auf. Nebenwirkungen, insbesondere allergische Reaktionen, werden im Zusammenhang mit derartigen Präparaten nicht selten beobachtet.

Ernährung

Eine diätetische Therapie der Psoriasis ist nicht etabliert. Dennoch erscheinen zumindest zwei generelle Empfehlungen sinnvoll:

- Übergewicht führt über eine Vergrößerung der intertriginösen Areale mit dem damit verbundenen Reiben und vermehrten Schwitzen zu einer Verschlimmerung der Psoriasis an den entsprechenden Lokalisationen. Im Rahmen einer Psoriasisarthritis wirkt Übergewicht schmerzverstärkend.

- Alkohol stellt aufgrund der Stigmatisierung ein häufiges Problem bei Psoriasispatienten dar (☞ oben). Medizinisch relevant sind ggf. resultierende Leberschäden, welche perspektivisch Kontraindikationen für den Einsatz wertvoller Therapeutika wie Cyclosporin A oder MTX darstellen.

Empfehlung der S3-Leitlinie zur Therapie der *Psoriasis vulgaris*

"Balneo- und Klimatherapie nehmen eine Sonderstellung im Rahmen des Langzeit-Managements der Psoriasis vulgaris ein. Die Integration entsprechender Therapiephasen in das Behandlungskonzept von Patienten mit über Jahre bestehender therapiebedürftiger Psoriasis vulgaris kann empfohlen werden. Im Rahmen der Akutbehandlung bzw. Kurzzeittherapie sind diese Ansätze jedoch nicht indiziert.

Bei jedem Psoriasispatienten sollten die möglichen Auswirkungen der Erkrankung auf den sozialen, emotionalen und psychischen Bereich berücksichtigt werden. Ein Hinweis auf bestehende Selbsthilfegruppen ist empfehlenswert. Auf die Möglichkeit der Teilnahme an einem strukturierten Schulungsprogramm nach den Empfehlungen der Arbeitsgemeinschaft dermatologischer Prävention sollte hingewiesen werden. Bei sehr starkem Leidensdruck sowie wiederholter deutlicher Exazerbation der Psoriasis vulgaris unter Stress kann eine Vorstellung bei einem Arzt für Psychotherapie bzw. für Psychiatrie und Psychotherapie, bei einem psychologischen Psychotherapeut oder Arzt mit dem Zusatztitel Psychotherapie erfolgen, falls der Patient dieses wünscht, und ggf. eine psychosoziale Therapie eingeleitet werden."

Weiterführende Literatur

Augustin M, Andrees U, Grimme H, Schöpf E, Simon J. Effects of Mahonia aquifolium ointment on the expression of adhesion, proliferation, and activation markers in the skin of patients with psoriasis. Forsch Komplementärmed 1999;6:19-21

Boehncke W-H, Schlaeger M, Weberschock T. Klima-/Balneotherapie. In: Nast A, Kopp IB, Augustin M, Banditt KB, Boehncke W-H et al. S3-Leitlinie zur Therapie der Psoriasis vulgaris. JDDG 2006;2:S63-S64

Schmid-Ott G, Friedrich M, Sebastian M. Psychosoziale Therapie. In: Nast A, Kopp IB, Augustin M, Banditt KB, Boehncke W-H et al. S3-Leitlinie zur Therapie der Psoriasis vulgaris. JDDG 2006;2:S64-S68

Gupta MA, Gupta AK. The psoriasis life stress inventory: a preliminary index of psoriasis-related stress. Acta Derm Venerol 1995;75:240-243

Hünecke P, Bosse K. Über die Persönlichkeitsstruktur des Psoriatikers - zur Möglichkeit und Notwendigkeit einer differentiellen Psychodiagnostik bei psychosomatischen Fragestellungen. Z Psychosom Med 1985;31:105-117

Jerner B, Skogh M, Vahlquist A. A controlled trial of acupuncture in psoriasis: no convincing effect. Acta Derm Venerol 1997;77:154-156

Fortune DG, Richards HL Kirby B et al. A cognitive-behavioural symptom management program as an adjunct in psoriasis therapy. Br J Dermatol 2002;146:458-465

Biologics in der Therapie der Psoriasis

4. *Biologics* in der Therapie der Psoriasis

Wie in Kap. 2. beschrieben, stellt die Entzündung den zentralen Prozess in der Pathogenese der Psoriasis dar. Ausgehend von der Annahme, dass antientzündliche Therapien daher bei Psoriasis besonders effektiv sein sollten, unternahmen gerade in jüngster Zeit zahlreiche forschende pharmazeutische Firmen große Anstrengungen hinsichtlich der Entwicklung entsprechender Medikamente. Dabei nutzten sie die großen Fortschritte im Verständnis der molekularen Basis T-Zell-vermittelter Entzündung. Das Ergebnis sind die "*Biologics*": unter Verwendung lebender Zellen hergestellte Moleküle, die natürliche Proteine entweder imitieren oder deren Funktion blockieren. Es handelt sich z.B. um lösliche Rezeptoren, Antikörper oder Fusionsmoleküle. Einige dieser Substanzen besitzen bereits eine Zulassung. Die ersten beiden speziell für die Psoriasistherapie entwickelten *Biologics* sind bereits seit 2003 in den USA verfügbar; mittlerweile wurden weitere sowohl in den USA als auch in Europa für diese Indikation zugelassen. Insgesamt befinden sich über 40 dieser Substanzen in z.T. bereits weit fortgeschrittenen Entwicklungsphasen.

Für das Verständnis dieser *Biologics* sind einige grundlegende Kenntnisse über biotechnologische Methoden sowie hinsichtlich der speziellen Rolle von T-Lymphozyten im Rahmen der Psoriasispathogenese wichtig. Diese werden nachfolgend kurz zusammengestellt. Anschließend erfolgt eine Darstellung der für die Therapie der Psoriasis bereits zugelassenen *Biologics* analog zu den vorhergehenden Kapiteln. Als wichtigstes Kriterium bzgl. der Effektivität dieser neuen Medikamente hat sich die Reduzierung des *Psoriasis Area and Severity Index* (PASI) um mehr als 75 % des Ausgangswertes (kurz: PASI-75) nach 12-wöchiger Therapie herauskristallisiert. Dieser Index quantifiziert die Schwere der Psoriasis und berücksichtigt dabei neben der betroffenen Körperoberfläche der anatomischen Regionen Kopf, Arme, Stamm und Beine die Kriterien Erythem, Infiltrat und Schuppung (☞ Abb. 4.1).

4.1. Herstellung von *Biologics*: biotechnologische Grundlagen

Die Verfügbarkeit monoklonaler Antikörper hat nicht nur die immunologische Forschung revolutioniert, sondern auch neue therapeutische Möglichkeiten erschlossen. Historisch gesehen waren gegen humane T-Zellen gerichtete monoklonale Antikörper die ersten *Biologics*, für die eine antipsoriatische Wirkung nachgewiesen werden konnte. Monoklonale Antikörper stehen jedoch erst am Ende einer Serie von Herstellungsschritten mit dem Ziel, Antikörper mit einer einheitlichen Spezifität gegen eine einzige antigene Struktur zu erhalten.

Initial wird Versuchstieren, meist Mäusen, das Antigen injiziert, gegen das der herzustellende Antikörper gerichtet sein soll. Im Rahmen der Immunantwort des Tiers produzieren viele verschiedene B-Lymphozyten-Antikörper, die sich jeweils voneinander unterscheiden. Nur Antikörper, die von ein und demselben B-Lymphozyten oder dessen Nachkommen (Klon) produziert werden, sind identisch und erfüllen somit das Kriterium der Monoklonalität. Damit sich die aus den Versuchstieren gewonnenen B-Zellen *in vitro* vermehren lassen, werden sie durch Fusion mit unsterblichen Tumorzellen (Myelomzellen) zu sog. Hybridomen fusioniert. Weil aber nur relativ wenige Zellen tatsächlich miteinander fusionieren, befinden sich neben den gewünschten Hybridomen noch massenhaft nicht-fusionierte B-Zellen und Myelomzellen in dem unübersichtlichen Zellgemisch. Während die nicht-fusionierten B-Zellen spontan sterben, müssen die unsterblichen Myelomzellen nun eliminiert werden. Dazu wird dem Zellgemisch ein Substrat zugegeben (HAT), das von B-Zellen - und deshalb auch von den resultierenden Hybridomzellen - aufgrund ihrer Ausstattung mit dem Enzym HGPRT metabolisiert wird, wohingegen Myelomzellen dieses Enzym nicht haben und folglich an der HAT-Zugabe sterben. Die so selektionierten Klone werden expandiert und die von ihnen produzierten monoklonalen Antikörper auf die gewünschten Eigenschaften hin gescreent (☞ Abb. 4.2a+b).

PSORIASIS AREA AND SEVERITY INDEX (PASI)

◯ Screening   ◯ Wk 0

Symptom Score

Score	0	1	2	3	4
Erythema Induration Scaling	None	Mild	Moderate	Severe	Very Severe

Area Score

Score	0	1	2	3	4	5	6
Area	0	1% - 9%	10% - 29%	30% - 49%	50% - 69%	70% - 89%	90% - 100%

Symptom Score	Head (H)	Trunk (T)	Upper Limbs (UL)	Lower Limbs (LL)
Erythema (E)	☐	☐	☐	☐
Induration (I)	☐	☐	☐	☐
Scaling (S)	☐	☐	☐	☐
Sum = E + I + S	☐☐	☐☐	☐☐	☐☐
Area Score	☐	☐	☐	☐
Sum X Area =	☐☐	☐☐	☐☐	☐☐

X 0.1 =   X 0.3 =   X 0.2 =   X 0.4 =

☐☐.☐ ◀────
☐☐.☐ ◀────
☐☐.☐ ◀────
+ ☐☐.☐ ◀────

PASI = SUM ☐☐.☐

_____   Date: ___ ___ - ___ ___ - ___ ___ ___ ___
Assessor's Signature   day   month   year

$$0.1\ (Eh + Ih + Sh)\ Ah$$
$$0.3\ (Et + It + St)\ At$$
$$0.2\ (Eu + Iu + Su)\ Au$$
$$0.4\ (El + Il + Sl)\ Al$$

$$= PASI$$

Abb. 4.1: Der PASI bildet den klinischen Schweregrad der Psoriasis ab. Dabei erfolgt die Messung durch Kombination von Schätzungen für die Parameter Erythem(E), Infiltration (I) und Schuppung (S) für die 4 Regionen Kopf (h = *head*), Stamm (t = *trunk*), Arme (u = *upper extremities*) und Beine (l = *lower extremities*) sowie das jeweils betroffene Areal (A).

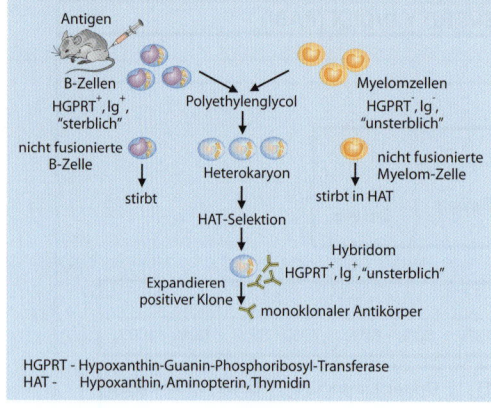

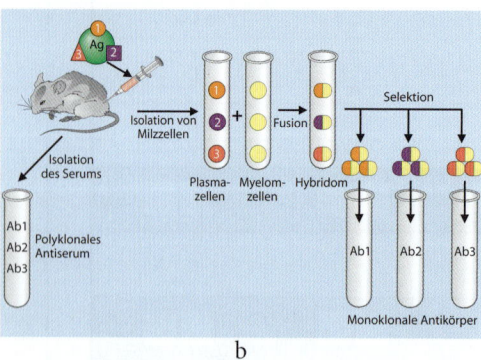

Abb. 4.2a+b: Herstellung (a) und Selektion (b) monoklonaler Antikörper.

Auf diese Weise hergestellte monoklonale Antikörper bestehen komplett aus Elementen des Versuchstiers. Es handelt sich also z.B. um murine Antikörper. Um die Immunogenität dieser monoklonalen Antikörper beim Menschen zu reduzieren, müssen die tierischen Anteile gegen humane Elemente ausgetauscht werden. Je nach Umfang dieses Austauschs resultieren unterschiedliche Antikörpertypen (☞ Abb. 4.3):

- Chimäre Antikörper weisen die konstanten Anteile humaner Antikörper auf, lediglich die variablen Anteile sind tierischer Herkunft. Chimäre Antikörper werden mit dem Suffix -*ximab* (*chimeric monoclonal antibody*) kenntlich gemacht, Beispiel: Infliximab.

- Humanisierte Antikörper haben von dem ursprünglichen tierischen Antikörper lediglich noch die direkten Kontaktstellen mit dem Antigen gemein, die sog. CDRs. Ihr Suffix -*zumab* steht für *humanized monoclonal antibody*, Beispiel: Efalizumab.

- Humane Antikörper schließlich weisen keine tierischen Elemente mehr auf. Sie werden mit dem Suffix -*umab* für *human monoclonal antibody* gekennzeichnet, Beispiel: Adalimumab, Ustekinumab.

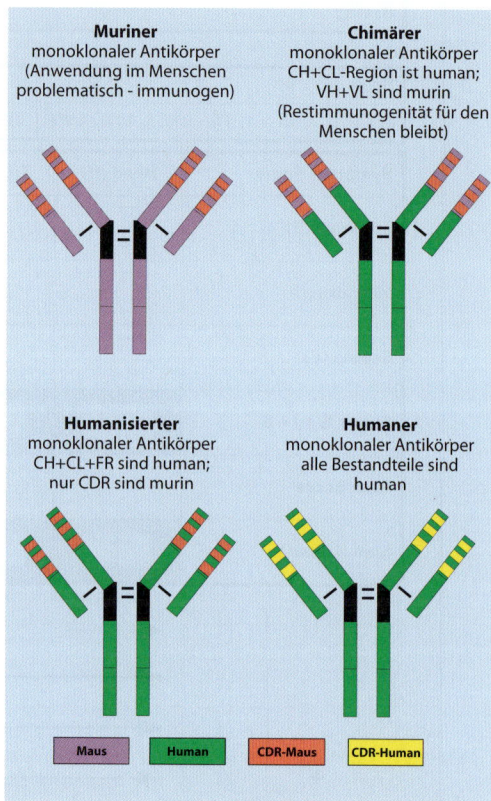

Abb. 4.3: Unterschiede verschiedener monoklonaler Antikörper hinsichtlich ihrer Komposition.

Zur Herstellung dieser Antikörper ist es notwendig, die Gene der gewünschten Elemente mittels rekombinanter DNA in geeigneten Zellsystemen exprimieren zu lassen (☞ Abb. 4.4a+b). Ausgangsprodukte sind ringförmige DNA-Moleküle, welche die genetische Information für die gewünschten Elemente tragen, die sog. Plasmide. Die nachfolgende Klonierung umfasst das Herausschneiden der genetischen Information aus einem Plasmid sowie das Einfügen in Nachbarschaft zur genetischen Information auf dem anderen Plasmid. Die so rekombinierten Gene werden nach Einschleusen in geeignete Zellen (z.B. CHO-Zellen) von diesen exprimiert und können nun aus entsprechenden Kulturansätzen gewonnen und aufgereinigt werden.

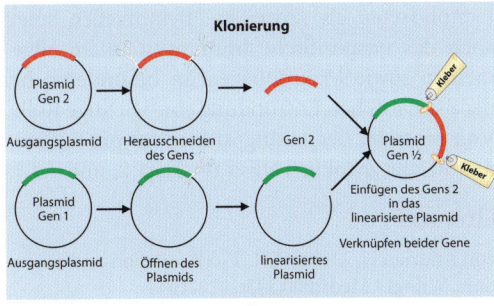

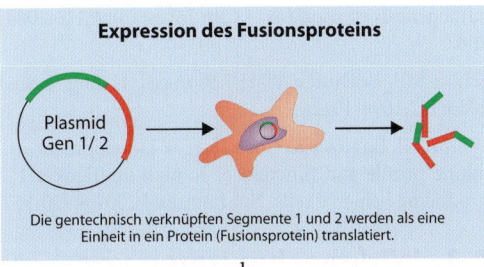

Abb. 4.4a+b: Die beiden Schritte der Herstellung rekombinanter Proteine: Klonierung (a) und Expression (b).

Das Produkt rekombinanter DNA muss nicht unbedingt ein Antikörper sein. Auch andere biologisch aktive Molekülanteile lassen sich auf diese Weise als sog. Fusionsmoleküle (-*cept*) herstellen. Bei Alefacept handelt es sich um die Kombination der Bindungsstelle von LFA-3 mit dem konstanten Teil von Immunglobulin G, Etanercept fusioniert die extrazellulären Domänen zweier humaner Rezeptoren für Tumor-Nekrose-Faktor alpha (TNF-α) mit demselben Antikörperanteil.

4.2. Die Rolle der T-Lymphozyten im Rahmen der Psoriasispathogenese

Rötung (*rubor*), Überwärmung (*calor*), Schmerz (*dolor*), Schwellung (*tumor*) und Funktionseinschränkung (*functio laesa*) sind die klassischen Zeichen einer Entzündung, egal welches Organ betroffen ist. Aber die Gemeinsamkeiten entzündlicher Erkrankungen gehen über diese klinischen Symptome hinaus. Ob Gelenksynovia oder Haut, das Muster von Entzündung ist auch auf molekularer Ebene gleich. Erfolgreiche Abwehr - und um nichts anderes geht es bei Entzündung - hängt ab von einer effektiven Überwachung der Gewebe im Hinblick auf infektiöse Pathogene sowie eine schnelle Akkumulation immunkompetenter Zellen am Ort der Verletzung oder Infektion (☞ Abb. 4.5.):

Entzündung mobilisiert dendritische Zellen vom betroffenen Gewebe. Diese Zellen transportieren

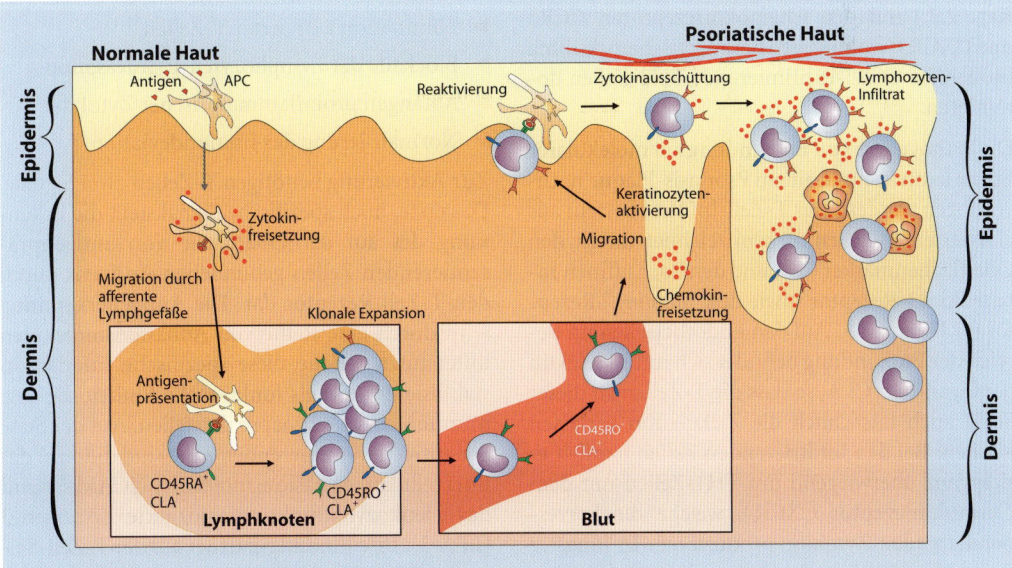

Abb. 4.5: Das Grundmuster von Entzündung am Beispiel der Psoriasis.

Antigene zu den drainierenden Lymphknoten und stimulieren dort antigenspezifische T-Zellen. Diese Stimulation führt zur Proliferation und Differenzierung in Effektor-T-Zellen, die auf ihrer Oberfläche Rezeptoren tragen mit deren Hilfe sie zum Ort der Entzündung wandern können. Am Ort der Infektion übernehmen Endothelzellen im Bereich postkapillärer Venolen die Aufgabe von Türstehern, indem sie Liganden für die Rezeptoren der vorbeiströmenden T-Zellen exprimieren. Interaktionen zwischen diesen Molekülen bremsen die T-Zellen ab, welche nun am Endothel entlang rollen, bevor sie fest adhärieren und durch das Endothel hindurch ihren Weg zum Fokus der Entzündung antreten.

Im Gegensatz zu den für alle Organe gleichartigen fundamentalen Entzündungsmechanismen sind die "Verkehrssignale" zum zielgenauen Dirigieren der T-Zell-Ströme organspezifisch. Um in die Haut zu gelangen, müssen T-Zellen beispielsweise den Rezeptor CLA *(cutaneous lymphocyte-associated antigene)* besitzen, der die im Bereich entzündlich veränderter Haut auf den Endothelzellen exprimierten Liganden E- und P-Selektin erkennt. Diese "Verkehrssignale" werden durch Entzündungsmediatoren wie Chemokine und deren Rezeptoren moduliert. Außerdem sind sie spezifisch für verschiedene T-Zell-Subpopulationen: Praktisch alle die Synovia infiltrierende T-Zellen bei rheumatoider Arthritis sind sog. TH1-Zellen (☞ Kap. 2.2.) mit den Chemokinrezeptoren CCR5 und CXCR3, wohingegen bei allergischem Asthma bronchiale CCR3-exprimierende TH2-Zellen dominieren.

Die Pathogenese von Entzündung auf molekularer Ebene kann leicht in einem Psoriasis-Plaque nachvollzogen werden: Das T-Zell-Infiltrat besteht aus aktivierten T-Zellen, gekennzeichnet durch den Oberflächenmarker CD2 und den hoch affinen Interleukin-2-Rezeptor sowie den *"homing"*-Rezeptor für Haut, CLA. Auf den Endothelzellen im Bereich der Entzündung befindet sich mit E-Selektin der Ligand für CLA, so dass die T-Zellen an dieser Stelle auch tatsächlich die Zirkulation verlassen können. Bei den infiltrierenden Zellen handelt es sich ganz überwiegend um TH1-Zellen mit dem Chemokinrezeptor CXCR3, welche die korrespondierenden Zytokine produzieren. In jüngster Zeit wurde deutlich, dass neben diesen schon länger bekannten TH1-Zellen auch TH17-Zellen eine wichtige Rolle i.R. der Psoriasis-Pathogenese zukommt (☞ Kap. 2. und 4.3.).

Neben dem spezifischen Immunsystem mit T-Lymphozyten als zentralen Effektorzellen spielt auch das unspezifische Immunsystem im allgemeinen sowie Makrophagen im besonderen bei der psoriatischen Entzündung eine wichtige Rolle. Von zentraler Bedeutung ist hier das pro-inflammatorische Zytokin TNF-α (☞ Kap. 2. und 4.3.).

Literatur

von Andrian U, McKay CR. T-cell function and migration. N Engl J Med 2000;343:1020-1034

Clark RA, Kupper TS. Misbehaving macrophages in the pathogenesis of psoriasis. J Clin Invest 2006;116:2084-2087

Schön MP, Boehncke W-H. Psoriasis. N Engl J Med 2005;352:1899-1912

Wilson NJ, Boniface K, Chan JR et al. Development, cytokine profile and function of human interleukin 17-producing helper T cells. Nat Immunol 2007;8:950-957

4.3. Wirkmechanismen von - *Biologics*

Aus dem Gesagten ergeben sich mindestens fünf entscheidende Schritte im Entzündungsgeschehen der Psoriasis, die sich als Angriffspunkt für eine antientzündliche Therapie eignen (☞ Abb. 4.6):

▶ Inhibition der T-Zell-Aktivierung

▶ Elimination aktivierter T-Zellen

▶ Blockade der Lymphozyten-Extravasation

▶ Abfangen proinflammatorischer Zytokine

▶ Normalisierung der Immundeviation

Zur Aktivierung benötigen T-Zellen zwei Signale. Das erste, hoch spezifische Signal stellt die Erkennung des auf der Oberfläche von antigenpräsentierenden Zellen gebundenen Antigens durch den T-Zell-Rezeptor dar. Die Antigenerkennung wird durch eine Reihe von Adhäsionsmolekülen unterstützt, welche diese spezifische Interaktion stabilisieren und als funktionelle Einheit die sog. immunologische Synapse darstellen. Auf der Seite der antigenpräsentierenden Zelle sind dies u.a. das interzelluläre Adhäsionsmolekül-1 (ICAM-1) und das leukozytenfunktionsassoziierte Antigen-3 (LFA-3). Ihre Bindungspartner auf der T-Zell-Seite sind LFA-1 und CD2 (☞ Abb. 4.6a). Neben der Stabilisierung der Bindung des T-Zell-Rezeptors

Bezeichnung	Handels-name	Ziel-struktur	Typ	Wirkmechanismus	Zulassung
Alefacept	Amevive®	CD2	Fusions-protein	Inhibiert T-Zell-Aktivierung Eliminiert Effektor-T-Zellen	Psoriasis (USA, Israel, Schweiz)
Efalizumab	Raptiva®	LFA-1	Humani-sierter Antikörper	Inhibiert T-Zell-Aktivierung Blockiert Leukozyten-Extravasation	Psoriasis (Zulas-sung ruht)
Etanercept	Enbrel®	TNF-α	Fusions-protein	Blockiert proentzündliches Zytokin	Psoriasis, Psoriasisarthritis
Infliximab	Remicade®	TNF-α	Chimärer Antikörper	Blockiert proentzündliches Zytokin	Psoriasis, Psoriasisarthritis
Adalimumab	Humira®	TNF-α	Humaner Antikörper	Blockiert proentzündliches Zytokin	Psoriasis, Psoriasisarthritis
Ustekinumab	Stelara®	p40 (IL-12, IL-23)	Humaner Antikörper	Blockiert die Ausreifung von TH1- und TH17-Zellen	Psoriasis

Tab. 4.1: Für die Therapie der Psoriasis bzw. Psoriasisarthritis zugelassene *Biologics* (Stand: Februar 2009).

an sein Antigen sind die Interaktionen zwischen den o.g. Adhäsionsmolekülen darüber hinaus für die vollständige Aktivierung der T-Zellen notwendig, sie vermitteln das co-stimulatorische zweite Signal. Wird eine dieser Interaktionen blockiert, so resultiert eine Hemmung der T-Zell-Aktivierung. Diesen Wirkmechanismus nutzen die *Biologics* Alefacept und Efalizumab aus (☞ Tab. 4.1).

Die Elimination von Effektor-T-Zellen stellt eine weitere effektive Methode zur Behandlung der Psoriasis dar. Erste Beobachtungen einer Besserung von Psoriasis nach Gabe eines gegen den Oberflächenmarker CD4 auf T-Helfer-Zellen gerichteten depletierenden Maus-Antikörpers stammen aus den frühen 90er Jahren. Die humanisierte Form dieses Antikörpers zeigte in einer kleineren Studie gute Ansprechraten, sofern zwei hochdosierte Infusionen mit diesem Antikörper verabreicht wurden. Ein hoch spezifisches T-Zellen depletierendes Medikament ist Ontak®, ein Fusionsprotein aus Interleukin-2 und Diphtherietoxin. Der IL-2-Anteil führt zu einer selektiven Bindung dieses Fusionsproteins an aktivierte T-Zellen, welche den hoch affinen IL-2-Rezeptor exprimieren. Diese Zellen werden anschließend durch das zytotoxische Diphtherietoxin eliminiert. Etwa die Hälfte der in einer 2001 publizierten Studie behandelten Patienten sprachen gut auf diese Therapie an, die aber auch ausgeprägte unerwünschte Effekte bewirkt. Das wesentlich besser verträgliche Alefacept wirkt weniger selektiv, da seine Zielstruktur

CD2 auf Effektor-T-Zellen zwar intensiver exprimiert wird, aber auch auf naiven T-Zellen vorhanden ist. Im Rahmen der klinischen Anwendung kommt es dennoch ganz überwiegend zu einer Elimination der Effektor-T-Zell-Population, vermittelt durch den Antikörperanteil dieses Fusionsproteins (☞ Abb. 4.6a).

Strategien zur Blockierung des Prozesses der Leukozyten-Extravasation gehören zu den derzeit am intensivsten beforschten Konzepten. Wie in Kap. 4.2. bereits erwähnt, kommt es am Ort der Entzündung zu einem gesteigerten Einstrom von Entzündungszellen in das betroffene Gewebe, wo sich das Infiltrat dann durch Zell-Matrix-Interaktionen und unter dem Einfluss lokal chemotaktischer Faktoren (Chemokine) in entitätsspezifischer Weise organisiert, bevor die jeweiligen Effektorzellen ihre Funktionen ausüben. Insbesondere die drei ersten Phasen dieses Extravasationsprozesses - Rollen, Triggerung, feste Adhäsion - sind mittlerweile auf molekularer Ebene recht gut charakterisiert. Das Abbremsen der schnell fließenden Leukozyten erfolgt durch Adhäsionsmoleküle aus der Selektinfamilie, insbesondere E- und P-Selektin, die von Endothelzellen exprimiert werden. Ihr Ligand ist der eine gerichtete Rezirkulation ("homing") in das Hautorgan vermittelnde Rezeptor CLA (cutaneous lymphocyte-associated antigen). So abgebremst, rollen die Leukozyten an den Endothelzellen entlang und können von weiteren lokalen Entzündungsmediatoren wie Chemokinen

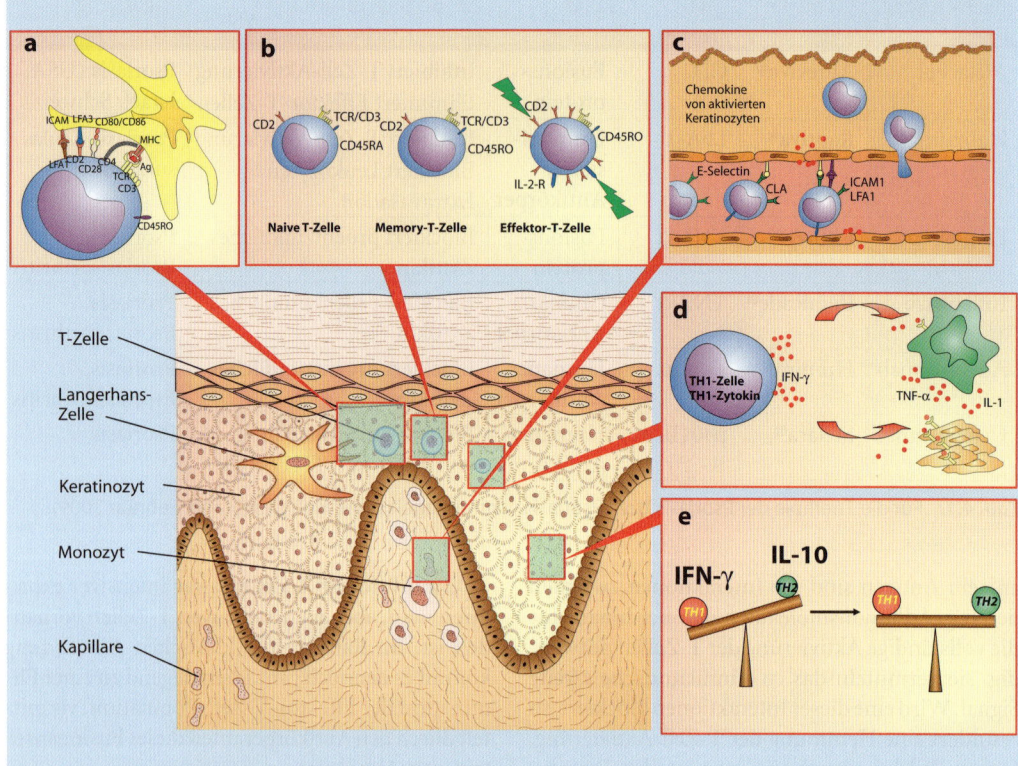

Abb. 4.6: Fünf Angriffspunkte für *Biologics*: T-Zell-Aktivierung (a), aktivierte T-Zellen (b), Lymphozyten-Extravasation (c), proinflammatorische Zytokine (d), Immundeviation (e).

erreicht werden. Diese induzieren eine konformationelle Veränderung des konstitutionell auf Leukozyten exprimierten LFA-1 und erhöhen so dessen Bindungsfähigkeit an endotheliales ICAM-1. Letzteres wird durch proinflammatorische Zytokine wie IL-1 und IFN-γ induziert. Die Interaktion zwischen LFA-1 und ICAM-1 ist für die feste Adhäsion der Leukozyten an Endothelzellen besonders wichtig, bevor die Leukozyten dann unter Vermittlung einer weiteren Gruppe von Adhäsionsmolekülen (junktionale Adhäsionsmoleküle - JAMs) durch die Endothelien treten und ins Gewebe einwandern. Efalizumab gehört zu denjenigen Substanzen, die in diesen Prozess der Leukozyten-Extravasation eingreifen. Dieser Antikörper ist gegen LFA-1 gerichtet und blockiert so speziell die für die feste Leukozytenadhäsion zentrale Interaktion mit ICAM-1 (☞ Abb. 4.6c).

Unter den proinflammatorischen Zytokinen nimmt TNF-α aufgrund seiner vielfältigen biologischen Effekte auf ein breites Spektrum von Zel-

len eine exponierte Stellung ein. Im Rahmen der Psoriasispathogenese sind insbesondere die Effekte auf T-Zellen (Erhöhung der Sekretion weiterer proinflammatorischer Zytokine wie IL-1, IL-6, IL-8), Endothelzellen (Erhöhung der Expression von Adhäsionsmolekülen sowie des Angiogenesefaktors VEGF) und Keratinozyten (Hyperproliferation) wichtig. Seine Wirkung entfaltet TNF-α über einen membranständigen Rezeptor. Strategien zur Neutralisierung von TNF-α sollten daher eine gute antientzündliche Wirksamkeit haben. Der lösliche TNF-α-Rezeptor Etanercept und der anti-TNF-α-Antikörper Infliximab verfolgen dieses Wirkprinzip und werden u.a. bei der rheumatoiden Arthritis - auch hier spielt TNF-α eine Schlüsselrolle - seit vielen Jahren erfolgreich eingesetzt (☞ Abb. 4.6d).

In psoriatischen Hautveränderungen herrscht bzgl. der sezernierten Zytokine ein durch TH1- und TH-17-Zellen dominiertes Milieu, gekennzeichnet durch ein relatives Überwiegen von IFN-γ und die von TH17-Zellen sezernierten IL-17 und

IL-22, sowie relativen Mangel von TH2-Zytokinen wie IL-4 oder IL-10 (☞ Kap. 2.). Die Annahme eines antipsoriatischen Effekts durch den Ausgleich dieser Immundeviation liegt nahe. Mit Ustekinumab steht nun ein Antikörper zur Verfügung, welcher durch Blockade von IL-12 und IL-23 die Ausreifung von TH1- und TH17-Zellen inhibiert und somit zu einer Reduktion der von diesen Lymphozyten sezernierten, pro-inflammatorischen Zytokine (speziell IFN-γ, TNF-α, IL-17 und IL-22) führt. Und obwohl derzeit keine Entwicklungsprogramme mehr in dieser Richtung aktiv sind, zeigten Substitutionstherapien mit den TH2-Zytokinen IL-10 oder IL-4 die erwartet positive Wirkung (☞ Abb. 4.6e).

Literatur

Friedrich M, Sterry W, Asadullah K. Neue Entwicklungen in der systemischen Psoriasistherapie. JDDG 2003; 1:12-21

Gottlieb AB. Psoriasis: emerging therapeutic strategies. Nat Rev Drug Discov 2005;4:19-34

Boehncke W-H, Prinz J, Gottlieb AB. Biologic therapies for psoriasis. A systematic review. J Rheumatol 2006;33: 1447-1451

4.4. Alefacept

 Struktur und Wirkmechanismus

Alefacept ist ein vollhumanes Fusionsprotein. Es besteht aus dem ligandbindenden Anteil des Adhäsionsmoleküls LFA-3 (CD58) sowie dem konstanten Anteil eines humanen IgG1-Antikörpers. Dieses mit ca. 115 kDa recht große Fusionsprotein bindet an CD2, den Liganden von LFA-3. CD2 ist Bestandteil der immunologischen Synapse (☞ Kap. 4.3.). Durch die Bindung von Alefacept an CD2 wird die Stabilisierung der Interaktion zwischen T-Zell-Rezeptor und Antigen gestört und die für eine vollständige T-Zell-Aktivierung erforderliche Co-Stimulation durch CD2 unterbleibt. Insbesondere Effektor-T-Zellen exprimieren auch außerhalb des Bereichs der immunologischen Synapse große Mengen CD2, die ebenfalls von Alefacept erkannt und besetzt werden. Der Antikörperanteil des Moleküls vermittelt hier ein Andocken neutrophiler Granulozyten und eine Elimination der so markierten Lymphozyten durch den Mechanismus des programmierten Zelltods (Apoptose) (☞ Abb. 4.7a-c).

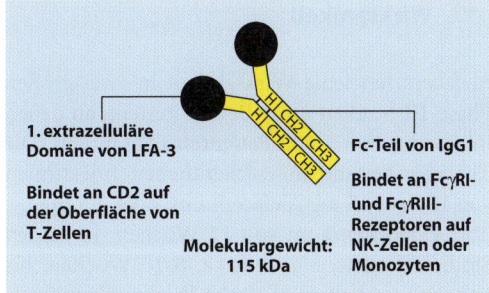

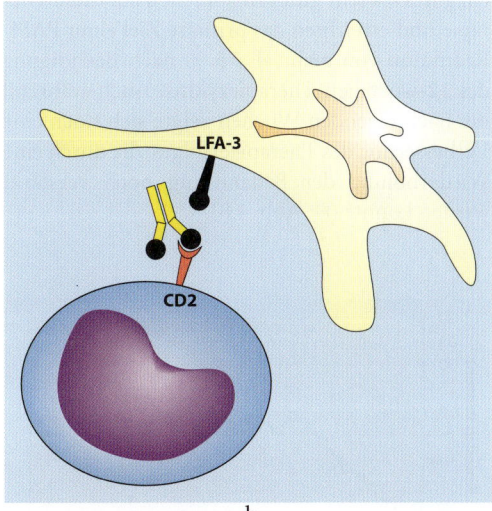

Abb. 4.7a-c: Struktur (a) und Wirkmechanismus (b, c) von Alefacept.

Wirksamkeit

Alefacept hat seine Wirksamkeit in zwei großen Phase-III-Studien unter Beweis gestellt, an denen insgesamt über 1.000 Patienten teilnahmen. Die Therapie bestand in wöchentlichen Injektionen von 10 bzw. 15 mg Alefacept i.m. oder 7,5 mg i.v. über einen Zeitraum von 12 Wochen. In beiden Studien dauerte es jeweils ca. 8-10 Wochen, bis sich eine eindeutige klinische Wirksamkeit abzuzeichnen begann. Gut 20 % der Patienten zeigten ein gutes bis sehr gutes Ansprechen auf diese Therapie und erreichten das primäre Ziel einer PASI-Reduktion von mehr als 75 % nach Beendigung des 12-wöchigen Therapiezyklus. Auch während der nachfolgenden Wochen zeigte sich noch eine Verbesserung des Therapieerfolges, die durch eine Wiederholung der Behandlung noch verstärkt werden konnte (☞ Abb. 4.8).

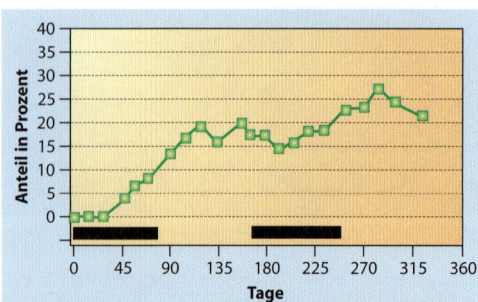

Abb. 4.8: Klinische Wirksamkeit (Anteil der Patienten mit PASI-75) konsekutiver Therapiezyklen mit Alefacept.

Interessanterweise konnte bei denjenigen Patienten, welche auf den initialen Therapiezyklus gut angesprochen hatten, durch einen zweiten Therapiezyklus die Haut für lange Zeit in einem sehr guten Zustand stabilisiert werden (☞ Abb. 4.9). Diese Beobachtung weist darauf hin, dass Alefacept wahrscheinlich geeignet ist, den langfristigen Krankheitsverlauf positiv zu beeinflussen. Mittlerweile liegen Daten für die Durchführung von mindestens 6 konsekutiven Behandlungsphasen vor, welche diese Hypothese untermauern. Dafür spricht auch, dass ein Rebound-Phänomen, definiert als eine Verschlechterung des Hautzustandes auf mindestens 125 % des Ausgangs-PASI nach Absetzen von Alefacept bisher nicht auftrat.

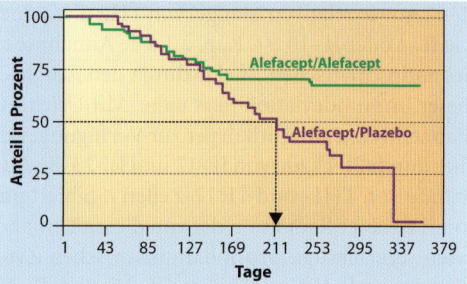

Abb. 4.9: Langzeiteffekt zweier konsekutiver Therapiezyklen mit Alefacept (Anteil der Patienten mit einem initialen PASI-75, bei denen eine mindestens 50 %ige PASI-Reduktion fortbestand).

Um den postulierten Wirkmechanismus der Elimination von Effektor-T-Zellen durch Alefacept im Rahmen der Psoriasistherapie zu dokumentieren, wurden die o.g. Studien von pharmakodynamischen Untersuchungen begleitet. Dabei zeigte sich der erwartete Effekt: Unter der Therapie mit Alefacept kam es im peripheren Blut der Patienten zu einer Verringerung der durch den Oberflächenmarker CD45RO charakterisierten Effektor-T-Zell-Population, wohingegen die naiven T-Zellen (CD45RA) in ihrer Zahl konstant blieben (☞ Abb. 4.10).

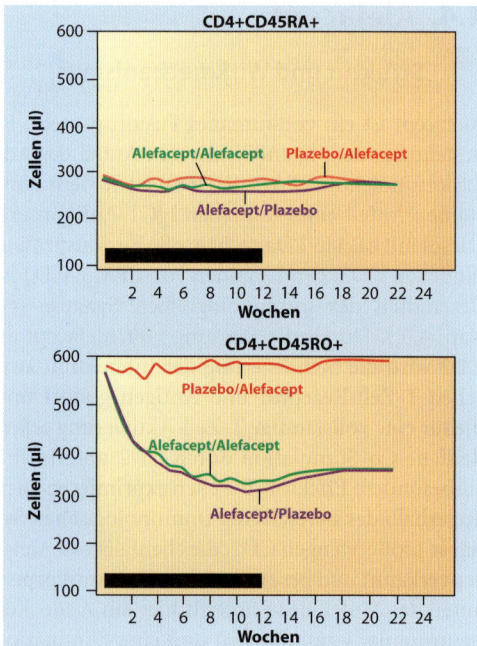

Abb. 4.10: Entwicklung der Zahl peripherer naiver T-Helfer-Zellen (oben) und Effektor-T-Zellen unter Therapie mit Alefacept.

Sicherheit

Die Behandlung mit Alefacept wurde von den meisten Patienten sehr gut toleriert. Sofern unerwünschte Arzneimittelwirkungen auftraten, waren diese meist unspezifischer Natur und führten zu Beschwerden wie Kopfschmerz oder Juckreiz. Die Häufigkeit dieser Symptome unterschied sich nicht von der in der Plazebogruppe aufgetretenen Frequenz. Auch an den Injektionsstellen traten keine Reizungen o.ä. auf.

Angesichts des Effektes von Alefacept auf die Effektor-T-Zellen ist die Beobachtung besonders wichtig, dass die Häufigkeit leichter Infektionen sich unter dieser Therapie ebenfalls nicht erhöht. Darüber hinaus gibt es bisher keinerlei Hinweise für das Auftreten von opportunistischen Infektionen oder eine gehäuftes Auftreten von Malignomen. Dies gilt auch für Patienten, die wiederholt mit Alefacept behandelt wurden sowie für Patienten, bei denen die Zahl peripherer Helfer-T-Zellen unter Alefacepttherapie unter 250/μl fiel.

Die Auswirkung einer Behandlung mit Alefacept hat weniger den Charakter einer Immunsuppression als vielmehr einer Immunmodulation. Trotz seines Wirkmechanismus scheint Alefacept die Funktion des spezifischen Immunsystems nicht nachhaltig zu beeinträchtigen. So sind Patienten auch in Phasen maximaler T-Zell-Depletion durch Alefacept in der Lage, Antikörper gegen unbekannte neue Antigene zu produzieren oder auf eine Tetanus-Auffrischimpfung mit einem normalen Titeranstieg zu reagieren. Selbst aktive virale Infektionen wie z.B. Hepatitis C werden in ihrem Verlauf nicht negativ beeinflusst.

Trotz dieses positiven Sicherheitsprofils wird es wichtig sein, mit Alefacept behandelte Patienten insbesondere bzgl. des Auftretens von Malignomen sorgfältig zu beobachten, da die vorhandenen Daten für eine abschließende Beurteilung noch nicht ausreichen. Obwohl bisher auch im Fall des Absinkens der peripheren Helfer-T-Zellen unter einen Wert von 250/μl keine Komplikationen aufgetreten sind, wird die wöchentliche Kontrolle dieses Wertes bei mit Alefacept behandelten Patienten empfohlen. Sofern der genannte Wert unterschritten wird, sollte die Therapie unterbrochen werden.

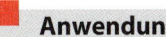

Anwendung

Mit einer Zulassung für Deutschland bzw. die Mitgliedsländer der Europäischen Union ist in absehbarer Zeit nicht zu rechnen.

Fazit

Alefacept hat seine klinische Wirksamkeit in zwei großen Studien belegt. Die Wirkung tritt verzögert ein, hält aber lange an. Aufgrund des sehr guten Sicherheitsprofils sind wiederholte Therapien möglich, was eine positive Beeinflussung des langfristigen Krankheitsverlaufs ermöglicht. Alefacept ist bisher nur durch die amerikanische Zulassungsbehörde (FDA) sowie in Israel und der Schweiz für die Behandlung der Psoriasis zugelassen. Alefacept wirkt sich positiv auf die Lebensqualität der Patienten aus.

> **Empfehlung der S3-Leitlinie zur Therapie der *Psoriasis vulgaris***
>
> In den aktuellen Leitlinien verschiedener europäischer Fachgesellschaften finden sich keine Therapieempfehlungen für Alefacept.

Zielstruktur	CD2
Typ	Fusionsprotein
Wirkmechanismus	• Inhibiert T-Zell-Aktivierung • Eliminiert Effektor-T-Zellen
Applikation	Wöchentlich 7,5 mg i.v. oder 15 mg i.m. (gem. Zulassung in den USA)
Wirksamkeit	PASI-75 nach 12 Wochen: 21 %
Sicherheit	Sehr selten längerer Abfall von peripheren T-Helfer-Zellen
Kommentar	• Langsamer Wirkungseintritt • Wirkung hält lange an • Sehr gute Langzeitkontrolle (wiederholte Therapiezyklen möglich) • Sehr gutes Sicherheitsprofil • Monitoring peripherer Helfer-T-Zellen, Therapieunterbrechung bei <250/μl

Tab. 4.2: Steckbrief Alefacept.

Literatur

Ellis CN, Krueger GG. Treatment of chronic plaque psoriasis by selective targeting of memory effector T lymphocytes. N Engl J Med 2001;345:248-255

Krueger GG, Ellis CN. Alefacept therapy produces remission for patients with chronic plaque psoriasis. Br J Dermatol 2003;148:784-788

Lebwohl M, Christophers E, Langley R et al. An international, randomized, double-blind, placebo-controlled phase 3 trial of intramuscular alefacept in patients with chronic plaque psoriasis. Arch Dermatol 2003;139:719-727

4.5. Efalizumab

 Struktur und Wirkmechanismus

Efalizumab ist die humanisierte Version des murinen gegen die größere α-Untereinheit von LFA-1 gerichteten Antikörpers MHM24. Dabei wurden die hypervariablen Anteile von MHM24 auf das konstante Grundgerüst eines humanen IgG-Antikörpers übertragen. Aufgrund der Bindung an LFA-1 blockiert Efalizumab die ICAM-1-abhängige Co-Stimulation von T-Zellen sowie deren feste Adhäsion im Rahmen der Lymphozyten-Extravasation und schließlich deren weitere Wanderung in Richtung Epidermis (☞ Abb. 4.11a-c).

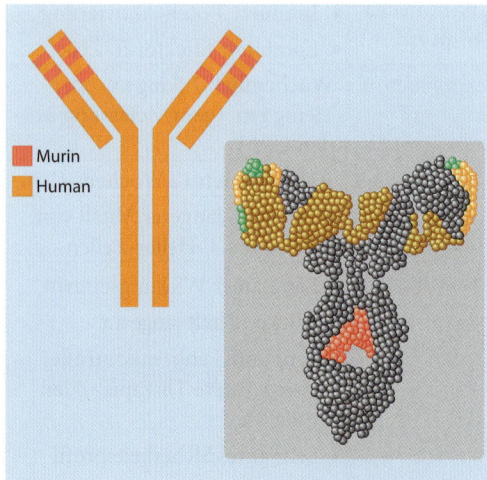

a

b

c

Abb. 4.11a-c: Struktur (a) und Wirkmechanismus (b, c) von Efalizumab.

 Wirksamkeit

Nachdem in frühen klinischen Studien sowohl eine intravenöse als auch eine subkutane Applikationsform angewandt worden waren, erfolgten zwei große nachfolgende Phase-III-Studien nur noch mit der subkutanen Gabe. Insgesamt liegen publizierte Daten von 2.352 Patienten aus 5 Studien vor, dazu Beobachtungen aus einer offenen Verlängerungsstudie zur Evaluation einer kontinuierlichen Erhaltungstherapie.

Efalizumab entfaltete seine optimale Wirksamkeit bei wöchentlicher subkutaner Injektion von 1 mg/kg Körpergewicht: Unter dieser Dosierung erreichten in den verschiedenen Studien zwischen 20 und 40 % der Patienten innerhalb von 12 Wochen eine mindestens 75 %ige PASI-Reduktion. Eine gegenüber der Plazebogruppe deutlich sichtbare klinische Besserung war spätestens nach 4 Wochen objektivierbar (☞ Abb. 4.12a+b).

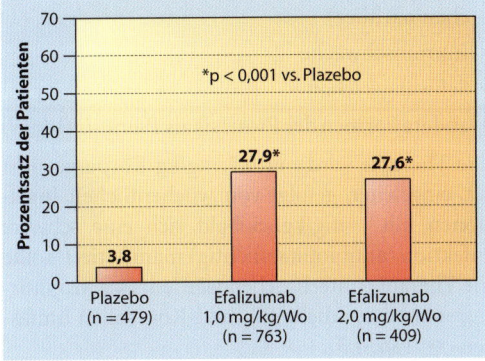

a

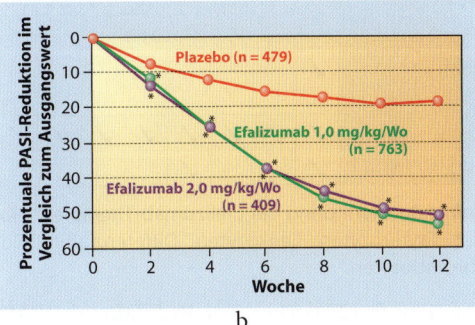

b

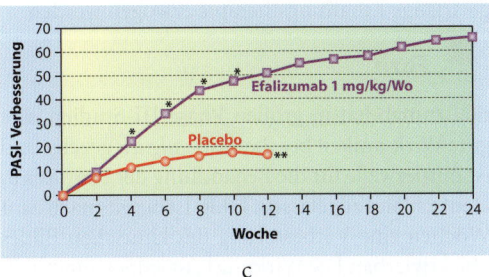

c

Abb. 4.12a-c: Klinische Wirksamkeit (Anteil der Patienten mit PASI-75 (a) und Wirkungskinetik (b) von Efalizumab in der Induktionstherapie. Die Effektivität verbessert sich im Rahmen einer Fortsetzungstherapie (c) * = Statistisch signifikant vs. Plazebo. ** = Ende der doppelblinden Studie.

Sofern eine 12-wöchige Behandlung zu einer 50-75 %igen PASI-Reduktion führte, profitierten die Patienten von einer Fortsetzung der Therapie: Ein Drittel erreichte nach weiteren 12 Wochen mindestens PASI-75. Eine noch längere Behandlung führte zu weiterer klinischer Verbesserung sowie

schließlich einer längerfristigen Stabilisierung (>> 1 Jahr) des Hautzustandes auf einem sehr guten Niveau (☞ Abb. 4.12c). Sofern der PASI-50 nach 12 Wochen nicht erreicht wurde, blieben diese positiven Effekte einer kontinuierlichen Erhaltungstherapie aus.

Bemerkenswerterweise zeigte sich eine vergleichbare Wirksamkeit auch bei sog. *"high need"*-Patienten, welche vorher auf wenigstens eine systemische Therapie entweder nicht angesprochen hatten oder Kontraindikationen dagegen aufwiesen.

Efalizumab scheint bei Psoriasisarthritis keine signifikante Effektivität aufzuweisen.

Bereits in den frühen Studien zeigte sich ein Anstieg zirkulierender Lymphozyten, begleitet von einer Reduktion dermal oder epidermal lokalisierter infiltrierender Lymphozyten. Die Analyse des zeitlichen Verlaufs dieses Effektes in Kombination mit der Verbesserung des klinischen Bildes legt die Vermutung nahe, dass die Effektivität von Efalizumab zumindest teilweise auf diese Verschiebung von T-Zellen aus dem Hautorgan in die Zirkulation beruht. Die unter Efalizumab ansteigende Zahl der Blut-Lymphozyten dokumentiert außerdem, dass die postulierte Blockade der Lymphozyten-Extravasation auch *in vivo* wirksam und in relevantem Umfang stattfindet.

Für die Efalizumabstudien liegen umfangreiche Daten zur Auswirkung dieser Therapie auf die Lebensqualität der Patienten vor. Zur Messung wurden unterschiedliche Instrumente verwendet. Dabei fand sich übereinstimmend eine robuste und ausgeprägte Verbesserung aller untersuchten Aspekte der Lebensqualität, angefangen bei den subjektiven Hautsymptomen bis hin zu sozialen und Freizeitaktivitäten.

Sicherheit

Die gepoolten Daten der großen Phase-III-Studien sind in sich sehr konsistent. Danach traten relativ häufig akute Nebenwirkungen am Tag der Injektion oder innerhalb der beiden nachfolgenden Tage auf. Dabei handelte es sich meist um Kopfschmerzen, Schüttelfrost, Fieber, Übelkeit, Erbrechen oder Myalgien). Die Inzidenz dieser Symptome war im Zusammenhang mit der ersten Injektion am höchsten und fiel bis zur dritten Injektion auf das Niveau der Plazebogruppen ab (☞ Abb.

4.13). Zur Therapie derartiger Symptome genügen meist nichtsteroidale Antiphlogistika.

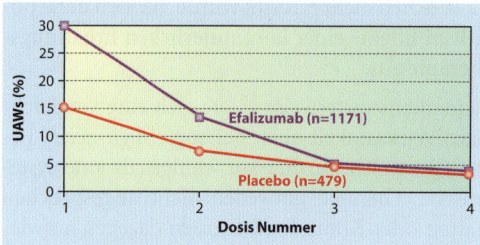

Abb. 4.13: Zahl akuter unerwünschter Arzneimittelwirkungen (UAWs) unter Efalizumab.

Das Infektionsrisiko lag in den klinischen Studien bei mit Efalizumab behandelten Patienten mit 27 % geringfügig über dem der Plazebogruppe mit 24 %; die Zahl der stationären Aufnahmen aufgrund einer Infektion betrug 1,6 pro 100 Patientenjahre gegenüber 1,2. Es handelte sich dabei am häufigsten um Pneumonien oder Erysipele.

Innerhalb von 4-8 Wochen nach Einleitung einer Efalizumab-Therapie kann sich eine transiente neutrophile Dermatose ausbilden: Dabei treten insbesondere an Hals, Stamm und den Beugeseiten der großen Gelenke, nicht aber in den Psoriasisherden, Papeln auf. Diese lässt sich oft mit topischen Steroiden behandeln, selten wird eine zusätzliche systemische Therapie erforderlich.

Nach Absetzen von Efalizumab kann es binnen 2 Monaten zum Wiederauftreten der Psoriasis kommen. In bis zu 5 % der Fälle tritt dabei ein sog. Rebound auf, d.h. eine Verschlechterung auf 125 % gegenüber dem Ausgangsbefund oder ein Wandel des klinischen Bildes hin zu einer entzündlicheren Variante der Psoriasis. In diesem Fall ist eine frühzeitige Behandlung dringend erforderlich; dabei haben sich insbesondere Cyclosporin A, Infliximab und Etanercept bewährt.

Die unter Efalizumab auftretende Lymphozytose ist wahrscheinlich auf dessen Wirkmechanismus zurückzuführen (☞ oben) und bildet sich nach Absetzen vollständig zurück. Gelegentlich wurden außerdem Thrombozytopenien beobachtet.

 Anwendung

Vor Einleitung einer Efalizumab-Therapie müssen Kontraindikationen ausgeschlossen werden, speziell

- Malignome (aktuell oder anamnestisch)
- Schwere Infektionen
- Impfungen (Pause 8 Wochen vorher bis 2 Wochen nachher)
- Immunschwäche
- Schwangerschaft
- andere Formen der Psoriasis als *Psoriasis vulgaris*

Die Therapie wird mit 0,7 mg/kg Körpergewicht s.c. eingeleitet, gefolgt von wöchentlichen Injektionen mit 1 mg/kg. Sobald sich eine schwere Infektion (antibiotikapflichtig) manifestiert, sollte die Therapie unterbrochen werden. Das Monitoring sollte monatliche Blutbild-Kontrollen umfassen (☞ Tab. 4.3).

Zeitpunkt	0	4	8	12	16	20	24	36
				Wochen				
Schwangerschaftstest	✓							
Blutbild *	✓	✓	✓	✓	✓	✓	✓	✓
ALAT/ASAT	✓			✓				

Tab. 4.3: Monitoring der Efalizumab-Therapie. * Hb, Hkt, Erythrozyten, Leukozyten, Differenzialblutbild, Thrombozyten.

Sofern nach 12 Wochen eine Reduktion des PASI um mindestens 50 % erzielt wurde, kann eine längerfristige Erhaltungstherapie erwogen werden.

 Fazit

Efalizumab hat in großen Phase-III-Studien eine gute Wirksamkeit bei *Psoriasis vulgaris* gezeigt und ist mittlerweile für die Behandlung der Psoriasis in Deutschland zugelassen. I.d.R. ist bereits nach ca. 4 Wochen eine Verbesserung des klinischen Bildes objektivierbar. Die Wirkung lässt jedoch innerhalb weniger Monate wieder nach, ein *Rebound* ist möglich. Das gute Sicherheitsprofil erlaubt eine längerfristige kontinuierliche Therapie, welche aufgrund der einfachen subkutanen Applikationsform auch durch die Patienten selbst zu Hause durchgeführt werden kann. Efalizumab verbessert die Lebensqualität der Patienten deutlich.

Anlässlich von 3 Fällen einer progressiven multifokalen Leukenzephalopathie (PML) hat das Committee for Medicinal Products for Human Use (CHMP) am 19.02.22099 empfohlen, die Zulassung von Efalizumab ruhen zu lassen, da der Nutzen von Efalizumab dessen Risiken nicht länger überwiegt. Diese Empfehlung stützt sich auch auf Fälle von Guillain-Barré-Syndrom und anderer schwerer unerwünschter Arzneimittelwirkungen.

Empfehlung der S3-Leitlinie zur Therapie der *Psoriasis vulgaris*
Die Deutsche Dermatologische Gesellschaft empfiehlt, Efalizumab nicht weiter zur Therapie der Psoriasis einzusetzen.

Zielstruktur	LFA-1 (CD11a)
Typ	Humanisierter Antikörper
Wirkmechanismus	• Inhibiert T-Zell-Aktivierung • Inhibiert Lymphozyten-Extravasation
Applikation	Wöchentliche s.c.-Injektionen (initial 0,7 mg/kg, dann 1 mg/kg)
Wirksamkeit	PASI-75 nach 12 Wochen: 29 %
Sicherheit	• Akute injektionsassoziierte Beschwerden • Transiente neutrophile Dermatose • Reversible Lymphozytose • Thrombozytopenie • Rebound möglich • Mehrere Fälle von progressiver multifokaler Leukenzephalopathie
Kommentar	• Klinisches Ansprechen nach ca. 4 Wochen objektivierbar • Langzeittherapie möglich • Einfache s.c.-Applikation ermöglicht Therapie durch den Patienten selbst • CHMP empfiehlt Aussetzung der Zulassung (19.02.2009)

Tab. 4.4: Steckbrief Efalizumab.

Literatur

Boehncke W-H, Prinz J, Gottlieb AB. Biologic therapies for psoriasis. A systematic review. J Rheum 2006;33: 1447-1451

Lebwohl M, Tyring S, Hamilton TK et al. A novel targeted T-cell modualtor, efalizumab, for plaque psoriasis. N Engl J Med 2003;349:2004-2013

Gottlieb AB, Gordon KB, Lebwohl MG et al. Extended efalizumab therapy sustains efficacy without increasing toxicity in patients with moderate to severe chronic plaque type psoriasis. J Drugs Dermatol 2004;3:14-624

Menter A, Leonardi CL, Sterry W, Bos JD, Papp KA. Long-term management of plaque psoriasis with continuous efalizumab therapy. J Am Acad Dermatol 2006;54 (4;1):S182-S188

Menter A, Hamilton TK, Toth DP et al. Transitioning patients from efalizumab to alternative psoriasis therapies: findings from an open-label, multicenter, phase IIIb study. Int J Dermatol 2007;46:637-648

Mrowietz U, Barth J, Boehncke W-H et al. Therapie der Psoriasis vulgaris mit Efalizumab. JDDG 2006;4:511-512

Prinz J, Streit V. Biologics. In: Nast A, Kopp IB, Augustin M, Banditt KB, Boehncke W-H et al. S3-Leitlinie zur Therapie der Psoriasis vulgaris. JDDG 2006;2:S32-S42

4.6. Etanercept

■ Struktur und Wirkmechanismus

Etanercept kombiniert die extrazellulären Domänen zweier TNF-Rezeptoren mit dem Fc-Anteil eines IgG1-Antikörpers (☞ Abb. 4.14a). Dieses Fusionsprotein weist eine höhere Affinität zu TNF-α auf als der natürlicherweise als Monomer auftretende TNF-Rezeptor. An Etanercept gebundenes TNF-α ist biologisch inaktiv, so dass seine proinflammatorischen Effekte blockiert werden (☞ Abb. 4.14b). Zulassungen bestehen für die Anwendung bei rheumatoider Arthritis, juveniler rheumatoider Arthritis, Psoriasisarthritis, Spondylitis ankylosans und Psoriasis (sowohl bei Erwachsenen, als auch bei Kindern und Jugendlichen).

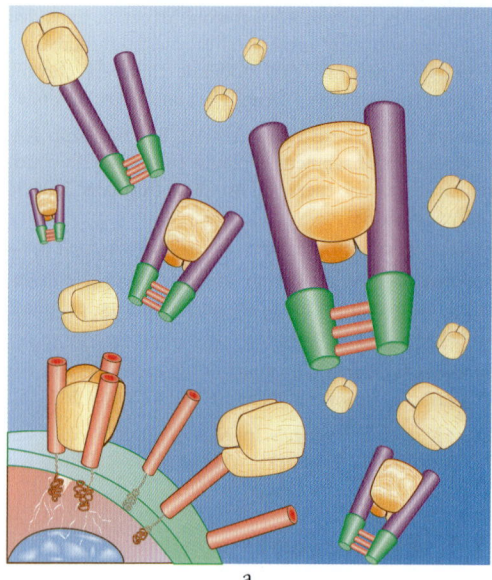

a

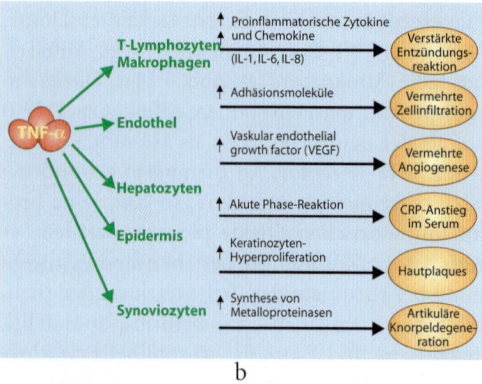

b

Abb. 4.14a+b: Struktur (a) und Wirkmechanismus (b) von Etanercept.

Wirksamkeit

Im Rahmen der Zulassung von Etanercept für die Indikation Psoriasis wurden 4 große kontrollierte Studien mit insgesamt 1.007 Patienten durchgeführt. Zwei dieser Studien erfolgten bei mittelschwerer bis schwerer *Psoriasis vulgaris*, in zwei weiteren Studien wurden Patienten mit Psoriasisarthritis untersucht, welche auch eine Psoriasis aufwiesen, die >3 % der Körperoberfläche betraf. In allen Studien wurde Etanercept subkutan über einen Zeitraum von 12 oder 24 Wochen injiziert, wobei die Dosierung 1 × 25 mg, 2 × 25 mg oder 2 × 50 mg pro Woche betrug.

In den beiden Psoriasisstudien zeigte sich eine dosisabhängige Effektivität: Nach 12 Wochen erreichte ein Drittel der mit 2 × 25 mg und die Hälfte der mit 2 × 50 mg therapierten Patienten einen PASI-75. Die Fortsetzung der Behandlung für weitere 12 Wochen resultierte in einem zusätzlichen klinischen Ansprechen, so dass gut 40 % der Patienten unter 2 × 25 mg sowie fast 60 % der Patienten mit 2 × 50 mg einen PASI-75 aufwiesen (☞ Abb. 4.15). Eine längerfristige Fortsetzung der Etanercept-Therapie führt zu nochmaliger klinischer Verbesserung und anhaltend gutem Hautzustand. Wird die Therapie nach 24 Wochen abgesetzt, um nach einem therapiefreien Intervall nach Wiederauftreten von Symptomen erneut mit Etanercept zu behandeln, so zeigen nachfolgende Behandlungszyklen eine gleich bleibend gute Effektivität (☞ Abb. 4.16). Anzeichen für eine Tachyphylaxie zeigten sich bisher nicht.

Subanalysen der o.g. Studien belegen, dass *"high need"*-Patienten (Nicht-Ansprechen auf eine vorherige Systemtherapie oder Kontraindikationen) ebenso gut auf Etanercept ansprechen wie unvorbehandelte oder bereits früher erfolgreich therapierte Patienten.

Die Psoriasisarthritis-Studien dokumentierten eine etwas niedrigere Wirksamkeit. Dieser scheinbare Unterschied hinsichtlich der Effektivität desselben Medikamentes bei Studien in Psoriasis (scheinbar bessere Effektivität) gegenüber Psoriasisarthritis (scheinbar niedrigere Effektivität) lässt sich wahrscheinlich auf einen systematischen Fehler des PASI zurück führen, der bei milderen Formen der Psoriasis eine Unterschätzung der erzielten Verbesserung bedingt (Der PASI der Patienten in den Psoriasisarthritis-Studien war deutlich niedriger als in den Psoriasisstudien.). Da außerdem in den Psoriasisarthritis-Studien eine zusätzliche Methotrexat-Medikation erlaubt war, ist eine Überrepräsentation von Non-Respondern auf Methotrexat und somit therapierefraktärer Verläufe der Psoriasis anzunehmen.

Mittlerweile ist auch die Gabe von 1 × 50 mg wöchentlich zur Psoriasis-Therapie gut etabliert. Die korrespondierende klinische Studie hatte nach 24 Wochen mit einer PASI-75-Antwort bei 71 % der Patienten eine gegenüber der doppelten Dosis mindestens vergleichbare Effektivität bei sehr guter Verträglichkeit gezeigt.

Etanercept hat seine gute Wirksamkeit und Sicherheit auch in einer großen Studie bei Kindern und Jugendlichen mit Psoriasis bewiesen; es ist das bisher einzige Biologic mit einer Zulassung für die Psoriasistherapie bei Kindern und Jugendlichen.

Darüber hinaus weist Etanercept weist eine gute Effektivität bei Psoriasisarthritis auf und ist zur Behandlung derselben zugelassen (☞ Kap. 5.).

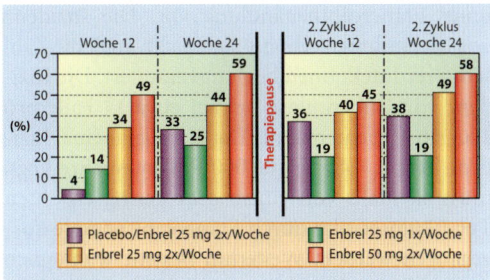

Abb. 4.16: Wirksamkeit (Anteil der Patienten mit PASI-75) von Etanercept in zwei aufeinander folgenden Therapiezyklen.

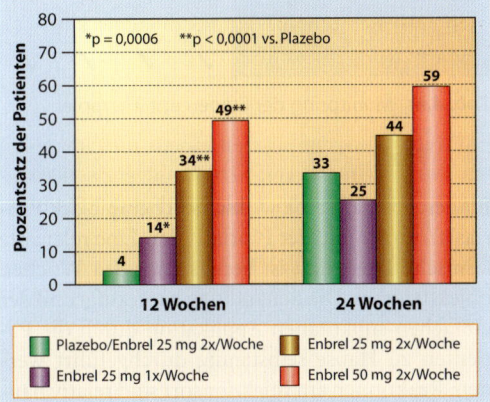

Abb. 4.15: Klinische Wirksamkeit (Anteil der Patienten mit PASI-75) von Etanercept in der Induktions- (12 Wochen) und Fortsetzungstherapie (24 Wochen).

Sicherheit

Zur Beurteilung des Sicherheitsprofils von Etanercept kann neben den Daten aus den Psoriasisstudien auch auf umfangreiche und langjährige Erfahrungen beim Einsatz in den Indikationsgebieten rheumatoide Arthritis, juvenile rheumatoide Arthritis, Psoriasisarthritis und *Spondylitis ankylosans* zurückgegriffen werden (☞ Tab. 4.5). Eine unkritische Extrapolation dieser Daten sollte jedoch unterbleiben, da Unterschiede bzgl. Patienten mit diesen Erkrankungen gegenüber Psoriasispatienten bestehen könnten. Dies gilt definitiv für die UV-Belastung der Haut, da Photherapien bei Psoriasis häufig eingesetzt werden, bei den o.g. rheumatologischen Krankheitsbildern jedoch nicht.

Neben leichten unspezifischen Symptomen kann es insbesondere zu Reaktionen am Injektionsort kommen. Darüber hinaus liegen Beobachtungen einzelner Fälle demyelinisierender Erkrankungen

	Infliximab	Etanercept	Kommentar
Akute UAWs Infusions-reaktion (I) Injektionsreaktion(E)	22 %	37 %	Ursache für Therapieabbruch: - Infliximab: 2,5 % - Etanercept: n.a.
Antikörper neutralisierend	8,5 % * ja	<1 % nein	* erhöhtes Risiko für Infusionsreaktionen
anti-DNA Antikörper SLE-artige Symptome	15 % selten	15 % selten	–
Lymphome	standardisiertes Risiko: 2,1	standardisiertes Risiko: 2,5	Standardisiertes Risiko Kontrollen: 2-8!
Tuberkulose	gering erhöht *	gering erhöht**	* Screening obligat ** Screening empfohlen

Tab. 4.5: Synopse der Sicherheitsaspekte von Infliximab und Etanercept.

unter Etanerceptbehandlung vor. Die Inzidenz von Malignomen erhöhte sich nicht, auch die Zahl schwerer Infektionen blieb unverändert. Die Inzidenz von Tuberkulose beträgt etwa 14 Fälle pro 100.000 Patientenjahre. Da die allgemeine Inzidenz bei ca. 6,4 pro 100.000 Patientenjahre liegt, muss allenfalls von einem sehr gering erhöhten Tuberkuloserisiko durch Etanercepttherapie ausgegangen werden. Weiterhin besteht womöglich die Gefahr der Verschlimmerung einer Herzinsuffizienz. Diese Beobachtungen entsprechen den Ergebnissen einer Langzeitstudie, in deren Verlauf 1.960 Patienten mit rheumatoider Arthritis über 5 Jahre hinweg mit Etanercept behandelt wurden.

Etanercept besitzt eine Zulassung für die juvenile rheumatoide Arthritis. Insofern liegen Erfahrungen über einen Zeitraum von 5 Jahren im pädiatrischen Bereich vor. Dies kann insbesondere im Rahmen der Behandlung von jungen Patienten bedeutsam sein.

Anwendung

Vor Einleitung einer Etanercept-Behandlung muss jeder Patient mittels Röntgenaufnahme des Thorax sowie Hauttestung auf eine Tuberkulose hin untersucht und ggf. behandelt werden. Weiterhin müssen fortgeschrittene Stadien einer Herzinsuffizienz (Grad III-IV gem. Klassifikation der New York Heart Association) sowie eine Schwangerschaft ausgeschlossen werden.

Als Standarddosierung gelten subkutane Injektionen von 2 × 25 mg pro Woche. Vor dem Hintergrund der nachgewiesenermaßen besseren Effektivität sowie des schnelleren Wirkungseintritts kann die Dosierung in der 12-wöchigen Induktionsphase in besonders schweren Fällen jedoch auch 2 × 50 mg betragen. In diesem Zusammenhang sind u.a. eine hohe Krankheitsaktivität sowie der Befall von Gesicht und/oder Händen relevant. Eine Fortsetzung der Etanercepttherapie über die 12-wöchige Induktionsphase ist dann sinnvoll, wenn bis dahin ein PASI-50 erreicht wurde.

Im Verlauf der Therapie muss insbesondere auf Infektionen geachtet werden, zumal Symptome wie Fieber u.U. nur wenig ausgeprägt sind oder gar fehlen. Bei schweren Infektionen, geplanten chirurgischen Eingriffen sowie einer Schwangerschaft sollte die Therapie unterbrochen werden. Laborkontrollen werden von den Zulassungsbehörden

zwar nicht gefordert; dennoch sollte vor Therapiebeginn sowie nach 1, 3 und 6 Monaten ein entsprechendes Monitoring erfolgen (☞ Tab. 4.6).

Zeitpunkt	0	4	12	24
	Wochen			
Schwangerschaftstest	✓			
Tuberkulose-Screening	✓			
Blutbild Differenzialblutbild	✓	✓	✓	✓
ALAT/ASAT	✓	✓	✓	✓

Tab. 4.6: Monitoring der Etanercept-Therapie.

 Fazit

Etanercept stellt eine wirksame Therapie der Psoriasisarthritis und der Psoriasis dar. Eine relevante klinische Besserung ist bereits nach 2-4 Wochen objektivierbar. Die Behandlung kann aufgrund der einfachen subkutanen Applikation durch die Patienten zu Hause selbständig durchgeführt werden. Reaktionen am Injektionsort sind relativ häufig. Etanercept sollte nicht bei aktiven Infektionserkrankungen angewandt werden. Etanercept verbessert die Lebensqualität der Patienten deutlich. Es ist bislang das einzige *Biologic*, das auch für die Psoriasistherapie bei Kindern und Jugendlichen zugelassen ist.

> ### Empfehlung der S3-Leitlinie zur Therapie der *Psoriasis vulgaris*
>
> *"Etanercept ist zur Induktionstherapie für Patienten mit mittelschwerer bis schwerer Psoriasis vulgaris zu empfehlen, vor allem wenn andere Therapieformen keine ausreichenden Therapieerfolge gezeigt haben, unverträglich oder kontraindiziert sind.*
>
> *Wenn gleichzeitig eine relevante Psoriasisarhtritis vorliegt, ist bei gleichzeitiger Erkrankung der Haut eine Therapie mit TNF-α-Antagonisten besonders zu empfehlen."*

Zielstruktur	• TNF-α
Typ	• Fusionsprotein
Wirkmechanismus	• Blockade von TNF-α
Applikation	• 2 × 25 (2 × 50) mg/Woche oder 1 × 50 mg/Woche s.c.
Wirksamkeit	• PASI-75 nach 12 Wochen: 34 % (49 %)
Sicherheit	• Reaktionen an Injektionsstelle • Ggf. demyelinisierende Erkrankungen • Ggf. Tuberkulose
Kommentar	• Wirksamkeit bei Psoriasis und Psoriasisarthritis • Zugelassen zur Behandlung der aktiven polyartikulären juvenilen chronischen Arthritis bei Kindern • Einfache Applikation • Kein obligates Labormonitoring • Keine Anwendung bei aktiven Infektionen • Keine Tachyphylaxie bei weiteren Therapiezyklen

Tab. 4.7: Steckbrief Etanercept.

Literatur

Boehncke W-H, Brasie RA, Barker J et al. Recommendations for the use of etanercept in psoriasis: a European dermatology expert group consensus. J Eur Acad Dermatol Venerol 2006;20:988-998

Boehncke W-H, Prinz J, Gottlieb AB. Biologic therapies for psoriasis. A systematic review. J Rheum 2006;33:1447-1451

Van de Kerkhof PCM, Segaert S, Lahfa M et al. Once weekly administration of etanercept 50mg is efficaceous and well tolerated in patients with moderate-to-severe plaque psoriasis: a randomized controlled trial with open-label extension. Br J Dermatol 2008;159:1177-1185

Leonardi C, Powers JL, Matheson RT et al. Etanercept as monotherapy in patients with psoriasis. N Engl J Med 2003;349:2014-2022

Mease PJ, Goffe BS, Metz J et al. Etanercept in the treatment of psoriatic arthritis and psoriasis: a randomized trial. Lancet 2000;356:385-390

Mrowietz U, Barth J, Boehncke W-H et al. Therapie der Psoriasis vulgaris und Psoriasisarthritis mit Etanercept. JDDG 2005;3:470-472

Prinz J, Streit V. Biologics. In: Nast A, Kopp IB, Augustin M, Banditt KB, Boehncke W-H et al. S3-Leitlinie zur Therapie der Psoriasis vulgaris. JDDG 2006;2:S32-S42

4.7. Infliximab

Struktur und Wirkmechanismus

Infliximab ist ein gegen TNF-α gerichteter chimärer IgG1-Antikörper mit einem murinen TNF-α-bindenden Anteil (☞ Abb. 4.17a). Der Antikörper bindet nicht nur löslichen, sondern auch bereits rezeptorgebundenen oder transmembranös gebundenen TNF-α und blockiert so dessen proinflammatorische Effekte (☞ Abb. 4.17b). Darüber hinaus vermittelt Infliximab die Lyse von TNF-α produzierenden Zellen. Infliximab ist zur Therapie der Psoriasis und Psoriasisarthritis sowie für die Indikationen rheumatoide Arthritis und Morbus Crohn zugelassen.

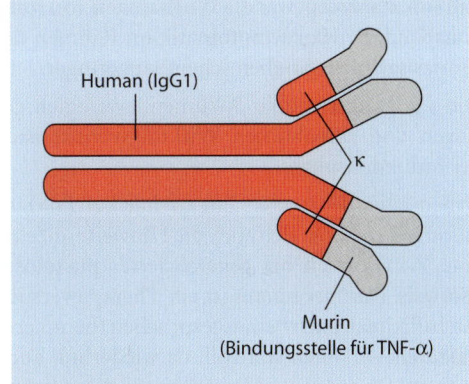

a

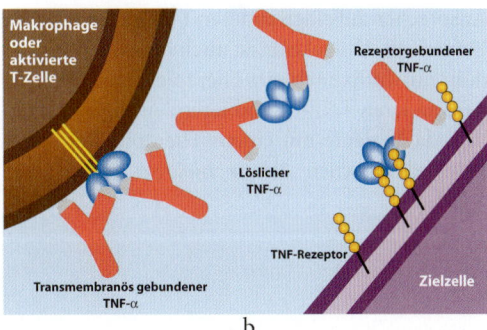

b

Abb. 4.17a+b: Struktur (a) und Wirkmechanismus (b) von Infliximab.

■ Wirksamkeit

Die Wirksamkeit von Infliximab bei Psoriasis lässt sich auf Basis von 3 zulassungsrelevanten Studien an zusammen 315 Patienten beurteilen. Die Therapie erfolgte durch intravenöse Infusionen von 3, 5 oder 10 mg/kg Körpergewicht in den Wochen 0, 2 und 6. Zusätzlich liegen Daten von zwei großen Phase-III-Studien bei Psoriasisarthritis vor, innerhalb derer der PASI bei 122 von 304 Patienten mit signifikanten Hautsymptomen evaluiert wurde. Darüber hinaus wurde mittlerweile eine Studie mit 378 Patienten zur Erhaltungstherapie publiziert.

Infliximab wirkte in den o.g. Studien schnell und stark (☞ Abb. 4.18): Nach 10 Wochen wiesen ca. 70% der mit 3 mg/kg behandelten Patienten einen PASI-75 auf, bei einer Dosis von 5 mg/kg waren es sogar fast 90 %. Bemerkenswerterweise erreichte etwa die Hälfte der so therapierten Patienten zu diesem Zeitpunkt sogar einen PASI-90. Ein signifikantes klinisches Ansprechen trat i.d.R. bereits bis zur Gabe der zweiten Infusion auf. Die Dosis von 10 mg/kg zeigte keine höhere Effektivität. Wie im Fall von Etanercept war die Wirksamkeit von Infliximab auf die Hautsymptomatik im Rahmen der Psoriasisarthritis-Studien scheinbar geringer.

Die o.g. Langzeitstudie dokumentierte einen geringen und allmählichen Wirkungsverlust nach der Induktionsphase.

Neben einer sehr guten Effektivität bei *Psoriasis vulgaris* verdichten sich auch die Hinweise auf eine gute Wirksamkeit bei generalisierter pustulöser Psoriasis. Darüber hinaus ist ein Therapieversuch mit Infliximab auch bei ausgesprochen therapierefraktären Verläufen sinnvoll, da wiederholt auch in entsprechenden Problemfällen ein Ansprechen beobachtet wurde. Dies gilt auch für ein Nicht-Ansprechen auf einen anderen TNF-α-Blocker wie Etanercept. Umgekehrt ist auch bei Non-Respondern auf Infliximab ein Therapieversuch mit einem anderen TNF-α inhibierenden *Biologic* möglich, da Verläufe mit einem Therapieerfolg nach Wechsel zwischen diesen *Biologics* beschrieben wurden.

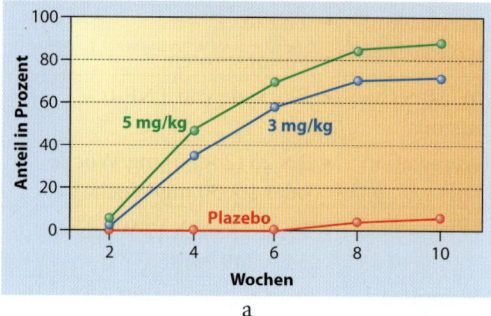

a

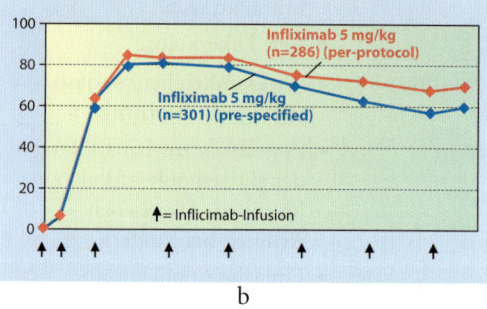

b

Abb. 4.18: Klinische Wirksamkeit (Anteil der Patienten mit PASI-75) von Infliximab während der Induktionstherapie von 10 Wochen (a) und der Erhaltungstherapie von 50 Wochen (b).

■ Sicherheit

Wie im Falle des Etanercept besteht auch hinsichtlich der Evaluation von Infliximab die Möglichkeit, auf umfangreiches Datenmaterial aus dessen Anwendung bei Morbus Crohn und rheumatoider Arthritis zurück zu greifen (☞ Tab. 4.5. in Kap. 4.6.). Bei knapp 20 % der mit Infliximab behandelten Patienten kommt es zu Infusionsreaktionen. Die entsprechende Symptomatik reicht von Fieber und Schüttelfrost über Brustschmerzen bis hin zu Kreislaufdysregulation und Dyspnoe. Da es auch zum Auftreten neutralisierender Antikörper kommen kann, besteht die Möglichkeit der Entwicklung einer Serumkrankheit mit einer Latenz von einigen Tagen nach der Infusion. Dieselben Antikörper könnten eine Erklärung für die klinische Erfahrung einer bei manchen Patienten allmählich abnehmenden Wirksamkeit von Infliximab darstellen.

Neben neutralisierenden Antikörpern werden unter Infliximab, wie auch unter Etanercept, antinukleäre Antikörper beobachtet. Die Manifestation eines *Lupus erythematodes* stellt hingegen im Rahmen der bisherigen Therapien eine absolute Ausnahme dar. Weitere seltene unerwünschte Arzneimittelwirkungen umfassen u.a. demyelinisierende Erkrankungen/Multiple Sklerose, Verschlechterung einer ausgeprägten Herzinsuffizienz, Leukozytopenien, Thrombozytopenien und Panzytopenien. Inzwischen gibt es auch Berichte über einzelne Fälle mit schweren hepatotoxischen Reaktionen.

Entscheidend für die Beurteilung der Sicherheit von Infliximab sind jedoch Berichte über die Reaktivierung latenter Tuberkulose sowie die Assoziation mit Lymphomen. Das Risiko der Entwicklung einer aktiven Tuberkulose unter Infliximab ist höher als unter Etanercept und unter Patienten mit rheumatoider Arthritis ohne Infliximabtherapie (24,4 im Vergleich zu 14 bzw. 6,2 Fällen pro 100.000 Patientenjahre). Das Paul-Ehrlich-Institut hat daher Empfehlungen für die Durchführung von Tuberkulinhauttests vor Initiation einer Infliximabtherapie erlassen. Auch die Rate schwerer Infektionserkrankungen liegt unter Infliximabtherapie höher als erwartet. Experimentelle Daten stützen die Hypothese eines direkten Zusammenhangs zwischen Infektgefährdung und TNF-α-Aktivität. Das im Vergleich zu den anderen Inhibitoren höhere Maß der TNF-α-Blockade durch Infliximab ist daher wahrscheinlich die Hauptursache für das gehäufte Auftreten von Tuberkulose und schweren Infektionen.

Im Gegensatz dazu kann jedoch eine Assoziation zwischen Infliximabtherapie und dem Auftreten von Lymphomen derzeit nicht als gesichert angesehen werden. Einerseits ist die absolute Zahl der aufgetretenen Fälle gering; es handelte sich meist um Non-Hodgkin-Lymphome. Andererseits war das Intervall zwischen der Initiation der Therapie und dem Auftreten der Lymphome mit im Mittel lediglich 8 Wochen sehr kurz. Schließlich besteht generell eine Disposition von Patienten mit rheumatoider Arthritis oder Morbus Crohn für die Entstehung von Lymphomen. Dasselbe gilt für Patienten unter immunsuppressiven Therapien, und als solche sind TNF-α-Inhibitoren einzustufen. Daher ist die sorgfältige Beobachtung des Malignom- und insbesondere des Lymphomrisikos unter Therapie mit TNF-α-Inhibitoren besonders wichtig.

 Anwendung

Die Standardtherapie der Psoriasis mit Infliximab besteht in intravenösen Infusionen von 5 mg/kg Körpergewicht nach 0, 2 und 6 Wochen. Eine Fortsetzungstherapie ist möglich, wobei i.d.R. weitere Infusionen in 8-wöchentlichen Abständen gegeben werden; die Therapie kann jedoch auch dem klinischen Verlauf in jedem Einzelfall angepasst werden.

Vor Therapiebeginn muss jeder Patient gem. den aktuellen Empfehlungen des Paul-Ehrlich-Institutes (☞ www.pei.de) auf eine Tuberkulose hin untersucht und ggf. behandelt werden. Eine Schwangerschaft muss ausgeschlossen sein.

Infliximab-Infusionen müssen unter Notfallbereitschaft appliziert werden. Im Rahmen jeder Infusion sollte ein Labor-Monitoring erfolgen (☞ Tab. 4.8). Da unter TNF-α-Blockade Warnsymptome für eine Infektion wie z.B. Fieber ggf. nur gering oder gar nicht ausgeprägt sein können, sollte jeweils eine entsprechend sorgfältige klinische Untersuchung zum Ausschluss entsprechender Komplikationen erfolgen. Beim Management schwerer Infektionen muss bedacht werden, dass aufgrund der Pharmakokinetik die immunsupprimierende Wirkung des Infliximab mehrere Wochen lang anhalten kann.

Es gibt Hinweise darauf, dass eine Kombinationstherapie von Infliximab mit Methotrexat die Entwicklung von anti-Infliximab-Antikörpern reduzieren könnte.

Zeitpunkt	0	2	6	10	~ alle 8
	Wochen				
Schwangerschaftstest	✓				
Tuberkulose-Screening	✓				
Blutbild *	✓	✓	✓	✓	✓
ALAT/ASAT	✓	✓	✓	✓	✓

Tab. 4.8: Monitoring der Infliximab-Therapie. * Hb, Hkt, Erythrozyten, Leukozyten, Differenzialblutbild, Thrombozyten.

Fazit

Infliximab zeichnet sich durch eine besonders hohe Wirksamkeit und einen schnellen Therapieerfolg aus. Auch bei besonders therapierefraktären Verläufen sowie generalisierter pustulöser Psoriasis besteht Aussicht auf ein gutes bis sehr gutes therapeutisches Ergebnis. Die Applikation in Form zeitaufwendiger Infusionen limitiert die Anwendung außerhalb von entsprechend ein- und ausgerichteten Zentren. Der hervorragenden Wirksamkeit stehen relativ häufige Infusionsreaktionen sowie die Gefahr der Reaktivierung einer latenten Tuberkulose gegenüber. Infliximab verbessert die Lebensqualität der Patienten deutlich. Um einen Wirksamkeitsverlust zu verhindern, empfehlen viele Experten i.R. der Infliximab-Erhaltungstherapie die gleichzeitige Gabe von Methotrexat.

Empfehlung der S3-Leitlinie
zur Therapie der *Psoriasis vulgaris*

"Infliximab wird zur Induktionstherapie der mittelschweren bis schweren Psoriasis vulgaris und schwerster Sonderformen der Psoriasis empfohlen, die mit anderen Therapieoptionen nicht beherrschbar sind oder wenn aufgrund der Schwere der Erkrankung eine rasche Remission erforderlich ist.

Wenn gleichzeitig eine relevante Psoriasisarthritis vorliegt, ist bei gleichzeitiger Erkrankung der Haut eine Therapie mit TNF-α-Antagonisten besonders zu empfehlen."

Zielstruktur	TNF-α
Typ	Chimärer Antikörper
Wirkmechanismus	Blockade von TNF-α
Applikation	I.v.-Infusion, 5 mg/kg in den Wochen 0, 2 und 6, danach alle 8 Wochen
Wirksamkeit	PASI-75 nach 10 Wochen: 88 % (5 mg/kg)
Sicherheit	• Relativ häufig Infusionsreaktionen (20 % der Patienten) • Reaktivierung einer latenten Tuberkulose möglich
Kommentar	• Wirksamkeit bei Psoriasis und Psoriasisarthritis • Wirksamkeit bei generalisierter pustulöser Psoriasis • Tuberkulose-Screening gem. Empfehlungen des Paul-Ehrlich-Instituts • keine Anwendung bei aktiven Infektionen

Tab. 4.9: Steckbrief Infliximab.

Literatur

Boehncke W-H, Prinz J, Gottlieb AB. Biologic therapies for psoriasis. A systematic review. J Rheum 2006;33: 1447-1451

Chaudhari U, Romano P, Mulcahy LD et al. Efficacy and safety of infliximab monotherapy for plaque-type psoriasis: a randomized trial. Lancet 2001;357:1842-1847

Mrowietz U, Barth J, Boehncke W-H et al. Therapie der Psoriasis vulgaris und Psoriasisarthritis mit Infliximab. JDDG 2006;4:444-447

Newland MR, Weinstein A, Kerdel F. Rapid response to infliximab in severe pustular psoriasis, von Zumbusch type. Int J Dermatol 2002;41:449-452

Reich K, Griffiths C, Barker J et al. Recommendations for the long-term treatment of psoriasis with infliximab: a dermatology expert group consensus. Dermatology 2008;217:268-275

Reich K, Nestle FO, Papp K et al. Infliximab induction and maintenance therapy for moderate-to-severe psoriasis: a phase III multicentre, double-blind trial. Lancet 2005;366:1367-1374

Prinz J, Streit V. Biologics. In: Nast A, Kopp IB, Augustin M, Banditt KB, Boehncke W-H et al. S3-Leitlinie zur Therapie der Psoriasis vulgaris. JDDG 2006;2:S32-S42

4.8. Adalimumab

Struktur und Wirkmechanismus

Adalimumab ist ein rekombinanter, vollhumaner IgG1-Antikörper, spezifisch für TNF-α, das er bindet und neutralisiert. Adalimumab ist für die Behandlung der Psoriasis und Psoriasisarthritis sowie darüber hinaus für die Therapie der rheumatoiden Arthritis, der *Spondylitis ankylosans*, und des Morbus Crohn zugelassen.

Wirksamkeit

Die Wirksamkeit von Adalimumab i.R. der Psoriasis-Therapie lässt sich auf Basis zweier großer multizentrischer Studien beurteilen.

CHAMPION ist eine doppel-blinde vergleichende Studie, bei der insgesamt 271 Patienten in folgende Arme randomisiert wurden: Adalimumab 80 mg subkutan und nachfolgend 40 mg alle 2 Wochen, Methotrexat 7,5mg oral mit der Möglichkeit wöchentlicher Dosis-Eskalation bis auf 25 mg, oder Plazebo. Alle Probanden erhielten zusätzlich Folsäure. 80 % der Adalimumab-Patienten erreichten eine PASI-75-Antwort nach 16 Wochen, gegenüber 36 % der Methotrexat- und19 % der Plazebo-Gruppe (☞ Abb.4.19).

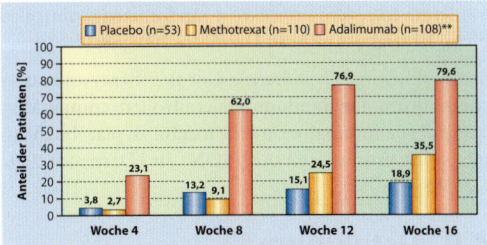

Abb. 4.19: PASI-75-Antwort in der CHAMPION-Studie.

REVEAL ist die zweite große kontrollierte klinische Studie; sie untersuchte Effektivität und Sicherheit während der Induktions- und Erhaltungstherapie mit Adalimumab an insgesamt 1.212 Patienten. Mit einem zu CHAMPION identischen Dosierungsschema erreichten 71 % der Adalimumab-Patienten nach 16 Wochen eine PASI-75-Antwort (Plazebo: 7 %). Patienten, welche nach zusätzlichen 17 Wochen Adalimumab-Therapie eine PASI-75-Antwort aufwiesen, wurden erneut randomisiert und erhielten entweder für den Rest des Jahres Adalimumab oder Plazebo.

Unter Adalimumab verloren lediglich 5 % ihr gutes Ansprechen (Plazebo: 28 %). Dieser sog. *"randomized withdrawal"* ist Evidenz für eine ausreichende Langzeit-Effektivität, ohne dass es zu *Rebounds* gekommen ist.

Auch für Adalimumab liegt mit ADEPT *(Adalimumab Effectiveness in Psoriatic Arthritis Trial)* eine Psoriasisarthritis-Studie mit für Dermatologen interessanten Ergebnissen vor: Der PASI-75 wurde nach 24 Wochen von 59 % der Adalimumab-behandelten Patienten erreicht. Allerdings erhielten diese Patienten eine niedrigere Adalimumab-Dosis.

Generell besserte sich unter Adalimumab die Lebensqualität der Behandelten deutlich.

Sicherheit

Wie für die anderen TNF-α-blockierenden Biologics kann auch im Fall von Adalimumab zur Beurteilung der Sicherheit auf umfangreiche Erfahrungen in den anderen Indikationen zurück gegriffen werden.

Generell wird die Adalimumab-Therapie gut toleriert. Die Rate unerwünschter Arzneimittelreaktionen in den kontrollierten dermatologischen Studien entsprach derjenigen der Plazebo-Gruppen. Am häufigsten kam es zu Schmerzen an den Injektionsstellen. Weitere häufige unerwünschte Reaktionen waren u.a. Infektionen der oberen Atemwege, Kopfschmerzen und Übelkeit.

Zusätzliche Beobachtungen zur Langzeitsicherheit liegen aus Studien bei rheumatoider Arthritis vor. Auch hier fanden sich keine Unterschiede hinsichtlich der Nebenwirkungen zwischen den Patienten der Adalimumab- sowie der Plazebo-Gruppen. Da hier 13 Fälle von Tuberkulose aufgetreten sind, wird ein entsprechendes Screening vor Therapiebeginn empfohlen, zumal es sich bei den berichteten Fällen i.d.R. um die Reaktivierung einer latenten Tuberkulose handelte. Zwar zeigte sich auch eine gegenüber der Normalbevölkerung erhöhte Lymphomrate. Im Vergleich zur Inzidenz bei nicht mit TNF-α-Antagonisten behandelten Patienten mit rheumatoider Arthritis besteht dieser Unterschied jedoch nicht, so dass - wie auch für Etanercept und Infliximab - derzeit nicht von einem erhöhten Lymphomrisiko auszugehen ist.

Adalimumab-behandelte Patienten scheinen ein leicht erhöhtes Risiko für demyelinisierende Erkrankungen wie Multiple Sklerose aufzuweisen; allerdings ist dieses Risiko schon durch die behandelte Grunderkrankung gegenüber der Normalbevölkerung erhöht. Sehr selten wurde die Verschlimmerung einer bestehenden oder die Manifestation einer Herzinsuffizienz beobachtet; dasselbe gilt für Symptome i.S. eines *Lupus erythematodes* trotz einer mit 3-12 % eher hohen Rate von Patienten, welche Autoantikörper entwickeln.

 Anwendung

Da es unter Adalimumab zur Re-Aktivierung einer latenten Tuberkulose kommen kann, sollte vor Therapiebeginn ein Tuberkulose-Screening gemäß den aktuellen Empfehlungen des Paul-Ehrlich-Institutes (☞ www.pei.de) erfolgen. Andere schwere Infektionen, Schwangerschaft und ausgeprägte Herzinsuffizienz (NYHA III(IV) sind weitere wichtige Kontraindikationen.

Die Standard-Dosierung von Adalimumab für die Therapie der Psoriasis besteht aus einer initialen subkutanen Injektion von 80 mg, gefolgt von 40-mg-Injektionen alle 2 Wochen.

 Fazit

Adalimumab ist ein wirksames Medikament zur Behandlung der Psoriasis und Psoriasisarthritis, das auch die Lebensqualität der Betroffenen deutlich verbessert. Die einfache subkutane Applikation machte eine Durchführung der Therapie durch den Patienten selbst problemlos möglich. Häufigste unerwünschte Arzneimittelwirkung sind milde Injektionsrekationen, welche nicht zum Therapieabbruch führen. Adalimumab sollte nicht bei aktiven Infektionserkrankungen eingesetzt werden.

Empfehlung der S3-Leitlinie
zur Therapie der *Psoriasis vulgaris*

In den aktuellen Leitlinien verschiedener europäischer Fachgesellschaften finden sich keine Therapieempfehlungen für Adalimumab.

Zielstruktur	TNF-α
Typ	Vollhumaner Antikörper
Wirkmechanismus	neutralisiert TNF-α
Applikation	Subkutane Injektionen (wöchentlich oder alle 2 Wo.; Dosierung initial 80 mg, dann 40 mg)
Wirksamkeit	PASI-75 nach 12 Wochen: 50-80 %
Sicherheit	Sehr selten Tuberkulose
Kommentar	• Wirksam bei Psoriasisarthritis und Psoriasis • Einfache Applikation • Tuberkulose-Screening obligat

Tab. 4.10: Steckbrief Adalimumab.

Literatur

Boehncke W-H, Prinz J, Gottlieb AB. Biologic therapies for psoriasis. A systematic review. J Rheumatol 2006;33: 1447-1451

Mease PJ, Gladman DD; Ritchlin C et al. Adalimumab for the treatment of patients with moderately to severely active psoriatic arthritis: results of a double-blind, randomized, placebo-controlled trial. Arthritis Rheum 2005;52:3279-3289

Menter A, Tyring SK, Gordon K et al. Adalimumab for moderate to severe psoriasis: a randomized, controlled phase III trial. J Am Acad Dermatol 2008;58:106-115

Saurat JH, Stingl G, Dubertret L et al. Efficacy and safety results from the randomized controlled comparative study of adalimumab vs. methotrexate vs. placebo in patients with psoriasis (CHAMPION). Br J Dermatol 2008; 158:558-566

4.9. Ustekinumab

 Struktur und Wirkmechanismus

Ustekinumab ist ein rekombinanter, vollhumaner IgG1-Antikörper, spezifisch für p40, die gemeinsame Kette von IL-12 und IL-23 (☞ Abb. 4.20). Diese beiden Zytokine werden durch Ustekinumab blockiert, so dass die von ihnen abhängige Ausreifung der wichtigen Effektorzell-Populationen der sog. TH1- und TH17-Zellen unterbleibt (☞ Kap. 2.). Daraus resultiert eine Herrunter-Regulation der von diesen sezernierten Zytokine IFN-γ, TNF-α, IL-17 und IL-22 (☞ Abb. 4.21). Ustekinumab ist seit Januar 2009 für die Behandlung erwachsener

Patienten mit mittelschwerer bis schwerer Plaque-Psoriasis zugelassen.

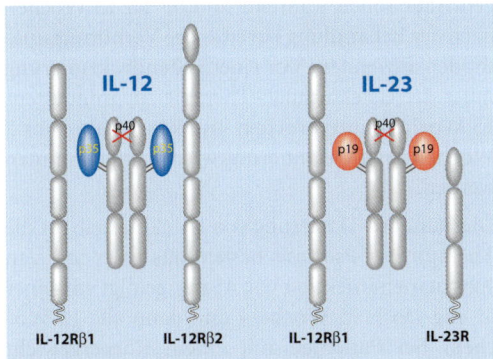

Abb. 4.20: Struktur von IL-12 und IL-23 mit p40 als gemeinsamer Kette.

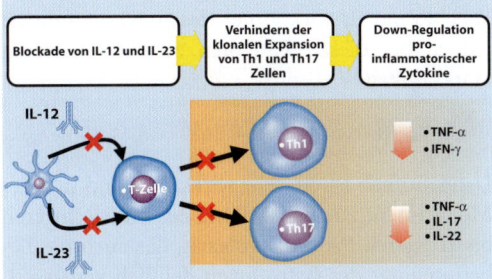

Abb. 4.21: Wirkmechanismus von Ustekinumab.

Wirksamkeit

Ustekinumab hat seine Effektivität in zwei großen randomisierten, doppel-blinden, plazebokontrollierten multizentrischen Studien dokumentiert.

PHOENIX-1 ist eine Phase-III-Studie mit 766 Patienten, die Ustekinumab 45 mg (n=255) oder 90 mg (n=256) als subkutane Injektion in den Wochen 0 und 4 sowie anschließend alle 12 Wochen erhielten. Die 255 Patienten des Plazebo-Armes wurden ab Woche 12 ebenfalls mit Ustekinumab behandelt. Patienten der ersten beiden Arme mit einer mindestens 75 %igen Verbesserung ihres PASI-Wertes in den Wochen 28 und 40 (verglichen mit den Ausgangs-PASI-Werten vor Therapiebeginn) wurden erneut randomisiert und erhielten entweder eine Erhaltungstherapie mit Ustekinumab, oder die Therapie wurde unterbrochen *("randomized withdrawal")*. Unter diesen Behandlungsschemata zeigten 67 % der mit 45mg

und 66 % der mit 90 mg Ustekinumab behandelten Patienten eine PASI-75-Antwort in Woche 12 (Plazebo: 3 %). Die Erhaltungstherapie mit Ustekinumab erwies sich ebenfalls als wirksam. In Woche 28 zeigten 71 % der mit 45 mg und 79 % der mit 90 mg behandelten Ustekinumab-Patienten eine mindestens 75 %ige Verbesserung ihres Hautzustandes im Vergleich zum Befund vor Behandlungsbeginn.

PHOENIX-2 ist ebenfalls eine Phase-III-Studie, deren Ziel insbesondere die Untersuchung der Effektivität einer intensivierten Ustekinumab-Therapie bei unteroptimalem initialen Ansprechen war. Zu diesem Zweck wurden Patienten mit einer 50-74 %igen Verbesserung des PASI nach Woche 28 re-randomisiert und entweder weiter mit der gleichen Dosis alle 12 Wochen behandelt, oder es erfolgte eine Dosis-Eskalation alle 8 Wochen. Die initialen Ansprechraten unter einer mit der PHOENIX-1-Studie analogen Behandlung waren vergleichbar: Eine PASI-75-Antwort nach 12 Wochen erzielten 67 % der mit 45 mg und 76 % der mit 90 mg Ustekinumab Behandelten (Plazebo: 4 %). Patienten, die auf die Therapie mit 45 mg oder 90 mg nach der Induktions- und während der Erhaltungstherapie nur unteroptimal angesprochen hatten (50-74 % PASI-Verbesserung bis Woche 28), wurden ab Woche 28 erneut entweder auf eine Dosierungsintervall-Anpassung oder Beibehalten der bisherigen Behandlung randomisiert. Nach 52 Wochen betrug der Anteil der initial unteroptimal angesprochenen Patienten aus der 90 mg-Gruppe im Fall einer unveränderten Therapie 33 %, bei angepasstem Dosierungsintervall jedoch 69 %, während die Dosierungsintervall-Anpassung bei Patienten aus der 45 mg-Gruppe nicht mit einer stärkeren Wirkung verbunden war.

Beide o.g. Studien belegen die gute Wirksamkeit von Ustekiumab in der Induktions- und Erhaltungstherapie bei einer gleichzeitig sehr niedrigen Behandlungsfrequenz. Durch eine Intensivierung des Behandlungsschemas in der 90-mg-s.c.-Dosierung können Patienten mit einem guten, jedoch nicht optimalen Ansprechen, zusätzlich profitieren.

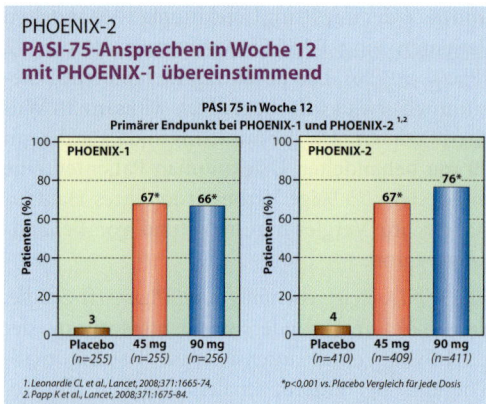

PHOENIX-2
**PASI-75-Ansprechen in Woche 12
mit PHOENIX-1 übereinstimmend**

Abb. 4.22: PASI-75-Antwort in den PHOENIX-Studien.

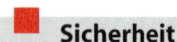 **Sicherheit**

Ustekinumab ist bisher für keine anderen Indikationen außer Psoriasis vulgaris zugelassen, so dass eine Beurteilung seiner Sicherheit lediglich auf Basis der beiden o.g. Studien erfolgen kann. Die Rate unerwünschter Arzneimittelwirkungen lag in beiden PHOENIX-Studien während der Plazebokontrollierten Phasen im Bereich der Plazebo-Effekte. Dies gilt auch für die schweren unerwünschten Arzneimittelwirkungen, die sich jedoch auf sehr niedrigem Niveau bewegten (1-2%). Zu den häufigsten unerwünschten Arzneimittelwirkungen zählten Infektionen der oberen Atemwege, Nasopharyngitis, Kopf- und Gelenkschmerzen. Unter den sehr seltenen schweren unerwünschten Arzneimittelwirkungen waren in der PHOENIX-1-Studie zwei Infektionen (bilaterale Zellulitis der Beine sowie Herpes zoster); beide konnten mittels entsprechender Therapie gut beherrscht werden. In der PHOENIX-2-Studie entwickelte lediglich ein mit Ustekinumab therapierter Patient eine schwere Infektion; hier handelte es sich ebenfalls um eine Zellulitis.

Auch in den nachfolgenden Studienphasen blieben die Raten der schweren Infektionen niedrig (<1%). In beiden Studien zusammen traten über den gesamten Beobachtungszeitraum insgesamt 15 Fälle von Malignomen auf, darunter 11 Fälle kutaner Malignome.

 Anwendung

Obwohl bisher unter Ustekinumab keine Tuberkulose-Fälle aufgetreten sind, soll vor Therapiebe-

ginn ein Tuberkulose-Screening gemäß den aktuellen Empfehlungen des Paul-Ehrlich-Institutes (☞ www.pei.de) erfolgen. Frauen im gebährfähigen Alter sollen während und bis zu 15 Wochen nach der Behandlung zuverlässige Verhütungsmethoden anwenden. Vor einer Lebendvakzinierung muss die Ustekinumab-Therapie für mindestens 15 Wochen unterbrochen und kann frühestens 2 Wochen nach Vakzinierung wieder aufgenommen werden.

Die Standard-Dosierung von Ustekinumab für die Therapie der Psoriasis besteht aus einer initialen subkutanen Injektion von 45 mg, gefolgt von einer 45-mg-Dosis in Woche 4 und dann alle 12 Wochen. Bei Patienten mit einem Körpergewicht > 100 kg beträgt die Dosis 90 mg, die in Woche 0 subkutan verabreicht wird, gefolgt von einer 90-mg-Dosis in Woche 4 und dann alle 12 Wochen. Bei Patienten, die über 100 kg wiegen, haben sich auch 45 mg als wirksam erwiesen. 90 mg führten jedoch bei diesen Patienten zu einer besseren Wirksamkeit.

 Fazit

Ustekinumab ist ein sehr wirksames und sicheres Medikament zur Behandlung der mittelschweren bis schweren Psoriasis vulgaris, das auch die Lebensqualität der Betroffenen deutlich verbessert. Obwohl einfach subkutan zu applizieren, sollten die Injektionen durch den betreuenden Hautarzt erfolgen, was aufgrund der niedrigen Behandlungsfrequenz unproblematisch realisierbar ist. Häufigste unerwünschte Arzneimittelwirkungen sind milde Infektionen der oberen Atemwege, welche nicht zum Therapieabbruch führen. Ustekinumab soll nicht bei aktiven Infektionserkrankungen eingesetzt werden.

> **Empfehlung der S3-Leitlinie
> zur Therapie der *Psoriasis vulgaris***
>
> In den aktuellen Leitlinien verschiedener europäischer Fachgesellschaften finden sich aufgrund der erst im Januar erfolgten Zulassung noch keine Therapieempfehlungen für Ustekinumab.

Zielstruktur	• P40 (gemeinsame Kette von IL-12 und IL-23)
Typ	• Vollhumaner Antikörper
Wirk-mechanismus	• Blockiert die Ausreifung von TH1- und TH17-Zellen
Applikation	• Subkutane Injektion in den Wochen 0 und 4, anschlie-ßend alle 12 Wochen
Wirksamkeit	• PASI-75 nach 12 Wochen: 66-76 % (dosisabhängig)
Sicherheit	• In den o.g. Studien keine mykobakteriellen Infektionen
Kommentar	• Sehr niedrige Behandlungs-frequenz • einfache Applikation

Tab. 4.11: Steckbrief Ustekinumab.

Literatur

Leonardi CL, Kimball AB, Papp KA et al. Efficacy and safety of ustekinumab, a human interleukin-12/23 monoclonal antibody, in patients with psoriasis: 76-week results from a randomized, double-blind, placebo-controlled trial (PHOENIX 1). Lancet 2008;371:1665-1674

Papp KA, Langley RG, Lebwohl M et al. Efficacy and safety of ustekinumab, a human interleukin-12/23 monoclonal antibody, in patients with psoriasis: 52-week results from a randomized, double-blind, placebo-controlled trial (PHOENIX 2). Lancet 2008;371:1674-1685

4.10. Anwendung von *Biologics*: formale Aspekte

Für alle zur Behandlung der Psoriasis zugelassenen Biologics gelten vergleichbare Einschränkungen in ihrer Anwendung:

• Sie dürfen nur bei Erwachsenen mit mittelschwerer bis schwerer Psoriasis "vom Plaque-Typ" eingesetzt werden.

• Sie dürfen erst dann eingesetzt werden, wenn etablierte Systemtherapeutika einschließlich Phototherapie entweder nicht ausreichend effektiv waren, nicht toleriert wurden, oder kontraindiziert sind.

Diese Kriterien sind unscharf. Verschiedene Initiativen haben deshalb versucht, Anhaltspunkte für eine sachdienliche Interpretation derselben in der täglichen Praxis zu definieren:

• Demnach kann eine Psoriasis insbesondere dann als mindestens mittelschwer angesehen werden, wenn entweder der *Psoriasis Area and Severity Index (PASI)* oder der Dermatology *Life Quality Index (DLQI)* einen Wert >10 annimmt, oder wenn mehr als 10 % der Körperoberfläche betroffen sind.

• Als "nicht ausreichend effektiv" kann eine Therapie dann bewertet werden, wenn sie trotz adäquater Durchführung nicht zu einer mindestens 50 %igen Reduktion des PASI führt.

• Eine Therapie wurde dann "nicht toleriert", wenn unerwünschte Arzneimittelwirkungen zum Abbruch derselben geführt haben.

• Die Kontraindikationen für die unterschiedlichen Therapien ergeben sich aus den Fachinformationen und Leitlinien.

Obwohl in Deutschland bzw. den Ländern der europäischen Union mittlerweile 5 Biologics für die Psoriasistherapie zugelassen wurden, soll hier auch kurz auf die Problematik des *"off-label use"* eingegangen werden, da diese z.B. auch bei der Therapie einer anderen als einer Psoriasis "vom Plaque-Typ" mit einem der zugelassenen Biologics auftritt, z.B. der Behandlung einer *Psoriasis pustulosa* oder Erythrodermie mit Remicade®:

Beim sog. *"off-label use"* wird ein Medikament außerhalb der zugelassenen Indikation eingesetzt. Im dermatologischen Fachgebiet ist diese Praxis weit verbreitet. In einem Urteil vom 19.3.02 entschied jedoch das Bundessozialgericht (BSG), dass grundsätzlich Arzneimittel nicht außerhalb der zugelassenen Indikationsgebiete zu Lasten der GKV verordnet werden dürfen. Das BSG definierte aber in diesem Urteil auch Ausnahmen. Danach besteht eine Leistungspflicht der Krankenkassen bei *"off-label use"* auch dann, wenn folgende Bedingungen erfüllt sind (☞ Tab. 4.12):

▶ Vorliegen einer schwerwiegenden (lebensbedrohliche oder die Lebensqualität auf Dauer nachhaltig beeinträchtigende) Erkrankung

▶ Fehlen einer anderen Therapie

▶ Aufgrund der Datenlage begründete Aussicht auf einen Behandlungserfolg mit dem betreffenden Präparat (kurativ oder palliativ)

Der letztgenannte Punkt gilt als erfüllt, wenn Forschungsergebnisse erwarten lassen, dass das Arzneimittel für die Indikation zugelassen werden kann (z.B. Antrag auf Erweiterung der Zulassung oder publizierte Ergebnisse einer kontrollierten klinischen Prüfung der Phase III) bzw. wenn ein klinisch relevanter Nutzen belegbar ist oder entsprechende außerhalb eines Zulassungsverfahrens gewonnene Erkenntnisse veröffentlicht sind. Das bedeutet, dass über die Qualität und die Wirksamkeit des Arzneimittels im neuen Anwendungsgebiet zuverlässige und wissenschaftlich nachprüfbare Aussagen existieren, aufgrund derer in den einschlägigen Fachkreisen Konsens über einen voraussichtlichen Nutzen besteht.

- Vorliegen einer schwerwiegenden (lebensbedrohliche oder die Lebensqualität auf Dauer nachhaltig beeinträchtigende) Erkrankung

  und

- Fehlen einer anderen Therapie

  und

- Aufgrund der Datenlage begründete Aussicht auf einen Behandlungserfolg mit dem betreffenden Präparat (kurativ oder palliativ)

  - Antrag auf Erweiterung der Zulassung liegt vor

    oder

  - Publikation der Ergebnisse einer kontrollierten Phase III-Studie

    oder

  - Klinisch relevante Wirksamkeit belegbar

    oder

  - Veröffentlichung außerhalb eines Zulassungsverfahrens gewonnener Erkenntnisse

Tab. 4.12: Kriterien des Bundessozialgerichtes für den "off-label use" gem. Urteil vom 19.3.02.

Das Urteil berührt grundsätzlich nicht die Therapiefreiheit des Arztes, weist aber auf dessen erhöhte Verantwortung für die Risiken und noch mehr - bei Kassenpatienten - für die Kosten in so gelagerten Fällen hin. Das Gericht erkannte andererseits die "Nöte" des praktizierenden Arztes, nämlich dass *"im medizinischen Alltag offenkundig ein dringendes Bedürfnis nach einem zulassungsüberschreitenden Einsatz von Arzneimitteln besteht"*. Es führt weiterhin aus, dass die aufgezeigten Defizite des Arzneimittelrechts nicht dazu führen dürfen, dass den Versicherten unverzichtbare und erwiesenermaßen wirksame Therapien vorenthalten bleiben.

Somit kann die Leistungspflicht der Krankenkassen für eine Arzneitherapie außerhalb der zugelassenen Anwendungsgebiete nicht von vornherein verneint werden. Zusammengefasst ist ein *"off-label use"* zu Lasten der GKV ausnahmsweise möglich. Die nachgewiesene Wirksamkeit im Indikationsgebiet ist Voraussetzung dafür.

Ein Sonderfall wäre der Einsatz von Amevive® zur Psoriasistherapie in Deutschland. Hier würde kein *"off-label use"* vorliegen. Wegen der bisher nicht vorliegenden Zulassung durch die europäische Zulassungsbehörde (EMEA) muss in diesem Fall ein Einzelimport nach §73 Abs. 3 Arzneimittelgesetz (AMG) erfolgen: Ein im Ausland zugelassenes und dort verkehrsfähiges Medikament kann nach Deutschland importiert werden. Es muss über eine Apotheke bestellt werden, und der Apotheke muss ein Rezept vorliegen. Für die Apotheke gilt, dass nur Einzelbestellungen in geringen Mengen vorgenommen werden dürfen. Bei Verordnung zu Lasten der GKV sollte der Arzt die nicht ausreichende Wirkung und ggf. Nebenwirkungen der Vortherapie darlegen können. Es gibt zahlreiche Präzedenzfälle, die besagen, dass im Ausland zugelassene Medikamente, die auf Kassenrezept verordnet werden, von der Leistungspflicht der Krankenkassen genauso erfasst sind, wie in Deutschland zugelassene Medikamente. Es gibt kein formales Antragsverfahren gegenüber der Krankenkasse. Jedem Arzt steht es frei, beim Medizinischen Dienst der Krankenkasse selbst den individuellen Fall darzulegen und sich dessen Meinung zu der geplanten Verordnung einzuholen. Entscheiden muss letztendlich der Arzt.

Literatur

Boehncke W-H, Friedrich M, Mrowietz U et al. Stellenwert von Biologics in der Psoriasis-Therapie: ein Konsensus-Papier der Arbeitsgruppe Psoriasis, Arbeitsgemeinschaft Dermatologische Forschung. JDDG 2003;1: 620-628

Boehncke W-H, Brasie RA, Barker J et al. Recommendations for the use of etanercept in psoriasis: a European dermatology expert group consensus. J Eur Acad Dermatol Venerol 2006;20:988-998

Reich K, Mrowietz U. Therapieziele bei Psoriasis. JDDG 2007;5:566-574

4.11. Anwendung von *Biologics*: Differenzialtherapie

Für die Therapie der Psoriasis steht ein breites Spektrum von Therapeutika und Behandlungsverfahren zur Verfügung, die allein oder in Kombination angewendet werden können. Die Auswahl des jeweiligen Medikaments oder Verfahrens richtet sich vor allem nach der klinischen Form und Ausprägung der Psoriasis, aber auch nach individuellen Faktoren wie Unverträglichkeiten und Begleiterkrankungen. Auch anamnestische Angaben über den Effekt früher angewandter Behandlungen sowie das soziale Umfeld werden in die Therapieplanung mit einbezogen.

Nach neuesten Erhebungen zur Zufriedenheit von Psoriasispatienten mit den zur Verfügung stehenden Therapiemöglichkeiten ist festzustellen, dass die Minderheit der Patienten mit schwerer Psoriasis systemisch behandelt wird. Mangelnde Wirkung und Sorgen über die Langzeitsicherheit sind wichtige Gründe hierfür. Die Unzufriedenheit der Patienten richtet sich aber auch gegen topische Therapien, z.B. wegen des hohen Zeitaufwandes; schlechte Compliance ist die Folge.

Bzgl. des aktuellen Stands der Therapie ist festzustellen, dass die etablierten Therapieverfahren eine effektive Behandlung aktueller Krankheitsschübe erlauben, die Langzeitsicherheitsprofile dieser Modalitäten jedoch deren Einsatz limitieren. Der Grund liegt insbesondere in Endorgantoxizitäten (z.B. Nephrotoxizität von Cyclosporin A oder Hepatotoxizität von Methotrexa). Als Konsequenz ergibt sich die Strategie der Rotationstherapie mit dem Ziel der Toxizitätsminimierung. Viele Modalitäten werden von den Patienten als nicht praktikabel oder gefährlich angesehen, die resultierende Non-Compliance führt zu schlechten therapeutischen Ergebnissen.

Aus dem bisher Gesagten ergibt sich, dass folgende Vorgaben bei der Entwicklung innovativer Therapeutika berücksichtigt werden müssen:

- Der Therapieeffekt muss schnell und deutlich manifest werden
- Auch problematische Formen der Psoriasis (Psoriasisarthritis, pustulöse Psoriasis) sollten therapierbar sein
- Das Sicherheitsprofil muss ein Langzeitmanagement der Psoriasis ermöglichen

- Die Therapie soll in allen Altersstufen sicher sein (Kinder, alte multimorbide Patienten, Schwangere)
- Die Therapie soll langfristig den Verlauf der Erkrankung beeinflussen (*"disease modification"*)
- Die Therapie muss einfach sein
- Monotherapie
- Unaufwendiges Monitoring
- Einfache Applikation
- Die Therapie muss zu einer deutlichen Steigerung der Lebensqualität führen

Die o.g. *Biologics* als Klasse haben das Potential, viele dieser Anforderungen zu erfüllen; sie stellen die konsequente Umsetzung aktueller Einsichten in die Immunpathogenese der Psoriasis in Therapiekonzepte dar:

▶ Effektivität

Biologics sind effektiv in der Behandlung der *Psoriasis vulgaris*, Psoriasisarthritis und generalisierter pustulöser Psoriasis.

- Alle für die Therapie der Psoriasis zugelassenen bzw. zulassungsnahen *Biologics* haben in mehreren großen, randomisierten, plazebokontrollierten Studien ihren primären Endpunkt (PASI-75 nach 12 Wochen) erreicht.
- Eine Wirksamkeit bei Psoriasisarthritis ist für Etanercept, Infliximab und Adalimumab dokumentiert.
- Infliximab zeigt eine eindrucksvolle Wirksamkeit bei generalisierter pustulöser Psoriasis.

▶ Sicherheit

Die kurz- und mittelfristige Anwendung von *Biologics* erweist sich als weitestgehend sicher.

- Es gibt keine Hinweise für eine klassische Endorgantoxizität oder Medikamenteninteraktionen der zugelassenen bzw. zulassungsnahen *Biologics*.
- Viele Kontraindikationen für etablierte systemische Therapien treffen auf die *Biologics* nicht zu.
- Etanercept ist für die Anwendung bei Kindern mit aktiver polyartikulärer juveniler chronischer Arthritis zugelassen.
- Bzgl. der Langzeiteffekte kann für Etanercept, Infliximab und Adalimumab auf die Erfahrungen in der Behandlung anderer Erkrankungen, speziell der rheumatoiden Arthritis, zurückgegriffen werden.

▶ Langzeitmanagement

Biologics haben das Potential für eine langfristige Anwendung und eine Modifikation des Krankheitsverlaufs.

- Für Alefacept, Efalizumab und Infliximab liegen publizierte Langzeitstudien vor, welche die Möglichkeit des Erhalts eines guten bis sehr guten Hautzustandes bei längerfristiger Anwendung dokumentiert.

▶ Lebensqualität

Biologics verbessern multiple Aspekte der Lebensqualität nachhaltig.

- In mehreren großen klinischen Studien zeigten sich hoch signifikante Verbesserungen der Lebensqualität unter Verwendung unterschiedlicher Messinstrumente.

Darüber hinaus lassen sich jedoch durchaus unterschiedliche Profile der verschiedenen *Biologics* herausarbeiten. Dies gilt auch innerhalb der Gruppen mit gleichem oder ähnlichem Wirkmechanismus wie den TNF-α-Blockern. Aussagen zur optimalen Anwendung der einzelnen Präparate sind jedoch schwierig, weil direkte Vergleichsstudien fehlen. Somit verwundert es nicht, wenn die deutsche S3-Therapieleitlinie ähnlich lautende Empfehlungen für den Einsatz der verschiedenen *Biologics* gibt (☞ Kap. 4.5. bis 4.7.).

Die britische dermatologische Gesellschaft charakterisiert die bisher relevanten *Biologics* folgendermaßen:

- Efalizumab soll insbesondere dann eingesetzt werden, wenn bei dem zu therapierenden Patienten das Risiko einer Tuberkulose hoch ist oder Hinweise auf demyelinisierende Erkrankungen (Multiple Sklerose!) vorliegen.

- Etanercept gilt als das *Biologic* der Wahl, wenn eine stabile Psoriasis vorliegt und eine TNF-α-Blockade erforderlich erscheint, sowie im Fall einer signifikanten, unkontrollierten Psoriasisarthritis.

- Infliximab soll insbesondere der schnellen Kontrolle schwerer Psoriasisformen dienen, z.B. einer unstabilen Erythrodermie oder einer generalisierten pustulösen Psoriasis.

Aus methodischen Gründen ist die Stärke dieser Empfehlung jedoch gering.

Aus der subjektiven Sicht des Autors stellen sich die o.g. *Biologics* wie folgt dar:

- Etanercept: "Allrounder" mit optionalem Turbo (2 × 50mg/Woche) und Biologic der Wahl im pädiatrischen Bereich.

- Infliximab: "Retter" in höchster Not mit Potenzial zum Dauerläufer und Fessel für Unzuverlässige.

- Adalimumab: "Allrounder" mit einer Lücke im pädiatrischen Bereich.

- Ustekinumab: Potenzial zum "Standard"-Biologic für die Psoriasis vom Plaque-Typ.

Die früher in der täglichen Praxis häufig verfolgte Strategie einer sequenziellen Therapie unter Einsatz je eines *Biologics* für die Initial- und für die Erhaltungstherapie könnte vor dem Hintergrund der schnell wirksamen und in der Handhabung einfachen neuen Biologics an Bedeutung verlieren. Ergänzende topische Therapien insbesondere für hartnäckige (Unterschenkel) oder exponierte *(Capillitium)* Areale sind jedoch sicher weiterhin sinnvoll.

Literatur

Sterry W, Barker J, Boehncke W-H et al. Biological therapies in the systemic management of psoriasis: International Consensus Conference. Br J Dermatol 2004;151(69): 3-17

Smith CH, Anstey AV, Barker JN, et al. British Association of Dermatologists guidelines for use of biological interventions in psoriasis 2005. Br J Dermatol 2005;153: 486-497

Weisenseel P, Kuznetsov AV, Prinz JC. Implementierung der S3-Leitlinie zur systemischen und UV-Therapie der mittelschweren bis schweren Psoriasis vulgaris durch einen Therapiealgorithmus. JDDG 2007;5:683-688

Psoriasisarthritis

5. Psoriasisarthritis

5.1. Einteilung und Klinik

Etwa 5-20 % der Patienten mit einer Psoriasis entwickeln eine Arthritis. Dies ist im Vergleich zur Gesamtbevölkerung (0,3-4 %) ein deutlich erhöhtes Risiko. Die *Arthritis psoriatica* wird als eigenständiges Krankheitsbild innerhalb der entzündlich-rheumatischen Erkrankungen angesehen, das von anderen rheumatischen Erkrankungen abzugrenzen ist. Dies allerdings ist oft schwierig, da bisher keine international akzeptierten diagnostische Kriterien erarbeitet werden konnten und Patienten mit einer Psoriasis der Haut durchaus auch eine rheumatoide Arthritis oder eine *Spondylitis ankylosans* entwickeln können.

Die Inzidenz und Prävalenz der Erkrankung lassen sich in Folge der geringen Sensitivität und Spezifität der bisher verwendeten diagnostischen Methoden und der unscharfen Klassifikation der Erkrankung nicht genau bestimmen.

Bazin (später auch Bourdillon) beschreibt 1860 erstmals die Assoziation von Psoriasis und Arthritis in der medizinischen Literatur.

Die Psoriasisarthritis (PsA) wird in der Rheumatologie aufgrund klinischer und serologischer Gemeinsamkeiten mit anderen entzündlichen Gelenkerkrankungen der Gruppe der *seronegativen Spondarthritiden* zugeordnet.

Die aktuelle Klassifikation der Erkrankung beruht auf einer Arbeit von Moll und Wright aus dem Jahr 1973 (☞ Tab. 5.1). Diese definiert die PsA als eine *"mit Psoariasis assoziierte entzündliche Gelenkerkrankung, welche in der Regel Rheumafaktor negativ ist"*.

Man versteht heute unter Arthritis psoriatica eine meist seronegative (also kein Rheumafaktor-Nachweis) Oligo- oder Polyarthritis, die mit einer Psoriasis der Haut und/oder der Nägel verbunden ist. Der Verlauf ist schubweise und/ oder chronisch destruierend und oft mit ossären Umbauvorgängen verbunden.

Nicht selten besteht eine Beteiligung des Achsenskeletts, insbesondere der Ileosakralgelenke. Neben der entzündlichen Reaktion der Gelenke selbst sind bei der PsA häufig auch die Sehnen (Insertionstendinitis, Enthesitis) betroffen oder können sogar im Vordergrund der Symptomatik stehen.

Eine internationale Arbeitsgruppe um W. Taylor und P. Helliwell hat in den vergangenen Jahren im Rahmen einer Studie an ca. 500 PsA-Patienten und gleich vielen Kontrollen die bekannten Klassifikationskriterien evaluiert und auf Grundlage der Ergebnisse neue Kriterien erstellt, die insbesondere dem heterogenen klinischen Bild der Erkrankung Rechnung tragen. Allerdings sind diese Kriterien Werkzeuge zur Klassifikation und keine Diagnoseleitlinien zur Erkennung der (frühen) PsA.

Entzündliche Erkrankung des Bewegungsapparates (Gelenke, Wirbelsäule oder Enthesitis) und drei oder mehr der folgenden Punkte:	Punkte
• Evidenz für eine Psoriasis der Haut	
- Aktuell Psoriasis vorhanden	2
- Positive Eigenanamnese für Psoriasis	1
- Psoriasis in der Familienanamnese	1
• Nagelpsoriasis	1
• Kein Nachweis des Rheumafaktors	1
• Daktylitis	
- Aktuell Daktylitis	1
- Positive Anamnese einer Daktylitis (Rheumatologe)	1
• Radiologischer Nachweis von gelenknahen Ossifikationen	1

Tab. 5.1: CASPAR-Kriterien (nach Taylor et al. 2006). Spezifität: 98 %, Sensitivität: 91,4 %.

Häufig macht sich der Gelenkbefall im Rahmen der Psoriasis in Form von Arthralgien bemerkbar. Klinisch finden sich weitere Symptome einer akuten Entzündung im Sinne von Schwellung und Rötung sowie Funktionseinbußen. Die Morgensteifigkeit ist in der Regel geringer als bei der rheumatoiden Arthritis. Pathologisches Korrelat dieser Entzündungssymptomatik ist eine Pannusbildung, die zu Knorpel- und Knochendestruktion führen kann und derjenigen bei der rheumatoiden Arthritis ähnelt.

Während bei der rheumatoiden Arthritis (RA) ein symmetrischer, transversaler Befall ohne Beteiligung der distalen Interphalangealgelenke vorherrscht, ist die Daktylitis mit dem Befall aller Gelenke eines Strahls in Verbindung mit einer Tenosynovialitis an dieser Phalanx oder der Befall aller Endgelenke typisch für die PsA. Neben dieser charakteristischen Verteilung der betroffenen Gelenke sind allerdings eine Vielzahl von unterschiedlichen Befallsmustern möglich, die sich in den Einteilungen der Erkrankung (Moll/Wright) widerspiegeln und die differentialdiagnostische Abgrenzung zu anderen entzündlich rheumatischen Erkrankungen so schwierig machen. Analysen von Studienpopulationen im Rahmen der klinischen Prüfung neuer Medikamente in dieser Indikation und die Untersuchungen der CASPAR-Gruppe zeigen, dass der typische Befallstyp keineswegs der häufigste ist und ein polyartikulärer Befall ähnlich wie bei der RA dominiert.

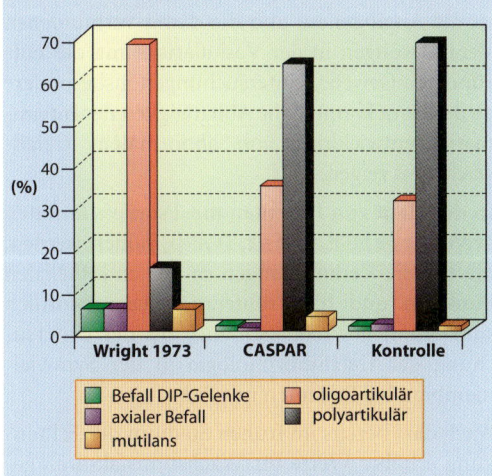

Abb. 5.1: Unterschiedliche Verteilung der Befallstypen der PsA nach älteren (Wright) und neueren (CASPAR) Untersuchungen im Vergleich zu anderen Gelenkerkrankungen (Kontrolle) (nach P. Helliwell, Ann Rheum Dis 2005).

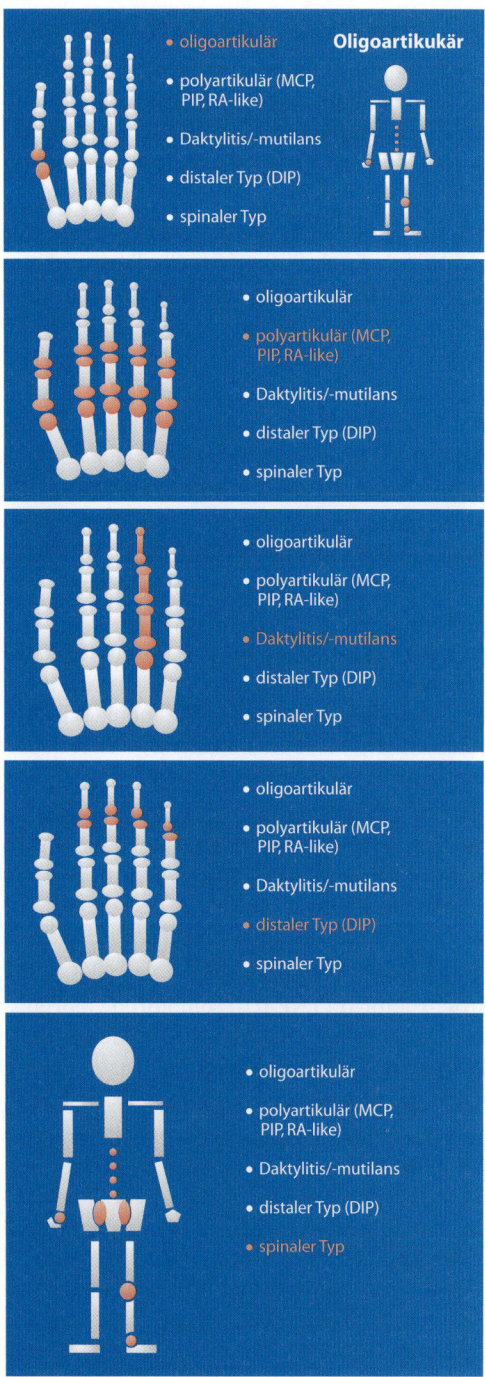

Abb. 5.2: Schematische Darstellung der unterschiedlichen Befallsmuster der PsA.

5.2. Ätiologie und Pathogenese

Die Ätiologie der Erkrankung ist noch weitgehend unklar. Viele immungenetische Studien und Familienuntersuchungen bis hin zu Zwillingsstudien lassen auf eine wichtige Rolle von **genetischen Faktoren** bei der Psoriasis und der PsA schließen.

Betrachtet man allerdings die oben beschriebenen vielfältigen Erscheinungsformen dieser Erkrankung, so scheinen viele unterschiedliche Mechanismen die Ausprägung der Erkrankung zu beeinflussen.

Untersuchungen, die HLA-Klasse I- und -II-Allele von Patienten mit PsA und denen von Kontrollgruppen verglichen haben, konnten eine komplexe Assoziation zu dieser Erkrankung zeigen.

Fall-Kontroll-Studien zeigten eine Zusammenhang von PsA und HLA B13, B17, B57, DR7, B38, B39, Cw6. Diese Ergebnisse ähneln denen für die Psoriasis alleine.

HLA B27 ist assoziiert mit der das Achsenskelett befallenden Untergruppe der PsA, aber auch mit dem Endgelenksbefall. HLA B27 und B7 scheinen eine von der Psoriasis unabhängige Assoziation zur Arthritis psoriatica zu besitzen.

HLA DR4 ist mit dem peripher symmetrischen Befall assoziiert, ähnlich wie die rheumatoide Arthritis auch, welche dieser Form der Arthritis psoriatica sehr ähnlich ist.

Aber auch Nicht-HLA-Gene scheinen eine Rolle in der Pathogenese zu spielen. Der -238-Tumor-Nekrose-Faktor-α (TNF-α)-Promotorpolymorphismus ist wohl mit einer frühen Entwicklung der Psoriasis und der Arthritis verbunden.

Neben diesen genetische Faktoren steht allerdings auch das spezifische Immunsystem mit der wichtigen Rolle aktivierter **T-Lymphozyten** und der Dysbalance zwischen proinflammatorischen und antiinflammatorischen Zytokinen (die in der Synovialmembran und der Synovialflüssigkeit nachgewiesen werden können) im Mittelpunkt der Modelle zur Pathogenese der Arthritis psoriatica. Dabei kommt dem proinflammatorischen Zytokin TNF-α eine zentrale Rolle in der Zell-Zell-Interaktion zu. Isolierte T-Lymphozyten und Makrophagen von Patienten mit Arthritis psoriatica produzieren vermehrt TNF-α im Vergleich zu denjenigen Zellen einer gesunden Kontrollgruppe. Auch konnte gezeigt werden, dass der TNF-α-

Spiegel in Haut und Gelenken bei Patienten mit PsA mit der Krankheitsaktivität korreliert.

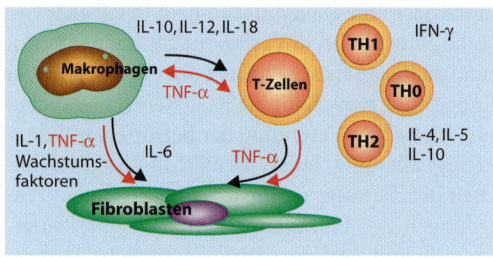

Abb. 5.3: Zytokoinvermittelte Zell-Zell-Interaktion.

Die Bedeutung der T-Zellen ist allerdings bei den Hautläsionen umfassender gezeigt als dies bei der Arthritis der Fall ist.

Diese Beobachtungen erklären die Wirksamkeit T-Zell-spezifischer Therapien wie z.B. Cyclosporin A in der Behandlung der Effloreszenzen und auch der Arthritis.

Ein weiterer Faktor in der Krankheitsentwicklung ist die **Angiogenese** und die damit verbundenen Veränderungen in der Vaskularisierung der entzündeten Gewebe. Untersuchungen insbesondere an der Haut konnten die Abhängigkeit der Inflammationsentwicklung von abnormalem Gefäßwachstum zeigen.

In der Haut von Patienten mit Psoriasis konnten Moleküle (VEGF, TNF-α, TGF-β) isoliert werden, die für die Veränderungen in der endothelialen Funktion und für Proliferation verantwortlich sind. Ähnliches zeigt sich auch bei der Untersuchung der Gefäßmorphologie in der Synovialmembran bei Patienten mit PsA.

Auch dass bereits im frühen Stadium der Erkrankung erhöhte Werte für Wachstumsfaktoren gefunden werden, unterstreicht die Bedeutung der Angiogenese für den Inflammationsprozess der Haut und der Gelenke.

5.3. Diagnostik

Erster Schritt in der Diagnostik der PsA ist die gründliche **körperliche Untersuchung** des gesamten Bewegungsapparates. Neben dem Nachweis florider Arthritiden ist besonders auf Enthesiopathien zu achten, die häufig im Rahmen einer *Arthritis psoriatica* zu finden sind. Arthralgien bei Psoriasis der Haut müssen nicht zwangsläufig Symptome einer Arthritis psoriatica sein, sie können vielmehr als häufiges Symptom bei Psoriasis alleine gefunden werde, ohne dass Anhalt für eine Gelenkentzündung besteht.

Serologische Untersuchungen können über die Bestimmung von CRP und BSG Auskunft über die Entzündungsaktivität geben. Diese reagieren allerdings häufig weniger sensitiv als dies bei der rheumatoiden Arthritis der Fall ist.

Weitere unspezifische Entzündungszeichen wie hypochrome Anämie oder diskrete Leukozytose können sich finden.

Der Rheumafaktor (RF) ist in der Regel negativ, allerdings schließt ein positiver RF eine PsA nicht aus.

Pathognomonische Laborkonstellationen existieren für die Arthritis psoriatica nicht.

Weiterer wichtiger Bestandteil der Diagnostik sind **bildgebende Verfahren**. Methode der Wahl ist das *konventionelle Röntgen* der Hände und Füße dorsopalmar/-plantar. Zur Diagnostik ist eine 2. Ebene hilfreich, zur Beurteilung des Verlaufs der Erkrankung sind Aufnahmen in zwei Ebenen in der Regel nicht immer erforderlich.

Deuten Klinik und/oder Symptomatik auf eine Stammskelettbeteiligung hin sind Aufnahmen der Ileosakralgelenke und der Lendenwirbelsäule (thorakolumbaler Übergang) bzw. des involvierten Wirbelsäulenabschnitts erforderlich, analog dem diagnostischen Vorgehen bei der Spondylitis ankylosans.

Als typischen Befund bei der PsA treten im Bereich der Interphalangealgelenke osteophytische Proliferationen auf, sog. Protuberanzen, die im Röntgenbild imponieren. Periostale Knochenanlagerungen resultieren in verbreiterten Phalangealschäften, den sog. Kolbenphalangen.

Neben diesen proliferativen Veränderungen treten osteolytische Reaktionen auf, welche zu einer Zuspitzung der distalen Phalangenenden führen (Akroosteolysen). Wenn im Rahmen dieser Prozesse auch die Diaphysen mitbeteiligt sind, finden sich bleistiftartige Verdünnungen (*"pencil in cup joint"*). Auch massive Mutilationen mit zum Teil vollständiger Resorption ganzer Phalangen werden bei schwer verlaufender PsA beobachtet.

Dieses Nebeneinander von osteodestruktiven Vorgängen und Osteoproliferationen ist nahezu pathognomonisch für die PsA und unterscheidet diese so eindrucksvoll von der rheumatoiden Arthritis, deren typisches Bild die Usuren/Erosionen der Gelenkflächen sind, osteoproliferative Veränderungen fehlen. Zur Diskrimination dieser beiden verwandten Krankheitsbilder eignet sich auch die gelenknahe Osteopenie welches ein typisches Kollateralphänomen bei der rheumatoiden Arthritis, nicht aber bei der PsA darstellt.

> **Typische radiologische Veränderungen bei der PsA sind:**
> - Protuberanzen der Interphalangealgelenke
> - Akroosteolysen (*pencil in cup joint*)
> - Mutilationen
> - Fibroostitis
> - Parasyndesmophyten (untere BWS, obere LWS)
> - Nagelkranzveränderungen

Als weitere Methode der Bildgebung ist die **Arthrosonografie** in der Rheumatologie etabliert. Der Nachweis einer Arthritis mit synovialer Proliferation und Ergussbildung ist mit diesem Verfahren möglich, auch Tenosynoviitis oder ossäre Veränderungen sind so darstellbar.

Die **Magnetresonanz-Tomografie** hat ihre Bedeutung als sensitive Methode insbesondere zum Nachweis einer Sakroiliitis als Ausdruck eines Achsenskelettbefalls. Bezüglich der Bedeutung in der Diagnostik eines peripheren Gelenkbefalls ist die Datenlage für die *Arthritis psoriatica* noch sehr gering. Es scheint aber, ähnlich wie bei der rheumatoiden Arthritis möglich mit diesem Verfahren einmal anhand der Bestimmung des Volumens des entzündlichen synovialen Gewebes das Ausmaß der Krankheitsaktivität abzubilden und zum anderen insbesondere das Knochenödem im Bereich der beteiligten Gelenke als prädiktiven Marker für die Entwicklung von Erosionen nutzen zu können. Bei der Rheumatoiden Arthritis zeigt sich die Gelenkschwellung häufig stärker exsudativ, so dass sie der klinischen Untersuchung besser zugänglich ist, während die bei der PsA typischen periosatalen Reaktionen und geringere Synovialitis den Einsatz des MRT zum Nachweis einer floriden Arthritis hierbei sehr sinnvoll erscheinen lässt.

Die **Skelettszintigrafie** kann durch den Nachweis eines typischen Befallsmuster sowohl bei der Früh- als auch bei der Differenzialdiagnose hilfreich sein, steht allerdings sicher nicht im Mittelpunkt des diagnostischen Vorgehens.

Bietet sich bei ausgeprägter Ergussbildung sowohl aus therapeutischen als auch aus diagnostischen Gründen die Gelenkpunktion an, so kann die **Synovialanalyse** wichtige Hinweise geben. Insbesondere über die Leukozytenzahlen lassen sich Rückschlüsse über die Genese des Ergusses gewinnen. Dies ermöglicht eine Abgrenzung des primär entzündlichen Ergusses von einem Reizerguss (z.B. im Rahmen einer Arthrose, nach Trauma) einerseits und einem infektiösen Erguss andererseits. Weitere Analysen, insbesondere die Suche nach Kristallen in der Synovialflüssigkeit erleichtern die Abgrenzung der PsA (keine Kristalle im Erguss) von anderen entzündlichen Gelenkerkrankungen.

5.4. Medikamentöse Therapie

Die Therapie der PsA stützt sich ganz wesentlich auf Erkenntnisse aus der klinischen Prüfung von Substanzen bei der rheumatoiden Arthritis, obwohl Unterschiede dieser beiden Erkrankungen klar vorhanden sind.

5.4.1. Nicht-steroidale Antirheumatika (NSAR)

Sollten bei Patienten mit PsA Gelenkschmerzen und nur gelegentliche Gelenkentzündungen auftreten, so ist zunächst unter engmaschiger klinischer und regelmäßiger radiologischer Kontrolle ein Therapieversuch mit NSAR alleine oder in Kombination mit niedrig dosierten **Steroiden** (möglichst weniger als 7,5 mg/die Prednisolonäquivalent) möglich.

NSAR wirken analgetisch und antiphlogistisch. Ihre Stärke liegt im raschen Wirkungseintritt und der damit verbundenen schnellen Schmerzlinderung. Eine wesentliche Beeinflussung des Krankheitsverlaufes gelingt mit NSAR alleine allerdings nicht (symptomatische Therapie).

Bei (Gelenk-)Entzündungen treten vermehrt Metabolite des Arachidonsäurestoffwechsels wie Prostaglandine, Thromboxane und Leukotriene auf. Über die Hemmung der Cyclooxygenase wird durch NSAR insbesondere die Prostaglandinsynthese verringert.

Es steht eine Vielzahl von konventionellen Präparaten zur Verfügung die prinzipiell alle zur Anwendung kommen können. Sie unterscheiden sich in der Halbwertszeit und in der sich daraus ergebenden Häufigkeit der Applikation. Mit einer Halbwertszeit von 3-6 Std. sind beispielsweise Diclofenac, Ibuprofen, Indometacin relativ kurzwirksame NSAR, während Naproxen und Piroxicam deutlich längere Halbwertszeiten aufweisen.

Selektive Inhibitoren der Cyclooxygenase II (Etoricoxib, Celecoxib) besitzen ein günstigeres Profil bezüglich der unerwünschten Arzneimittelwirkungen am Gastrointestinaltrakt (erosive Gastritis, Ulkusbildung und GI-Blutung) als konventionelle NSAR, ohne in der Wirkung überlegen zu sein. Diese Präparate sind daher bei begleitender Steroidtherapie über längere Zeit, bei anamnestisch bekannten Gastritiden/Ulcera oder bei Blutungsneigung zu bevorzugen. Eine endgültige Beurteilung des kardiovaskulären Risikos dieser Substanzklasse ist derzeit nicht abschließend möglich. Bei Patienten mit Herzinsuffizienz (NYHA II-IV) oder erhöhtem kardiovaskulären Risiko sollte eine Therapie mit dieser Substanzklasse vermieden werden.

5.4.2. Krankheitsmodifizierende Langzeittherapie (DMARD = disease modifying antirheumatic drug)

Treten rezidivierend Arthritiden auf und/oder zeigen sich im Röntgenbild erste ossäre Veränderungen so sollte rasch mit der Einleitung einer krankheitsmodifizierenden Langzeittherapie begonnen werden.

Diese sollte überlappend mit der Behandlung mit NSAR und Steroiden durchgeführt werden, da bei den allermeisten DMARDs ein Wirkeintritt erst nach 1-3 Monaten zu erwarten ist. Ziel der Behandlung ist es, modulierend in den immunologischen Prozess der rezidivierenden Entzündungen einzugreifen und so ein Voranschreiten der Erkrankung mit zunehmenden Gelenkdestruktionen bis hin zur Invalidisierung zu verhindern.

Alle klassischen DMARDs sind aus der Behandlung der rheumatoiden Arthritis (RA) entlehnt. Es gibt nur wenige kontrollierte, prospektive Studien, die die Wirksamkeit der Langzeittherapeutika speziell bei der PsA sorgfältig untersucht haben. Bis vor ca. 8 Jahren war die Datenlage allein für Sulfasalazin ausreichend um Aussagen zur (geringen) Wirksamkeit in der Therapie der *Arthritis psoriatica* machen zu können. Für den vermeintlichen

Standard Methotrexat ist die derzeitige Datenlage für die Wirksamkeit bei der PsA aus kontrollierten Studien weiter sehr gering. Wie der Tab. 5.2 zu entnehmen ist, gibt es eine Vielzahl teils kleiner oder nicht-kontrollierter Studien, die einen Benefit einzelner Medikamente gegenüber Plazebo zeigen konnten.

In den letzten Jahren hat sich, ausgehend von neuen Erkenntnissen über die Pathophysiologie der Gelenkentzündung bei der rheumatoiden Arthritis, das Repertoire der zur Verfügung stehenden Medikamente zur Behandlung entzündlich rheumatischer Erkrankungen um einige viel versprechende Alternativen erweitert. Leflunomid als selektiver Hemmer der Pyrimidinsynthese und die *Biologics* zur Inhibition des proinflammatorischen Zytokins TNF-α (Infliximab, Etanercept) haben ihre Wirksamkeit in der Behandlung der rheumatoiden Arthritis eindrucksvoll gezeigt und sind für diese Indikation in Deutschland zugelassen. Daten zur Wirksamkeit bei PsA liegen für verschiedene Substanzen inzwischen vor.

DMARD	Autor	Jahr	Wirksamkeit
Methotrexat	Willkins	1984	+
	Black	1964	
Sulfasalazin	Farr	1990	+
	Fraser	1993	
	Clegg	1999	
	Dougados	1995	
Cyclosporin	Porzio	1996	(+)
	Salvarani	2001	
	Steinsson	1990	
Azathioprin	Levy	1972	(+)
Penicillamin	Price	1986	(+)
Gold i.m.	Palit	1990	(+)
Interferon-γ	Fierlbeck	1990	(+)
Fumarsäure	Peeters	1992	(+)
Etretinate	Hopkins	1985	(+)
Leflunomid	Kaltwasser	2002	+
Etanercept	Mease	2000	++
Infliximab	Antoni	2002	++
Adalimumab	Mease	2005	++

Tab. 5.2: Übersicht über durchgeführte Studien zur medikamentösen Therapie der PsA.

■ Methotrexat

Methotrexat (MTX) kann, ähnlich wie bei der rheumatoiden Arthritis, als DMARD der ersten Wahl angesehen werden. Die Arbeiten von Black (1964) und Willkins (1984) zeigen die Wirksamkeit der Therapie. Die Ergebnisse stützen sich allerdings auf Studien mit sehr kleinen Fallzahlen. Bei dieser Therapie besteht sicher ein Missverhältnis zwischen den guten Erfahrungen vieler Behandler mit dieser Substanz und der nur geringen Evidenz als Folge des Mangels an kontrollierten Studien.

Das Wissen um die Wirkungsweise des Präparates in der in der Rheumatologie angewendeten Low-dose-Pulstherapie ist noch lückenhaft. MTX ist ein Folsäureantagonist und hemmt so kompetitiv die Dihydrofolatreduktase und andere folsäureabhängige Enzyme wie die Thymidylatsynthetase und andere. Auf diese Weise stehen nicht genug C_1-Körper zur Synthese von Purinen, den wesentlichen Bestandteilen der RNA/DNA, zur Verfügung. In Folge dieses Substratmangels kann MTX einen Zellzyklusarrest in der S-Phase induzieren.

Weitere Mechanismen sind die Hemmung der Chemotaxis der neutrophilen Granulozyten und der Makrophagen, die Normalisierung von erniedrigtem Interleukin (IL)-2, Hemmung aktivierter B-Lymphozyten und damit verminderte Produktion von IgM (Rheumafaktor) sowie die Hemmung der Produktion und Aktivierung von IL-1 und IL-6. Diese immunmodulatorischen Eigenschaften scheinen im Rahmen der *low-dose*-Therapie die entscheidenden Wirkmechanismen zu sein, und nicht der direkt antiproliferative Effekt durch den Folsäureantagonismus.

Diese Erkenntnis, dass die eigentlichen antiinflammatorischen Wirkungen nicht dem folsäureabhängigen Prozess der Proliferationshemmung unterliegen, führte dazu, dass zur Verminderung von Nebenwirkungen Folsäure häufig, in den USA regelhaft substituiert wird. Allerdings zeigten klinische Studien, dass durch die Folsäuresubstitution neben der Reduktion der unerwünschten Arzneimittelwirkungen auch ein Rückgang der erwünschten Wirkung zu verzeichnen ist. Auch experimentelle Arbeiten können zeigen, dass sehr wohl folsäureabhängige Prozesse wie beispielsweise die Monozytendifferenzierung in der *low-dose*-MTX-Therapie von Bedeutung sind.

▶ Anwendung

Die MTX-Therapie wird in der Regel mit einer einmal wöchentlichen Gabe von 7,5-25 mg durchgeführt. Dabei ist die Verabreichung p.o., i.m., i.v., s.c. prinzipiell möglich. Insbesondere bei gastrointestinalen unerwünschten Arzneimittelwirkungen oder bei dem Verdacht auf unzureichende Resorption sind die parenteralen Formen vorzuziehen. Hierbei zeigt sich die s.c. Selbstapplikation durch den Patienten als unproblematische Möglichkeit mit guter Compliance.

Typische Nebenwirkungen sind Übelkeit, Diarrhoe, Dyspepsie oder auch Schleimhautveränderungen im Sinne einer Stomatitis. Beachtet werden muss die Hepatotoxizität mit Anstieg der Leberfermente und der Gefahr eines fibrotischen Umbaus.

Eine Knochenmarksdepression mit Panzytopenie kann selten beobachtet werden, ebenfalls selten kann es zu einer interstitiellen Pneumonitis unter Therapie mit MTX kommen.

Zu Beginn der Therapie sollten daher wöchentliche Laborkontrollen (Blutbild mit Differentialblutbild, Leberfermente, Kreatinin) zur Therapieüberwachung durchgeführt werden, später dann mindestens alle 4 Wochen. Bei auftretenden unerwünschten Arzneimittelwirkungen kann eine Folsäuresubstitutuion am Tag nach der MTX-Applikation zur Reduktion der Symptomatik führen, eine generelle Therapie mit Folsäure ist wegen der möglichen Wirkungsabschwächung zu vermeiden.

> Ausführliche Informationen zu Nebenwirkungen und zur Therapieüberwachung aller Langzeittherapeutika unter:
> *www.rheumanet.org*
> Kompetenznetz Rheumatologie. Dort sind unter dem Link "Fach-Info", "Medikamenteninfo" unter anderem die Therapieüberwachungsrichtlinien zu den einzelnen Substanzen als PDF-Download erhältlich.

■ Sulfasalazin

Eine weitere Therapieoption stellt **Sulfasalazin** dar, eine Azoverbindung von Sulfapyridin und 5-Aminosalicylsäure dar, der Wirkungsmechanismus ist auch hier nicht völlig geklärt. Bedeutend für die Arthritis sind Hemmungen der T-Zell-Proliferation, Verminderung der Aktivität von NK-Zellen, Reduktion der Produktion von IL-1 und -2. Die Effekte sind als mäßig einzuschätzen, es zeigt sich auf die Haut kein positiver Einfluss.

▶ Anwendung

Die Behandlung erfolgt oral, initial mit der täglichen Einmalgabe einer Tablette (500 mg); die Dosis wird wöchentlich auf bis zu 2 × 2 Tabletten gesteigert. Wesentliche Kontraindikationen sind schwere Leber-, Nieren- oder Blutbildstörungen, Allergien gegen Sulfonamide, die letzten Wochen der Schwangerschaft sowie die Stillzeit. Häufigere Nebenwirkungen sind Exantheme in Verbindung mit Juckreiz, Leukopenien (in seltenen Fällen Agranulozytose) oder Anämien, welche sich i.d.R. während der ersten Behandlungswochen manifestieren. Eine Oligospermie mit Fertilitätsstörung ist in der Regel reversibel, die Spermatogenese normalisiert sich innerhalb von 3 Monaten nach Absetzen des Präparates.

Auch hier sind zur Überwachung regelmäßige Laborkontrollen notwendig, in den ersten 3 Monaten 14-tägig, später alle 4 Wochen.

■ Cyclosporin A

Cyclosporin A (CSA) ist zur Therapie schwerster, therapieresistenter Psoriasis zugelassen. Es hemmt selektiv die T-Lymphozyten-Aktivierung über eine Transkriptionshemmung von IL-2 und Interferon-γ. Dabei kommt es zu einer Komplexbildung von CSA mit dem zytoplasmatischen Protein Cyclophilin, was wiederum zur Inhibition von Transkriptionsfaktoren von T-Zell-Zytokinen führt.

Weitere Effekte auf Makrophagen und Chondrozyten werden diskutiert, inwieweit diese therapeutische Relevanz besitzen ist unklar.

▶ Anwendung

Zur Therapie der Arthritis ist eine Dosis von 3-5 mg/kg/die anzustreben, in der Regel aufgeteilt in zwei Gaben pro Tag. Die Hauptnebenwirkungen der Substanz erklären sich aus den Effekten an der Niere. Neben der akuten Wirkung mit Konstriktion der Vasa afferentia und verminderter glomerulärer Filtrationsrate und reduziertem renalem Plasmafluss können auch irreversible strukturelle Schäden entstehen. Als Symptome finden sich ein Blutdruckanstieg und eine Erhöhung des Serum-Kreatinins.

Weitere unerwünschte Wirkungen können sein: Hypertrichose, Gingivahyperplasie, Tremor, gastrointestinale Nebenwirkungen.

Auch hier sind zum Monitoring zu Beginn 14-tägige Laborkontrollen und regelmäßige Messungen des Blutdrucks notwendig.

■ Leflunomid

Leflunomid, als erster Vertreter der *neuen Substanzen* zur Therapie der Arthritis psoriatica, ist seit mehreren Jahren zugelassen zur Therapie der rheumatoiden Arthritis und hat sich dort sowohl in der Monotherapie als auch als Kombinationspartner zu MTX und anderen etabliert.

Neben einigen Fallberichten liegen Daten einer großen multinationalen kontrollierten Studie (TOPAS) bei PsA und Psoriasis vor, die eine gute Wirksamkeit der Substanz zeigen konnte bei positivem Effekt auch auf die Effloreszenzen. Leflunomid ist zugelassen zur Behandlung der aktiven PsA.

Leflunomid wird nach Aufnahme rasch in den aktiven Metaboliten A-771726 umgewandelt. Dieser ist zu 99 % proteingebunden, die Ausscheidung erfolgt je zur Hälfte renal und mit den Faeces. Die Plasmaeliminationshalbwertszeit beträgt ca. 16 Tage.

Die Wirkung beruht vorwiegend auf einer spezifischen Hemmung der *de-novo*-Pyrimidinsynthese aktivierter T-Lymphozyten durch einen inhibitorischen Effekt auf die Dihydroorotat-Dehydrogenase. Der daraus resultierende Substratmangel für die DNA/RNA-Synthese führt zum Zellzyklusarrest.

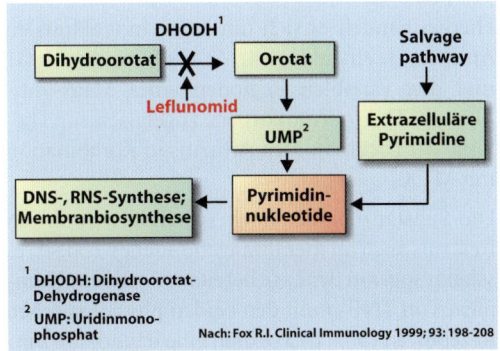

Nach: Fox R.I. Clinical Immunology 1999; 93: 198-208

Abb. 5.4: Schematisch Darstellung der Wirkweise von Leflunomid.

Daneben werden noch eine Vielzahl weitere Mechanismen diskutiert wie z.B. die Hemmung der TNF-abhängigen Aktivierung von NFκB und damit der Reduzierung der Produktion proinflammatorischer Zytokine. Zugelassen ist Leflunomid derzeit nur zur Therapie der rheumatoiden Arthritis.

▶ Anwendung

Die Behandlung wird mit einer Ladungsdosis begonnen, um schneller den Wirkspiegel zu erreichen. Es erfolgt die Gabe von 100 mg/die über 3 Tage und eine anschließende Dauertherapie mit 20 mg/die als einmalige Gabe. Insbesondere in den ersten Tagen kann es zu gastrointestinalen Nebenwirkungen wie Diarrhoe, Erbrechen und Appetitlosigkeit kommen, auch eine Erhöhung der Transaminasen wird beobachtet. Daneben ist auf den Blutdruck zu achten um mögliche Hypertonien rechtzeitig zu erkennen. Gelegentlich kommt es zu ekzematösen Hautveränderungen sowie zu Blutbildveränderungen mit Leukopenie und Anämie.

Hauptgefahr allerdings stellt die Hepatotoxizität dar, insbesondere in Verbindung mit weiteren Noxen wie z.B. Alkohol, NSAR und anderen Pharmaka. Daher sind regelmäßige Laborkontrollen unter besonderer Beachtung der Transaminasen zwingend notwendig. Ein Unterschied in der Verträglichkeit bei der Population mit PsA im Vergleich zu anderen Indikationen zeigte sich in der Studie nicht.

Bei auftretenden Nebenwirkungen kann eine Dosisreduktion auf 10 mg/die erfolgen, bei schwerwiegenden Ereignissen sollte wegen der langen Halbwertszeit das Auswaschen der Substanz mit Colestyramin (8 g 3 × pro Tag über 11 Tage) durchgeführt werden.

■ TNF-α-Inhibitoren

Mit den **TNF-α-Inhibitoren** als *Biologics* haben völlig neue Substanzen in die Rheumatologie Einzug gehalten. Diese führen zu einer zielgerichteten Inhibition des proinflammatorischen Zytokins TNF-α, welches eine zentrale Rolle in der Pathogenese der chronischen Gelenkentzündung, aber auch anderer Entzündungsreaktionen einnimmt. Die Bedeutung dieser Substanz für die Arthritis psoriatica liegt in der Fähigkeit zur Hochregulation von Adhäsionsmolekülen und zur Triggerung einer inflammatorischen Zytokinkaskade. Einige wichtige Wirkungen von TNF-α sind in Abb. 5.5 dargestellt.

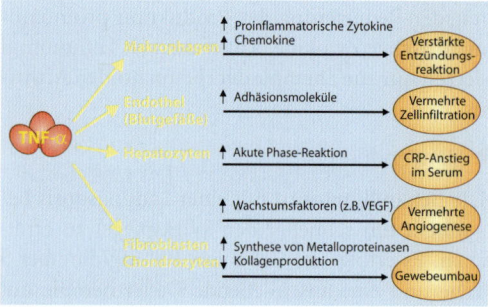

Abb. 5.5: Wirkungen von TNF-α.

Inhibiert man nun TNF-α durch Bindung an einem Antikörper oder an ein Rezeptorfusionsprotein, so kann dieses nicht an den Rezeptoren der Zielzellen binden um dort die proinflammatorischen Effekte zu induzieren, die Entzündungsreaktion geht zurück.

Zur TNF-α-Inhibition stehen derzeit zwei (für die rheumatoide Arthritis) zugelassene Substanzen zur Verfügung. Einmal der chimäre monoklonale Antikörper Infliximab und zum anderen das Rezeptorfusionsprotein Etanercept (☞ Abb. 5.6).

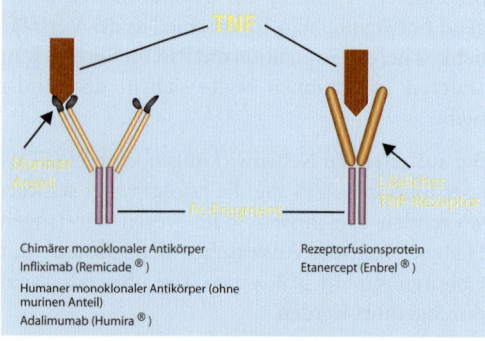

Chimärer monoklonaler Antikörper
Infliximab (Remicade ®)
Humaner monoklonaler Antikörper (ohne murinen Anteil)
Adalimumab (Humira ®)

Rezeptorfusionsprotein
Etanercept (Enbrel ®)

Abb. 5.6: Schematische Darstellung der Prinzipien der TNF-α-Inhibition (Antikörper links, Rezeptorfusionsprotein rechts).

Die Indikation zur Therapie mit TNF-α-Inhibitoren ist dann gegeben, wenn die Behandlung mit zwei konventionellen DMARDs unter denen MTX gewesen sein sollte nach mindestens ½ Jahr Therapie nicht zu einer ausreichenden Verringerung der Krankheitsaktivität geführt hat. Diese Vorgehensweise wird für die rheumatoide Arthritis so vorgeschlagen und kann ähnlich auch für die PsA gelten. Da die Evidenz für den Einsatz konventioneller

DMARDS bei der PsA deutlich geringer ist als für die RA, ist ein früherer Einsatz der TNF-Inhibitoren oft sinnvoll. Eine Zulassung für die PsA (und die Psoriasis) besteht derzeit für alle drei TNF-Inhibitoren.

Als wichtigste Komplikation unter der Therapie mit TNF-Inhibitoren ist die Aktivierung latenter Tuberkulosen anzusehen. Es ist daher vor Einleitung einer solchen Therapie eine ausführliche Anamnese bzgl. vorbestehender Tuberkulose oder Kontakt zu erkrankten Personen zu erheben, ein aktuelles Röntgenbild der Lunge muss vorliegen und ein Tuberkulintest muss durchgeführt werden. Sollten sich dadurch Anhalte für eine stattgehabte Infektion ergeben, so ist entweder eine andere DMARD-Therapie zu wählen oder es muss eine Isoniazidprophylaxe und ein engmaschiges Monitoring, inklusive Röntgenbilder des Thorax, durchgeführt werden.

Für andere schwerwiegende Infektionen ergaben die Studien bisher kein erhöhtes Risiko unter dieser Therapie, allerdings ist wegen der wichtigen Rolle von TNF-α bei der unspezifischen Infektabwehr diese Gefahr immer zu bedenken.

Eine weitere Kontraindikation für diese Art der Therapie ist das Vorliegen einer schweren Herzinsuffizienz.

Ein erhöhtes Risiko für maligne Erkrankungen, insbesondere lymphoproliferative Neoplasien hat sich in den bisherigen Studien nicht gezeigt.

Gelegentlich können Antikörperproduktionen beobachtet werden, auf ein *lupus-like syndrome* sollte bei Patienten unter diesen Therapien geachtet werden.

Infliximab

Hierbei handelt es sich um einen monoklonalen Antikörper, einem Konstrukt aus humanem IgG1 und den variablen Regionen eines Maus-anti-Mensch-TNF-α-Antikörpers, zugelassen zur Therapie der rheumatoiden Arthritis in Kombination mit MTX.

Die Substanz bindet hoch spezifisch sowohl an freies als auch an membrangebundenes TNF-α, es scheint sogar in der Lage bereits entstandene Komplexe von TNF-α mit den beiden physiologischen Rezeptoren (p55, p75) durch eine dauerhafte Bindung an Infliximab aufzulösen. TNF-α exprimierende Zellen in Gelenken werden nach Bindung mit Infliximab uber das Komplementsystem lysiert.

Die Wirksamkeit der Substanz in Verbindung mit einer MTX-Therapie ist für die rheumatoide Arthritis sehr gut dokumentiert. Für Spondarthritiden, insbesondere für die Spondylitis ankylosans liegen überzeugende Daten zur Wirksamkeit von Infliximab als Monotherapie vor.

▶ Anwendung

Die Behandlung erfolgt bei der PsA als intravenöse Infusion über 2 Stunden mit 5 mg/kg Körpergewicht in der Woche 0, 2, 6 und dann alle 8 Wochen. Wegen der Gefahr von kreislaufrelevanten Infusionsreaktionen sollte eine Überwachung bis ca. 2 Stunden nach Ende der Infusion durchgeführt werden. Leichte Infusionsreaktionen mit beispielsweise mildem Erythem können durch Reduktion der Infusionsgeschwindigkeit verringert werden.

Etanercept

Bei Etanercept handelt es sich um ein rein humanes rekombinantes Rezeptorfusionsprotein gebildet aus zwei p75-TNF-Rezeptoreinheiten und einer Fc-Region des menschlichen IgG1. Durch diese Dimerstruktur ist die Affinität zu TNF-α im Vergleich zum monomeren Rezeptor deutlich erhöht. Etanercept ist als Monotherapie, also ohne MTX, und zur Behandlung der juvenilen Arthritis zugelassen. Die Wirksamkeit der Therapie in der Behandlung der PsA und der Psoriasis ist durch die Arbeiten von P. Mease gezeigt.

▶ Anwendung

Die Applikation erfolgt als subkutane Injektion mit 25 mg 2 × pro Woche, alternativ kann auch eine Behandlung mit 50 mg 1 × pro Woche erfolgen. Die Substanz ist als Fertigspritze erhältlich und kann - nach Anleitung- von den Patienten eigenständig angewendet werden. Bezüglich der Risiken und Gefahren und der Kontraindikationen gelten die oben gemachten Anmerkungen. Der Vorteil der Substanz liegt sicher in der relativ einfachen Handhabung durch den Patienten selbst. Überwachungen bezüglich Infektzeichen, Injektionsreaktionen sowie Blutbildveränderungen müssen allerdings regelmäßig durchgeführt werden.

Adalimumab

Als dritter TNF-α Inhibitor steht Adalimumab zur Verfügung, ein voll humaner Antikörper gegen TNF-α der mit einer Dosis von 40 mg s.c. jede zweite Woche appliziert wird.

Golimumab

Mit der Zulassung von Golimumab zur Behandlung der PsA wird im Laufe dieses Jahres gerechnet. Auch Golimumab ist ein voll humaner Antikörper gegen TNF-α.

5.4.3. Zusammenfassung Therapie

Betrachtet man die Evidenzen der einzelnen Substanzen, muss immer beachtet werden, dass oft vorwiegend (oder sogar ausschließlich) Daten zur peripheren Arthritis vorliegen. Steht beispielsweise bei einem Patienten eine Enthesitis oder Daktylitis im Vordergrund, fehlt der Nachweis für eine Wirksamkeit konventioneller DMARDs hierfür oft völlig. Beim Befall des Achsenskeletts gibt es sogar den **Nachweis fehlender Wirksamkeit** konventioneller DMARDs in dieser Indikation. Hieraus ergibt sich die Tatsache, dass die individuell sinnvolle Therapie oft von vorhandenen Schemata abweichen muss. In der folgenden Darstellung soll trotzdem in Anlehnung an die Empfehlungen der britischen rheumatologischen Gesellschaft (BSR) und der Leitlienenfindung innerhalb der GRAPPA-Gruppe *(Group of Research and Assessment of Psoriasis and Psoriatic Arthritis)* ein möglicher Therapiealgorithmus dargestellt werden (☞ Abb. 5.7).

5.4.4. Ausblick

In naher Zukunft werden weitere *Biologics* und Zytokininhibitoren die Therapiemöglichkeiten der PsA und der Psoriasis erweitern (☞ Kap. 4.).

Auch **Kombinationstherapien** wie bei der rheumatoiden Arthritis üblich, können neue Perspektiven aufzeigen. Ziel der Behandlungen muss eine Verhinderung der Gelenkdestruktion sein bei gleichzeitiger positiver Beeinflussung der Effloreszenzen. Die neuen Therapien machen die Behandlungen immer komplexer und die Indikation für die jeweilige Substanz muss sorgfältig erwogen werden, eine Zulassung speziell für die PsA besteht oft nicht. Die Einleitung der Therapie sollte in enger Absprache zwischen Dermatologen und Rheumatologen erfolgen. Verträglichkeit und Erfolg der

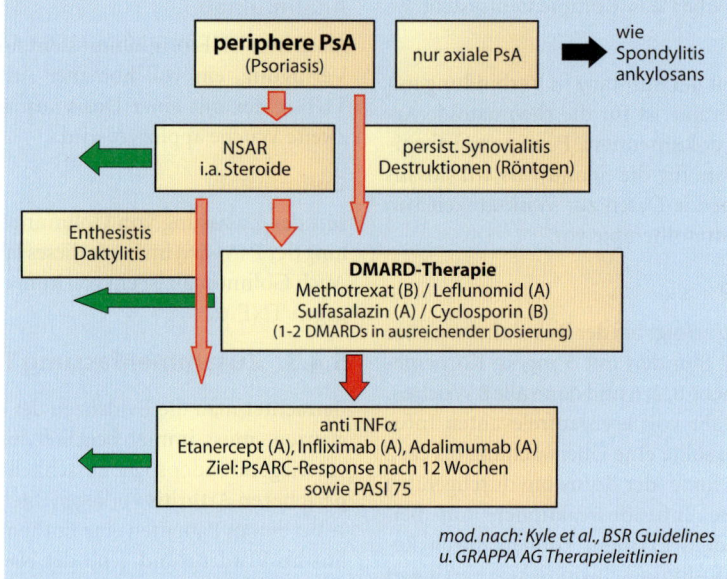

Abb. 5.7: Therapiealgorithmus zur Psoriasisarthritis. Buchstaben in Klammern geben den Grad der Evidenz/ Empfehlung an; grüne Pfeile: gutes Ansprechen = Weiterführung der gewählten Therapiestufe; rote Pfeile: kein ausreichendes Ansprechen, Eskalation der Therapie; grauer Pfeil: ggf. Umgehung eines Eskalationsschrittes zur nächst höheren Stufe.

antiarthritischen Therapie müssen regelmäßig durch den behandelnden Rheumatologen überprüft werden, viele der Kontrolluntersuchungen können aber durchaus von dem behandelnden Hausarzt übernommen werden.

Für Informationen vor Ort ist das jeweilige regionale Rheumazentrum der kompetente Ansprechpartner. Unter der Adresse www.rheumanet.org, "Rheumazentren" sind die Adressen aller Rheumazentren zu finden.

Literatur

Antoni C, Manger B. Treatment of psoriatic arthritis with TNF alpha-antagonists. Z Rheumatol 2003;62: 235-239

Barton AC, Bruce IN Silman AJ. Genetic Studies of Psoriatic Arthritis: Dissecting Joints and Skin, J Rheumatol 2001;28: 1-5

Bruce IN, Silman AJ. The aetiology of psoriatic arthritis. Rheumatology 2001;40:363-366

Hutas G. Golimumab, a fully human monoclonal antibody against TNF alpha. Curr Opin Mol Ther 2008;10: 393-406

Jones G, Crotty M, Brooks P. Psoriatic Arthritis: A quantitative overview of therapeutic options. Br J Rheumatol 1997;36:95-99

Kalden JR. Emerging role of anti-tumor necrosis factor therapy in rheumatic diseases. Arthritis Res 2002;4(2): 34-40

Kaltwasser JP, Nash P, Gladman D, Mease P. Efficacy And Safety Of Leflunomide In The Treatment Of Psoriatic Arthritis: Results From The TOPAS Study. Abstract ACR 2002

Mease PJ, Goffe BS, Metz J, VanderStoep A, Finck B, Burge DJ. Eternacept in the treatment of psoriatic arthritis and psoriasis: a randomized trial. Lancet 2000; 356:385-390

Mease PJ et al. Etanercept Treatment of Psoriatic Arthritis:Safety, Efficacy, and Effect on Disease Progression, Arthritis Rheum 2004;48:2264-2272

Mease PJ et al. Adalimumab for long-term treatment of psoriatic arthritis: two-year data from the Adalimumab Effectiveness in Psoriatic Arthritis Trial (ADEPT). Ann Rheum Di 2008e-pub ahead of print

Moll JMH, Wright V. Psoriatic arthritis. Semin Arthritis Rheum 1973;3:55 -78

Smedegard G, Björk J. Sulphasalazine: Mechanism of action in rheumatoid arthritis. Br J Rheumatol 1995; 34(2):7-15

Soriano ER, McHugh NJ. Therapies for peripheral joint disease in psoriatic arthritis. A systematic review. J Rheumatol 2006l;33(7):1422-30.

Taylor W, Gladman D, Helliwell P, Marchesoni A, Mease P, Mielants H; CASPAR Study Group. Classification criteria for psoriatic arthritis: development of new criteria from a large international study. Arthritis Rheum 2006; 54(8):2665-73

Willkins RF, Williams HJ, Ward JR, Egger MJ et al. Randomized, double-blind, placebo-controlled trial of low-dose methotrexate in psoriatic arthritis. Arthritis Rheum1984;27: 376-381

Wollina U, Hein G, Knopf B. Psoriasis und Gelenkerkrankung. Gustav Fischer Verlag. Jena, Stuttgart 1996; 53-61

Co-Morbidität

6. Co-Morbidität

Epidemiologische Studien belegen, dass Psoriasis nicht nur mit einer Gelenkbeteiligung i.S. einer Psoriasisarthritis einher gehen kann (☞ Kap. 5.), sondern dass darüber hinaus zahlreiche andere Erkrankungen überzufällig häufig bei Psoriasis-Patienten auftreten. Insbesondere bei den kardiovaskulären Krankheiten handelt es sich dabei nicht lediglich um eine Assoziation im rein statistischen Sinn, sondern um echte Komplikationen als Folge der psoriatischen Entzündung. Nachfolgend werden knapp die epidemiologischen Fakten sowie pathogenetischen Grundlagen zusammengefasst und dann die daraus resultierenden Konsequenzen für das praktische Management von Psoriasis-Patienten aufgezeigt.

Co-Morbidität	Häufigkeit bei Psoriasis	Risiko im Vergleich zur Allgemeinbevölkerung
Metabolisches Syndrom	4,3 %	2,2
Arterieller Hypertonus	21,9 %	1,4
Hyperlipoproteinämie	5,2 %	0,8
Diabetes mellitus Typ 2	11,7 %	2,1
Rauchen	45,4 %	2,5
Alkoholismus ("viel")	4,1 %	8,5

Tab. 6.1: Co-Morbiditäten der Psoriasis.

6.1. Epidemiologie

6.1.1. Depression und Abhängigkeit

Aufgrund der hohen psychischen und physischen Krankheitslast ist es nicht verwunderlich, dass Psoriasis-Patienten vermehrt an Depressionen leiden, etwa ein Fünftel von ihnen hegt zumindest gelegentlich Selbstmordgedanken. Auch der im Vergleich zur Normalbevölkerung um ca. 50 % höhere Bedarf an Antidepressiva weist in diese Richtung.

Lange wurde auch die Häufung der *"life style"*-Faktoren Rauchen und Alkoholkonsum bei Psoriasis-Patienten i.S. einer Reaktion auf ihre chronische, stigmatisierende Erkrankung interpretiert (☞ Tab. 6.1). Sie könnten jedoch auch eigenständige Risikofaktoren für das Auftreten der Psoriasis sein.

6.1.2. Chronisch-entzündliche Erkrankungen

Die hohe Koinzidenz von Psoriasis und Morbus Crohn ist ebenfalls seit mehreren Jahrzehnten epidemiologisch belegt. Neuere Beobachtungen legen nah, dass dies u.a. an der sehr ähnlichen Pathogenese beider Erkrankungen liegen könnte: Beide weisen ein vergleichbares Zytokinmilieu auf und sind durch TNF-α blockierende Biologics gut therapierbar. Auch genetisch gibt es Parallelen, z.B. im Gen für den Rezeptor von Interleukin-23 (☞ Kap. 2.).

6.1.3. Metabolisches Syndrom

Bereits vor gut 10 Jahren beschrieben Henseler und Christophers in einer Kohorte von etwa 3.000 stationär behandelten Psoriasis-Patienten eine erhöhte Prävalenz für Diabetes mellitus, Übergewicht, Herzinsuffizienz und arterieller Hypertonie. Diese Beobachtung wurde seither vielfach bestätigt (☞ Tab. 6.1). Die resultierende kardiovaskuläre Morbidität wirkt sich nachhaltig auf die Lebenserwartung dieser Patienten aus, da viele von ihnen an einem Herzinfarkt sterben; sie ist um etwa 4 Jahre verkürzt.

Dyslipidämie gilt als wesentlicher Risikofaktor für die Entwicklung makrovaskulärer Folgeerkrankungen wie Herzinfarkt. Auch dies ist bei Psoriasis belegt, wobei die abnormalen Blutfette bereits bei Manifestation der Psoriasis vorhanden sind.

Vor diesem Hintergrund, und weil eine statistische Assoziation noch keine Kausalität beweist, stellt sich die Frage nach einem eventuellen eigenständigen Beitrag der Psoriasis für die Entwicklung kardiovaskulärer Erkrankungen. Gegen diese Annahme sprechen neben den o.g. Befunden zur Dyslipidämie weitere epidemiologische Untersuchungen, wonach Übergewicht ein Risikofaktor für die Entstehung der Psoriasis ist. Übergewicht wiederum ist integraler Bestandteil des sog. metabolischen Syndroms, welches gemäß der WHO-Definition außerdem einen pathologischen Glukosestoffwechsel, arterielle Hypertonie, und abdominale Adipositas umfasst; es erhöht das Risiko für eine koronare Herzkrankheit. Zahlreiche Studien belegen übereinstimmend eine gegenüber der Normalbevölkerung deutlich erhöhte Prävalenz des metabolischen Syndroms bei Psoriasis-Patienten. Andererseits zeigt sich eine Korrelation zwischen Psoriasis-Schwere und kardiovaskulärer Mortalität.

6.2. Pathogenese

Für das Verständnis der Pathogenese kardiovaskulärer Erkrankungen bei Psoriasis ist es letztlich nicht entscheidend, ob Psoriasis ein Risikofaktor für die Entwicklung des metabolischen Syndroms darstellt oder umgekehrt, da in diesem Kontext Atherosklerose der entscheidende Prozess ist. Sie wird durch systemische Entzündung voran getrieben (☞ Abb. 6.1). Mehrere Indikatoren weisen auf den systemischen Charakter der psoriatischen Entzündung hin, u.a. systemisch nachweisbare pro-inflammatorische Zytokine einschließlich TNF-α, erhöhte Werte für das C-reaktive Protein (CRP), und aktivierte Thrombozyten. Zusätzlich trägt Übergewicht als Teil des metabolischen Syndroms zur systemischen Entzündung bei, da Adipozyten - wie Entzündungszellen - pro-inflammatorische Zytokine wie TNF-α sezernieren.

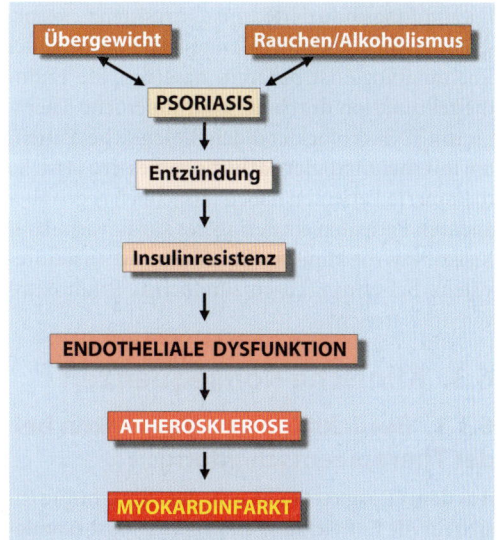

Abb. 6.1: Der "psoriatische Marsch".

Psoriasis und metabolisches Syndrom, speziell Übergewicht, fördern also Atherosklerose. Deren pathogenetische Basis ist die sog. "endotheliale Dysfunktion", welche auf molekularer Ebene durch das Phänomen der Insulinresistenz zumindest mitbedingt ist. Insulin vermittelt sowohl pro- als auch anti-atherogene Effekte im Endothel über verschiedene Signal-Transduktionskaskaden. Bei einer Insulinresistenz wird die anti-atherogene Kaskade gehemmt, so dass ein atherogenes Milieu resultiert (☞ Abb. 6.2).

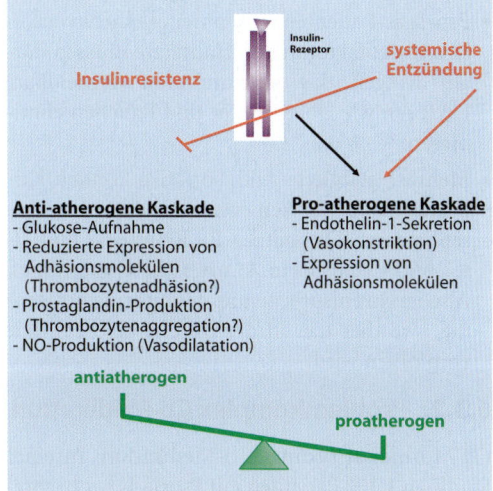

Abb. 6.2: Insulinresistenz durch Entzündung.

Entzündungsinduzierte Insulinresistenz verursacht letztlich endotheliale Dysfunktion. Aus der Rheumatologie ist bekannt, dass sich die Endothelzellfunktion durch die kontinuierliche Therapie mit TNF-α blockierenden Biologics bei Patienten mit rheumatoider Arthritis verbessern lässt. So therapierte Patienten haben tatsächlich gegenüber anderen Patienten ein geringeres kardiovaskuläres Risiko, was die klinische Bedeutung der Insulinresistenz bei chronisch-entzündlichen Erkrankungen unterstreicht.

6.3. Klinische Konsequenzen

6.3.1. Berücksichtigen der Risiken bei der Therapieentscheidung

Aus dem Gesagten ergibt sich, dass das erhöhte Risiko für die Entwicklung assoziierter - insbesondere kardiovaskulärer - Erkrankungen bei Psoriasis auf mindestens drei Faktoren beruht, die beim Therapiemanagement entsprechend berücksichtigt werden müssen:

- Psoriasis ist eine systemische Entzündung. Folglich sollte eine kontinuierliche systemische antipsoriatische Entzündung dieses Risiko reduzieren. Tatsächlich belegt eine retrospektive Studie diese Hypothese: Unter fast 7.600 Psoriasis-Patienten wiesen diejenigen mit einer langfristigen Methotrexattherapie ein um etwa ein Viertel erniedrigtes kardiovaskuläres Risiko gegenüber Patienten ohne eine entsprechende Behandlung auf. Eine leitliniengerechte systemische Therapie scheint also diesbezüglich vorteilhaft zu sein.

- Psoriasis-Patienten weisen weitere kardiovaskuläre Risikofaktoren auf. Hautärzte müssen darauf dringen, dass sie zumindest vermeidbare Faktoren wie Übergewicht und Rauchen eliminieren.

- Mehrere etablierte Antipsoriatika können kardiovaskuläre Risiken verursachen oder verschlimmern. Dies gilt u.a. für Retinoide (Blutfette) und Cyclosporin A (arterielle Hypertonie). Also ist ein entsprechendes Monitoring notwendig, wie dies u.a. in der S3-Therapie-Leitlinie empfohlen wird.

6.3.2. Problemkomplex Co-Medikation

Co-Morbidität bedingt Co-Medikation: In einer Studie an 1.200 Patienten mit Psoriasis beobachteten Mrowietz und Mitarbeiter erheblich häufiger als in der allgemeinen Bevölkerung die Einnahme von Medikamenten. Mit steigender Zahl eingenommener Medikamente tritt dieser Trend deutlicher zutage. So nehmen 13,4 % der untersuchten Psoriasis-Patienten mindestens 5 unterschiedliche Medikamente ein, in der Allgemeinbevölkerung sind es nur 8,6 %. Einige dieser Medikamente sind bekannte Trigger der Psoriasis. Dies gilt insbesondere für β-Blocker und ACE-Hemmer, die von 8 % bzw. 12 % der Psoriasis-Patienten eingenommen wurden.

Ein weiteres durch Co-Medikation verursachtes Problem sind Medikamenten-Interaktionen. Dieses Risiko ist für Methotrexat und Cyclosporin A relativ hoch, für Fumarsäureester und Biologics hingegen gering (☞ Tab. 6.2). Das sorgfältige Management von Psoriasis-Patienten umfasst daher die Bewertung sowohl der systemischen Antipsoriatika als auch der Co-Medikation. Wenn möglich, sollten potenziell Psoriasis-triggernde Medikamente vermieden werden. Antipsoriatika mit einem niedrigen Risiko für Medikamenten-Interaktionen sind insbesondere für Patienten mit einer umfangreichen Co-Medikation vorteilhaft.

Risiko	Medikament
hoch	• Cyclosporin A • Methotrexat
niedrig	• Leflunomid • Retinoide
keines	• Fumarsäureester • *Biologics*

Tab. 6.2: Risiko von Arzneimittelinteraktionen.

6.3.3. Prävention und Innovation

Das ultimative Ziel beim Management unheilbarer chronischer Erkrankungen heißt Prävention. Im Hinblick auf die Psoriasis besteht immerhin die Möglichkeit, Risikofaktoren für Co-Morbiditäten zu erkennen und zu beseitigen: Dies betrifft vor allem das Übergewicht sowie Aspekte der Lebensführung, speziell Rauchen und Alkoholismus. Wenn Patienten beim Bewältigen dieser Probleme effektiv geholfen wird, bessert sich nicht nur ihre Lebensqualität nachhaltig, sondern auch ihre Compliance (Alkoholismus!), außerdem wird ihr kardiovaskuläres Risiko substanziell gesenkt. Daneben gilt es, Co-Morbiditäten früh zu diagnostizieren und adäquat zu therapieren: Speziell für die Psoriasisarthritis ist die Schildwächter-Funktion der Hautärzte evident. Aber auch eine beginnende arterielle Hypertonie oder ein sich manifestierender Diabetes mellitus lassen sich unschwer auch vom Hautarzt feststellen. Ein adäquates Management der Psoriasis-Patienten findet idealerweise in einem Netzwerk statt, das neben Hautärzten auch Kollegen anderer Fachrichtungen wie Hausärzte und Internisten der verschiedenen Spezialisierungen (Rheumatologen, Endokrinologen/Diabetologen und Kardiologen), aber auch Psychologen und Ernährungsberater umfasst.

6.4. Fazit für die Praxis

- Psoriasis als systemische Entzündung ist *per se* ein Risikofaktor für kardiovaskuläre Erkrankungen.

- Psoriasis-Patienten weisen weitere Risikofaktoren für Co-Morbiditäten auf.

- Einige Antipsoriatika verursachen oder verschlimmern kardiovaskuläre Risiken.

- Durch Co-Morbidität bedingte Co-Medikation kann Psoriasis verschlimmern; es besteht die Gefahr von Medikamenten-Interaktionen.

- Hautärzte sind Schildwächter: Ihnen kommt die Aufgabe der Eliminierung von Risikofaktoren (Übergewicht, Rauchen) sowie der Früherkennung sich manifestierender Co-Morbiditäten (Psoriasisarthritis, arterieller Hypertonus, Diabetes mellitus) zu.

- In Übereinstimmung mit und in Ergänzung zum Konsens der amerikanischen Patientenorganisation NPF *(National Psoriasis Foundation)* ist ein konkretes Monitoring-Programm sinnvoll (☞ Tab. 6.3).

- Idealerweise erfolgt das Management von Patienten mit schwerer Psoriasis mit Rückgriff auf ein interdisziplinäres Netzwerk.

Parameter	Empfehlung
Blutdruck	Messung alle 2 Jahre, *bei mittelschwerer bis schwerer Psoriasis jährlich*
Body Mass Index (BMI)	Messung alle 2 Jahre, *bei mittelschwerer bis schwerer Psoriasis jährlich*
Puls	Messung alle 2 Jahre, *bei mittelschwerer bis schwerer Psoriasis jährlich*
Nüchtern-Blutfette	Messung alle 5 Jahre, bei Risikofaktoren* alle 2 Jahre, *bei mittelschwerer bis schwerer Psoriasis jährlich*
Nüchtern-Blutzucker	Messung alle 5 Jahre, bei Risikofaktoren* alle 2 Jahre, *bei mittelschwerer bis schwerer Psoriasis jährlich*
Gelenkstatus • klinisch: Interphalangealgelenke, (asymmetrische) Sakroiliitis, Enthesitis, Nagelpsoriasis • anamnestisch: Gelenkschmerz, Sehnenschmerz, Morgensteifigkeit	bei Erstvorstellung, anschließend ca. alle 3-6 Monate

Tab. 6.3: Konzept für das Monitoring von Psoriasis-Patienten hinsichtlich Co-Morbiditäten. *z.B. positive Familienanamnese, Diabetes mellitus, Rauchen *(persönliche Meinung der Autoren, derzeit kein breiter Konsens etabliert).*

Literatur

Boehncke W-H, Bürger C, Boehncke S. Co-Morbiditäten bei Psoriasis vulgaris. Hautarzt 2009;im Druck

Gelfand JM, Neimann AL, Shin DB, Wang X, Margolis DJ, Troxel AB. Risk of myocardial infarction in patients with psoriasis. JAMA 2006;296:1735-1741

Gerdes S, Zahl VA, Knopf H, Weichenthal M, Mrowietz U. Comedication related to comorbidities: a study in 1203 hospitalized patients with severe psoriasis. Br J Dermatol 2008;159:1116-1123

Hotamisligil GS. Inflammation and metabolic disorders. Nature 2006;444: 860-867

Kimball AB, Gladman DD,Gelfand JM, Gordon K, Horn
EJ, Korman NJ, Korver G, Krueger GG, Strober BE, Lebwohl MG. National Psoriasis Foundation clinical consensus on psoriasis comorbidities and recommendations
for screening. J Am Acad Dermatol 2008;58:1031-1042

Spezielle therapeutische Problemsituationen

7. Spezielle therapeutische Problemsituationen

7.1. *Psoriasis capitis*

Das Kapillitium gilt als häufigste Prädilektionsstelle der Psoriasis. Weit mehr als 50 % aller Psoriatiker leiden unter Schuppung und Rötung im Bereich des behaarten Kopfes. Im Gegensatz zu sonstigen Psoriasisherden besteht oft erheblicher Juckreiz. Untersuchungen von Runne et al. haben gezeigt, dass es bei *Psoriasis capitis* auch zu klinisch relevantem, die Patienten stark beeinträchtigenden Haarverlust kommen kann *(Alopecia psoriatica)*. Typisch sind reversible circumscripte Alopezieherde, nur bei knapp 5 % aller Betroffenen bleiben narbige Kahlstellen zurück. Etwa ¼ der Betroffenen zeigen das Bild einer diffusen Alopezie. Die Psoriasis capitis ist in 40 % mit einer Nagelpsoriasis und in 25 % mit Psoriasisherden im Gesicht assoziiert.

Bei der Psoriasis des Kapillitiums müssen zunächst meist starke Schuppenauflagerungen entfernt werden. Hierzu ist Salicylöl, am besten unter Okklusivbedingungen ("Kopfkappe"), besonders geeignet. Es werden Konzentrationen zwischen 3 und 5 % in Ol. olivarum in die Kopfhaut einmassiert. Auch Lösungen und Gele mit 10 % Salicylsäure sind verfügbar (Psorimed® Lösung, Squamasol® u.a.). Nach Einwirken über Nacht werden am Morgen Schuppen und Öl mit stark schuppenlösenden Shampoos (z.B. Pyrithion-Zink-Shampoo) entfernt. Bei starkem Befall wird diese Anwendung über 2-3 Nächte wiederholt. Die eigentliche antipsoriatische Therapie besteht danach meist (3/4 aller Verordnungen, van de Kerkhof 1998) aus mittelstarken bis starken Kortikosteroidlösungen oder -cremes (Betamethason 0,05-0,1 %, Clobetasol 0,05 %, Difluorcortolon 0,1 %, Mometason 0,1 %, Triamcinolon 0,1 % u.a.). Diese werden initial 1-2 × täglich, später 2-4 ×/Woche als Lösung oder Shampoo angewandt. Wegen der relativ kleinen Fläche und der besonderen Struktur der Kopfhaut ist auch bei mehrwöchiger Anwendung weder mit einer relevanten Atrophie noch mit systemischen Nebenwirkungen zu rechnen. Liegen Kratzeffekte (Exkoriationen) vor, werden Creme- oder Gelzubereitungen besser toleriert als alkoholische Lösungen, die nach Applikation stark brennen können. Da eine erhöhte Talgproduktion mit verstärkter *Malassezia*-Besiedlung einen erheblichen Triggerfaktor darstellen kann, werden zusätzlich sebostatische und antimykotische Shampoos zur therapiebegleitenden Haarwäsche empfohlen (teer-, ketoconazol- oder ciclopiroxolaminhaltige Shampoos: Terzolin®, Ket®, Stieprox®, Polytar®, Berniter® etc.). Zur Kurzzeitanwendung (Minutentherapie) wird Cignolin in steigenden Konzentrationen (initial 0,5 %) zusammen mit 2 % Acid. salicylicum in gut auswaschbaren Grundlagen rezeptiert. Cignolin kann wegen seiner Färbeeigenschaften nur bei dunkelhaarigen Patienten eingesetzt werden. Graue, blonde und weiße Haare verfärben sich gelb bis schmutzigbraun.

Auch die topischen Antipsoriatika Calcipotriol und Tazaroten sind grundsätzlich zur Behandlung des Kapillitiums geeignet, wenngleich erst wenige klinische Studien zu ihrer Anwendung bei dieser Indikation vorliegen. Calcipotriol-Lösung zur Behandlung der *Psoriasis capitis* war in einer vergleichenden Studie einem Clobetasolhaltigen Shampoo (0,05 %) in Wirksamkeit und lokaler Verträglichkeit unterlegen.

Sämtliche Lokaltherapeutika können auch bei Langhaarfrisuren durch entsprechende Scheitelung (z.B. mit einem Stielkamm) effizient auf das Kapillitium appliziert werden, Kurzhaarfrisuren erleichtern jedoch die Therapie. Zur Anwendung der Phototherapie am Kapillitium wurden so genannte UV-Kämme entwickelt. Hierbei handelt es sich um grobe Kämme mit wenigen Zinken aus deren Enden UV-Licht selbst bei dichtem Haarwuchs auf die Kopfhaut appliziert werden kann. Vor der vorsichtigen Bestrahlung der angefeuchteten Kopfhaut ist ein gründliches Abschuppen erforderlich. In einer kürzlich veröffentlichten Studie konnte gezeigt werden, dass bei therapierefraktären psoriatischen Kopfhautläsionen auch eine Eximer-Laser-Therapie in Betracht gezogen werden kann.

Literatur

Andres P, Poncet M, Farzaneh S, Soto P. Short-term safety assessment of clobetasol propionate 0.05% shampoo: hypothalamic-pituitary-adrenal axis suppression, atrophogenicity, and ocular safety in subjects with scalp psoriasis. J Drugs Dermatol 2006;5:328-32.

Barnes L, Altmeyer P, Forstrom L, Stenstrom MH. Long-term treatment of psoriasis with calcipotriol scalp solution and cream. Eur J Dermatol 2000;10:199-204.

Duweb G, Alhaddar J, Abuhamida M. Calcipotriol solution in scalp psoriasis. Int J Tissue React 2005;27:163-6.

Griffiths CE, Finlay AY, Fleming CJ, Barker JN, Mizzi F, Arsonnaud S. A randomized, investigator-masked clinical evaluation of the efficacy and safety of clobetasol propionate 0.05% shampoo and tar blend 1% shampoo in the treatment of moderate to severe scalp psoriasis. J Dermatolog Treat;2006;17:90-5.

Grimalt R. A practical guide to scalp disorders. J Investig Dermatol Symp Proc 2007;12:10-4.

Haas N, Wulff-Woesten A, Sterry W, Meffert H. Dithranol zur Behandlung der Psoriasis capitis.J Dtsch Dermatol Ges 2003;1:688-93.

Morison WL, Atkinson DF, Werthman L. Effective treatment of scalp psoriasis using the excimer (308 nm) laser. Photodermatol Photoimmunol Photomed 2006;22: 181-3

Reygagne P, Mrowietz U, Decroix J, de Waard-van der Spek FB, Acebes LO, Figueiredo A, Caputo R, Poncet M, Arsonnaud S. Clobetasol propionate shampoo 0.05% and calcipotriol solution 0.005%: a randomized comparison of efficacy and safety in subjects with scalp psoriasis. J Dermatolog Treat 2005;16:31-6.

Taneja A, Racette A, Gourgouliatos Z, Taylor CR. Broadband UVB fiber-optic comb for the treatment of scalp psoriasis: a pilot study. Int J Dermatol 2004;43:462-7.

van der Vleuten CJ, van de Kerkhof PC . Management of scalp psoriasis: guidelines for corticosteroid use in combination treatment. Drugs 2001;61:1593-8.

van de Kerkhof PC, Kragballe K. Recommendations for the topical treatment of psoriasis. J Eur Acad Dermatol Venereol 2005;19:495-9.

Wozel G. Psoriasis treatment in difficult locations: scalp, nails, and intertriginous areas. Clin Dermatol 2008;26: 448-59

7.2. *Psoriasis intertriginosa*

Hautareale, die lokalisationsbedingt überwiegend oder ständig mit Haut Kontakt haben, so genannte "Intertrigines", weisen physikalische und mikrobiologische Besonderheiten auf. Mechanische Reibung, erhöhte Temperaturen, erhöhte Feuchtigkeit und halbanaerobe Wachstumsbedingungen für Bakterien und Pilze sind einige der Faktoren, die axillär, submammär, inguinal, interdigital sowie in der Nabelregion und perianal zu eigenständigen Erkrankungen und zu klinischen Besonderheiten sonstiger Dermatosen führen können. Manifestiert sich die Psoriasis an diesen, vom üblichen Prädilektionsmuster abweichenden Lokalisationen, spricht man von einer *Psoriasis inversa* (invers = entgegengesetzt) oder einer *Psoriasis intertriginosa*.

Bei Adipösen sind, aufgrund der Körperfülle, die intertriginösen Areale erheblich vergrößert. Durch kräftige Hautfalten an Hals, Abdomen und den Extremitäten entstehen neue Intertrigines. Verstärktes Schwitzen (Feuchtigkeit), starke mechanische Reizung und der bei Adipositas häufige Diabetes mellitus machen die Übergewichtigen zu einer besonderen Risikogruppe für intertriginöse Dermatosen und die *Psoriasis intertriginosa*.

Das klinische Bild der *Psoriasis intertriginosa* ist durch flächenhafte, gelegentlich hochrot entzündliche Erytheme geprägt. Die übliche Schuppenbildung ist durch die feuchte Mazeration auf diesen Arealen kaum sichtbar, so dass klinisch leicht die falsche Diagnose eines akuten Ekzems gestellt wird. Unter den mikrobiellen Triggern spielt *Candida albicans* in den Intertrigines eine herausragende Rolle, da diese Hefen von den milieubedingten Besonderheiten profitieren.

Die Therapie der *Psoriasis intertriginosa* zielt in erster Linie auf eine Verminderung der regionalen Triggerfaktoren. Für den Patienten bedeutet dies intensivierte Hautpflege mit desinfizierenden Waschzusätzen, sorgfältiges Trocknen der Hautfalten nach Bädern und Duschen sowie gegebenenfalls Gewichtsreduktion. Zur Behandlung stark entzündlicher Läsionen werden wegen der Schmerzhaftigkeit zunächst Kortikosteroidlösungen oder -cremes eingesetzt. Bei Verdacht auf Besiedlung mit *Candida albicans* Anlage einer Kultur und zusätzlich antimykotische Lokaltherapie, z.B. mit nystatinhaltigen Pasten oder antimykotischen Cremes. Kurzfristig (2-3 Tage) haben sich in solchen Fällen auch Kombinationspräparate (Steroid + Antimykotikum) zur Therapieeinleitung bewährt. Nach Abklingen der akuten Entzündungsreaktionen wird mit Nystatin- oder Imidazoderivat-Monopräparaten weiter behandelt. Bestehen nach Elimination triggernder Erreger weiterhin Psoriasisläsionen in den Hautfalten kann unter Vermeidung von feuchter Okklusion (Einlegen von Leinenläppchen in die Hautfalten) mit Calcipotriol oder Tacalcitol-Salbe therapiert werden. Wegen möglicher Reizungen auf Vitamin-D$_3$-Derivate sollten anfangs kurzfristige Therapiekontrollen vereinbart werden. Auch die sonst eher bei der atopischen Dermatitis eingesetzten Calcineurin-Inhibitoren (Tacrolimus, Pimecrolimus) zeigen bei der intertriginösen Psoriasis, wenn auch im direkten Vergleich mit potenten Steroidexterna schwächere, Wirksamkeit.

Literatur

Flytstrom I, Bergbrant IM, Brared J, Brandberg L. Microorganisms in intertriginous psoriasis: no evidence of Candida. Acta Derm Venereol 2003;83:121-3.

Guitart J, Woodley DT. Intertrigo: a practical approach. Compr Ther 1994;20: 402-429.

Kienbaum S, Lehmann P, Ruzicka T. Topical calcipotriol in the treatment of intertriginous psoriasis. Br J Dermatol 1996;135:647-50.

Kreuter A, Sommer A, Hyun J, Brautigam M, Brockmeyer NH, Altmeyer P, Gambichler T. 1% pimecrolimus, 0.005% calcipotriol, and 0.1% betamethasone in the treatment of intertriginous psoriasis: a double-blind, randomized controlled study. Arch Dermatol 2006;142: 1138-43.

Lebwohl M, Freeman AK, Chapman MS, Feldman SR, Hartle JE, Henning A.Tacrolimus ointment is effective for facial and intertriginous psoriasis. J Am Acad Dermatol 2004;51:723-30.

Martin Ezquerra G, Sanchez Regana M, Herrera Acosta E, Umbert Millet P. Topical tacrolimus for the treatment of psoriasis on the face, genitalia, intertriginous areas and corporal plaques. J Drugs Dermatol 2006;5:334-6.

Wollina U. The role of topical calcineurin inhibitors for skin diseases other than atopic dermatitis. Am J Clin Dermatol 2007;8:157-73.

Wozel G. Psoriasis treatment in difficult locations: scalp, nails, and intertriginous areas. Clin Dermatol 2008;26: 448-59.

7.3. *Psoriasis palmoplantaris*

Die Psoriasis der Handinnenflächen und Fußsohlen ist auch für den erfahrenen Dermatologen gelegentlich nur schwer zu diagnostizieren. Die besondere Textur (Leistenhaut) dieser Regionen, führt zu einem atypischen klinischen Bild, Verwechslungen mit allergischen/toxischen Kontaktdermatitiden oder Pilzinfektionen sind möglich. Finden sich jedoch eine auffallend scharfe Begrenzung der Läsionen nach proximal (Handgelenkregion beugeseitig) und ein symmetrischer Befund beiderseits, spricht dies eher für eine Psoriasis. Einseitige Läsionen sind für Mykosen verdächtig. In allen

Fällen ist es unabdingbar, den Patienten vollständig (insbesondere inklusive Kapillitium, Nabelregion und *Rima ani*) auf weitere Psoriasisläsionen zu untersuchen und eine histologische Abklärung herbeizuführen.

Gerade in klinisch schwer einzuordnenden Fällen, muss auch die Histologie nicht unbedingt zur Klärung beitragen: Es finden sich sowohl Komponenten des Ekzems als auch der Psoriasis. In Einzelfällen können tatsächlich beide Erkrankungen gleichzeitig vorliegen: Eine wiederholt einwirkende Kontaktnoxe führt zu einer spongiotischen Dermatitis, die sich im Sinne des isomorphen Reizeffektes (Köbner) in einen Psoriasisherd umwandelt. Zum Ausschluss einer hyperkeratotischen *Tinea manum et pedum* sind eine Pilzkultur von Hautschuppen und Nagelmaterial sowie ein histologisches Präparat mit PAS-Färbung angeraten.

Therapeutisch muss zwischen hyperkeratotischen und pustulösen Formen der *Psoriasis palmoplantaris* unterschieden werden. Hyperkeratotische Formen, die sich meist als scharf zum Unterarm begrenzte, rhagadiforme Handekzeme darstellen, werden initial mit potenten Glukokortikosteroidexterna und salicylsäurehaltigen Keratolytika behandelt. Nach Besserung des Befundes, insbesondere nach Abheilung eventueller Rhagaden, kann die Behandlung mit teerhaltigen Externa und regelmäßigen Handbädern mit Ölzusätzen bzw. fettend pflegenden Externa fortgesetzt werden. Nur in schwersten, auch auf systemische Therapie refraktären palmoplantaren Psoriasisfällen kann ein Behandlungsversuch mit einer niedrig dosierten Röntgenweichstrahltherapie in Frage kommen (z.B. 3 × 1,5 Gy in je 2-tägigem Abstand).

Für die pustulöse Form (*Psoriasis pustulosa* Typ Königsbeck-Barber) ist die orale Retinoidtherapie zu bevorzugen. Hierbei zeigt sich oft schon nach 2-3 Wochen ein eindrucksvoller Therapieerfolg. Auch die PUVA-Therapie, als Bade- oder Creme-PUVA und die so genannte "Aqua-SUP"-Behandlung, eine selektive Phototherapie kombiniert mit einer Balneotherapie, sind in solchen Fällen Erfolg versprechend. In den letzten Jahren wurde auch über die erfolgreiche und sehr effektive Kombination von Bade-PUVA-Behandlungen mit topischer Calcipotriolanwendung berichtet. Das gleiche therapeutische Spektrum kann auch für die seltene Sonderform der pustulösen Psoriasis der Fingerkuppen (*Acrodermatitis suppurativa continua* Hallopeau) eingesetzt werden. Vereinzelt wurde auch über eine Effektivität der Fumarsäure-Therapie bei pustulöser *Psoriasis palmoplantaris* berichtet.

Literatur

Behrens S, von Kobyletzki G, Gruss C, Reuther T, Altmeyer P, Kerscher M. PUVA-bath photochemotherapy (PUVA-soak therapy) of recalcitrant dermatoses of the palms and soles. Photodermatol Photoimmunol Photomed 1999;15:47-51.

Hunziker T, Haudenschild-Falb E, Schmidli J, Krebs A. Aqua-SUP Behandlung bei chronischen palmoplantaren Dermatosen. Hautarzt 1987;38:165-167.

Stander H, Stadelmann A, Luger T, Traupe H. Efficacy of fumaric acid ester monotherapy in psoriasis pustulosa palmoplantaris. Br J Dermatol 2003;149:220-2.

7.4. Psoriasis der Nägel

Nagelbeteiligungen finden sich im Allgemeinen bei 30-50 % aller Psoriatiker. Besonders häufig (in 86,5 %!) sind Patienten mit einer *Psoriasis arthropathica* betroffen. Andererseits können psoriatische Nagelveränderungen auch völlig unabhängig von einer Haut- oder Gelenkbeteiligung auftreten. Das klinische Bild reicht von diagnostisch bedeutsamen psoriatischen "Tüpfelnägeln" und subungualen "Ölflecken" bis zu subungualen Hyperkeratosen und "Krümelnägeln" mit massiver Zerstörung der Nagelplatte und Onychodyschromasie. Meist sind mehrere oder alle Finger- und Zehennägel betroffen. Neben dem ästhetischen Aspekt leiden solche Patienten unter einer deutlich eingeschränkten Greiffunktion und bei verdickten, dystrophen Nagelplatten der Fußnägel auch unter erheblichem Druckschmerz beim Tragen geschlossener Schuhe. Ätiopathogenetisch führen ein beschleunigtes Längenwachstum der Nägel, Psoriasisherde in der Nagelmatrix und subunguale hyperkeratotische oder pustulöse Läsionen, gelegentlich auch Begleitinfektionen, zu den Nageldestruktionen. Bei der *Psoriasis pustulosa* findet man in ca. 30 % aller Fälle subunguale Pusteln, die sekundär zu einer kompletten Onycholyse führen können. Die Zerstörung der Nagelplatte mit weißgelber Verfärbung erfordert den differenzialdiagnostischen Ausschluss einer Onychomykose (Kultur). Auch für den erfahrenen Dermatologen kann eine klinische Abgrenzung von Nagelmykose und Nagelpsoriasis unmöglich sein. Einseitige Befunde sprechen eher für eine Mykose, nach weiteren Psoriasisläsionen ist sorgfältig zu suchen (Prädilektionsstellen), Pilzinfektionen sind mikroskopisch und kulturell auszuschließen. Eine türkische Arbeitsgruppe (Kacar et al. 2006) konnte zeigen, dass psoriatische Nägel signifikant häufiger mit Dermatophyten infiziert sind als nicht psoriatisch veränderte Nägel (13,1 % vs. 7,9 %). Es empfiehlt sich daher auch bei Patienten mit gesicherter Psoriasis, die Nägel auf eine sekundäre Dermatophyteninfektion zu untersuchen.

Zur Therapie der Nagelpsoriasis kommen vor allem Glukokortikosteroide oder Calcipotriol enthaltende Cremes und Lösungen zur Anwendung. Sie werden einmal täglich in Nagelbett und Nagelplatte einmassiert. Dermojet-Unterspritzungen mit glukokortikosteroidhaltigen Kristallsuspensionen werden wegen der Schmerzhaftigkeit (auch bei Vorbereitung mit Lokalanästhetika) nur in seltenen Fällen eingesetzt. Weitere Therapieoptionen sind die Behandlung mit 5-Fluorouracil und verschiedene Formen der Photochemotherapie (PUVA). In besonders hartnäckigen Fällen kann auch eine niedrig dosierte Röntgenweichstrahltherapie ($3 \times 1,5$ Gy) zum Therapieerfolg führen. Psoriatische Nägel werden kurz gehalten, Krümelnägel durch Feilen, evtl. auch durch Abfräsen, begradigt und durch häufiges Eincremen geschmeidig gehalten.

Eine systemische Therapie kann alleine durch eine massive Nagelpsoriasis (Destruktion aller 20 Nägel mit entsprechender Schmerzhaftigkeit) begründet sein, meist werden die Patienten jedoch wegen ausgedehnter Hautherde oder entzündlicher Gelenkbeteiligung systemisch behandelt. Positive Effekte auf die Nagelpsoriasis wurden nach Retinoiden, Cyclosporin A, Fumarsäure und Methotrexat beschrieben. Dabei muss, wie auch bei allen topischen Behandlungen bis zu 6-8 Monate auf einen Behandlungserfolg gewartet werden, da die Nägel sehr langsam nachwachsen. Eine vollständige Normalisierung ist möglich. In mehreren Studien zum Einsatz von *Biologics* zur Therapie der Psoriasis und Psoriasisarthritis zeigte sich, dass im Falle einer Nagelbeteiligung auch dieser Befund gut auf die Behandlung ansprach. Die gilt insbesondere für die Tumor-Nekrose-Faktor alpha (TNF-α) blockierenden *Biologics* Etanercept und Infliximab.

Literatur

Jiaravuthisan MM, Sasseville D, Vender RB, Murphy F, Muhn CY. Psoriasis of the nail: anatomy, pathology, clinical presentation, and a review of the literature on therapy. J Am Acad Dermatol 2007;57:1-27.

Kacar N, Ergin S, Ergin C, Erdogan BS, Kaleli I. The prevalence, aetiological agents and therapy of onychomycosis in patients with psoriasis: a prospective controlled trial. Clin Exp Dermatol 2007;32:1-5.

Lamerson C, Stevens G, Sax K. Treatment of nail psoriasis with efalizumab: a preliminary study. Cutis 2008; 82:217-20.

Pierard GE, Pierard-Franchimont C. Dynamics of psoriatic trachyonychia during low-dose cyclosporin A treatment: a pilot study on onychochronobiology using optical profilometry. Dermatology 1996;192:116-119.

Rigopoulos D, Gregoriou S, Katsambas A. Treatment of psoriatic nails with tazarotene cream 0.1% vs. clobetasol propionate 0.05% cream: a double-blind study. Acta Derm Venereol 2007;87:167-8.

Rigopoulos D, Gregoriou S, Stratigos A,et al. Evaluation of the efficacy and safety of infliximab on psoriatic nails: an unblinded, nonrandomized, open-label study. Br J Dermatol 2008;159:453-6.

Scarpa R, Soscia E, Peluso R, Atteno M, Manguso F, Del Puente A, Spano A, Sirignano C, Oriente A, Di Minno MN, Iervolino S, Salvatore M. Nail and distal interphalangeal joint in psoriatic arthritis. J Rheumatol 2006;33: 1315-9.

Tosti A,Piraccini BM, Cameli N, Kokely F, Plozzer C, Cannata GE, Benelli C. Calcipotriol ointment in nail psoriasis: a controlled double-blind comparison with betamethasone and dipropionate and salicylic acid. Br J Dermatol 1998;139:655-659.

Yu RC, King CM. A double-blind study of superficial radiotherapy in psoriatic nail dystrophy. Acta Derm Venereol 1992;72:134-136.

Wozel G. Psoriasis treatment in difficult locations: scalp, nails, and intertriginous areas. Clin Dermatol 2008;26: 448-59

Zakeri M, Valikhani M, Mortazavi H, Barzegari M. Topical calcipotriol therapy in nail psoriasis: a study of 24 cases. Dermatol Online J 2005;11:5.

7.5. Psoriasis im Gesicht

Entgegen der Lehrbuchmeinung, dass das Auftreten von Psoriasisherden im Gesicht eine Rarität sei, zeigen epidemiologische Untersuchungen faziale Herde bei 17-46 % aller Psoriasispatienten (van de Kerckhoff et al. 2007). Klinisch lassen sich drei Formen unterscheiden: Psoriasisherde entlang des Haaransatzes, Psoriasis in den seborrhoischen Zonen des Gesichtes (faziale Seborrhiasis) und die eigentliche faziale Psoriasis mit Herden im gesamten Gesicht. Vor allem letztere gilt als prognostisch ungünstiger Faktor für Verlauf und Schweregrad der Psoriasis. Im Patientengut der Frankfurter Universitätshautklinik sehen wir diese Form der fazialen Psoriasis überwiegend bei HIV-Infizierten mit schlechtem Immunstatus und im Kindesalter. Die klinische Abgrenzung der zentrofazialen Seborrhiasis zum seborrhoischen Ekzem ist fließend und auch histopathologisch finden sich fließende Übergänge vom Bild des Ekzems (Spongiose) bis zur typischen Psoriasis mit Akanthose und Parakeratose.

Ätiopathogenetisch legt das Auftreten in der Nähe talgdrüsenreicher behaarter Areale und in den seborrhoischen Zonen sowie bei Immundefizienz eine Beteiligung mikrobieller Faktoren nahe (z.B. *Malassezia species*). In der Literatur finden sich jedoch keine Untersuchungen, die einen solchen Zusammenhang wissenschaftlich belegen. Auch die Beobachtung, dass in unserem Patientengut viele Patienten mit fazialer Psoriasis sehr gut auf die alleinige topische Anwendung einer Ketoconazol-haltigen Creme (1-2 × täglich) ansprechen, beweist diesen Zusammenhang nicht, da Ketoconazol neben seiner antimykotischen Wirkung, auch eine ausgeprägt antientzündliche Wirkung besitzt. In Einzelfällen konnten wir allergische Kontaktdermatitiden auf Kosmetika, diverse Hautpflegemittel, Shampoos oder Augentropfen (periokuläre Psoriasisherde) als Ursache einer fazialen Psoriasismanifestation feststellen. Auch irritative Dermatitiden auf topische Präparate (z.B. Aknetherapeutika) können im Sinne des isomorphen Reizeffektes (Köbner) zu Psoriasisherden im Gesicht führen.

Zur Therapie der fazialen Psoriasisformen empfiehlt eine Expertenkommission (Copenhagen Psoriasis Working Group, Van de Kerckhoff et al. 2007) folgende Maßnahmen:

- **Therapie der Wahl:** Anwendung von niedrigpotenten Kortikosteroidexterna, Vitamin-D3-Analoga oder von Calcineurininhibitoren. Dabei sind jedoch die hohe Steroidempfindlichkeit der Gesichtshaut, evtl. Vorbehandlungen mit Steroiden und eine Neigung zur Rosazea besonders zu berücksichtigen. Bei leicht irritierbarer

Haut werden Vitamin-D3-Analoga meist nicht toleriert.

- Alternativen bei Versagen der niedrigpotenten Kortikosteroidexterna, Vitamin-D3-Analoga oder Calcineurininhibitoren: Niedrigdosiertes Dithranol oder Teerpräparate.

- Die Anwendung von antimikrobiellen Substanzen gilt als nicht indiziert (mangels in kontrollierten Studien nachgewiesener Wirkung.

- Beim Versagen topischer Therapien: Lichttherapie oder systemische Psoriasistherapie.

Literatur

Brune A, Miller DW, Lin P, Cotrim-Russi D, Paller AS. Tacrolimus ointment is effective for psoriasis on the face and intertriginous areas in pediatric patients. Pediatr Dermatol 2007;24:76-80.

Lebwohl M, Freeman AK, Chapman MS, Feldman SR, Hartle JE, Henning A. Tacrolimus ointment is effective for facial and intertriginous psoriasis. J Am Acad Dermatol 2004;51:723-30.

Van de Kerkhof PC, Murphy GM, Austad J, Ljungberg A, Cambazard F, Duvold LB. Psoriasis of the face and flexures. J Dermatolog Treat 2007;18:351-60.

7.6. Psoriasis bei Kindern

Eine Psoriasis kann sich grundsätzlich in jedem Lebensalter manifestieren. Bei Kindern unter 10 Jahren ist sie jedoch deutlich seltener als im Erwachsenenalter. Erste Manifestationen finden sich typischerweise im Verlauf der Pubertät. Etwas mehr als ein Viertel (27 %) aller erwachsenen Psoriatiker geben an, bereits vor dem 16. Lebensjahr erste Krankheitszeichen bemerkt zu haben.

Das klinische Bild der Psoriasis im Kindesalter unterscheidet sich von Erwachsenenformen durch die häufigere Beteiligung des Gesichtes, welches, abgesehen vom Haaransatz, bei Erwachsenen selten betroffen ist. Besonders im Zusammenhang mit febrilen Racheninfekten kann sich im Kindesalter eine *Psoriasis guttata* manifestieren. Der Zusammenhang mit Streptokokkeninfekten wurde nun auch wissenschaftlich belegt. Windeldermatiden können bei Psoriasisdiathese zur Erstmanifestation in den betroffenen Hautarealen führen.

Zur Therapieeinleitung werden bei Kindern abschuppende salicylsäurehaltige Rezepturen oder Fertigpräparate wegen einer erhöhten Resorptionsgefahr nur kurzzeitig und auf begrenzten Flächen eingesetzt. Alternativen sind harnstoff- oder milchsäurehaltige Rezepturen sowie Kochsalz/Ölbäder (1:1-Gemisch). Calcipotriol wurde bei Kindern in mehreren klinischen Studien geprüft. Unter der auch für Erwachsene geltenden Voraussetzung, dass nicht mehr als 30 % der Körperoberfläche behandelt wurden, zeigte sich eine gute Verträglichkeit, eine Verringerung des PASI-Scores und keine unerwünschten Wirkungen insbesondere auch bezüglich des Calcium- und Knochenstoffwechsels. Nur bei lang dauernder und relativ großflächiger Behandlung sind Kontrollen des Calcium-Serumspiegels angeraten. Einzelne Körperherde können kurzfristig mit niedrig potenten Steroidexterna (Klasse I/II) behandelt werden. Im Gesicht sind Tacalcitol, Calcipotriol, Tacrolimus 0,03%, Pimecrolimus 1% und in einigen Fällen auch Ketoconazol-Creme geeignet.

Eine systemische Therapie im Kindesalter setzt immer eine besonders strenge Nutzen-Risiko-Abwägung voraus. In schweren Psoriasisfällen kann Acitretin in einer initialen Dosis von 0,5-1 mg/kg/Tag eingesetzt werden. Als Erhaltungsdosis ist 0,1 mg/kg/Tag anzustreben. 0,2 mg/kg/Tag sollten auf Dauer bei Kindern nicht überschritten werden. Auch Fumarate wurden in einzelnen schweren Fällen von Psoriasis im Kindesalter eingesetzt. Bei infektgetriggerten Fällen einer *Psoriasis guttata* sind frühzeitige Antibiotikagaben (streptokokkenwirksam) empfehlenswert.

Für Retinoide und Fumarate wurden, wie ganz allgemein für viele andere Medikamente auch, keine umfangreichen klinischen Studien (Zulassungsstudien) bei Jugendlichen und Kindern unter 18 Jahren durchgeführt. Dies führt grundsätzlich zur Aufnahme des Satzes "Kontraindiziert <18 Jahre" in die Liste der Kontraindikationen (☞ Tab. 7.1). Damit fällt die Verantwortung für die Verordnung solcher Substanzen allein an den behandelnden Arzt. Er muss sich anhand der aktuellen Literatur über die Unbedenklichkeit informieren, sorgfältig die Erziehungsberechtigten über alle Risiken aufklären und trägt die volle Verantwortung für eine Verordnung außerhalb der zugelassenen Indikationen (*off-label use*). So berichten z.B. Pereira et al. (2006) über den erfolgreichen Einsatz von Cyclosporin A bei 6 Kindern im Alter von 11 Monaten bis 13 Jahren. Phototherapien wurden bei Kindern erfolgreich eingesetzt, sind jedoch durch die potenziellen Langzeitgefahren der UV-Be-

	Klinische Erfahrung (*Eintrag in der Roten Liste 2006)
Topisch	
Acidum lacticum	5 %ig, zum Entschuppen geeignet
Calcipotriol	(* Kontraindiziert <18 Jahre); einsetzbar auf maximal 30 % der Körperoberfläche bei Kindern >2 Jahre, Kontrolle des Calciumspiegels bei längerer Anwendung
Dithranol	Einsetzbar, auch in Kombination mit Harnstoff
Harnstoff	10 %ig, zum Entschuppen geeignet
Kortikosteroidexterna	Klasse I/II ab Säuglingsalter einsetzbar, keine großen Flächen, keine Langzeittherapie
Pimecrolimus Tacrolimus	Einzelne Berichte (Mansouri 2006, Steele 2005), wirksam und verträglich in Gesicht und Intertrigines (Brune 2007)
Salicylate	Ab Säuglingsalter vorsichtig einsetzbar, d.h. keine großen Flächen, keine Langzeittherapie
Tacalcitol	(* Kontraindiziert <12 Jahre), da keine klinischen Erfahrungen vorliegen
Tazaroten	(* Kontraindiziert <18 Jahre), da keine klinischen Erfahrungen vorliegen
Teer-Rezepturen	Ab Kleinkindesalter einsetzbar, keine großen Flächen, keine Langzeittherapie
Systemisch	
Acitretin	Niedrig dosiert, bei strenger Indikationsstellung, vor allem bei pustulösen Formen in Intervallen einsetzbar (cave: vorzeitiger Epiphysenschluss, Hyperostosen)
Etanercept	Einziges für die Therapie der mittelschweren bis schweren Psoriasis bei Kindern und Jugendlichen zugelassenes Biologic
Ciclosporin A	(* Kontraindiziert <18 Jahre), positive Beurteilung: Pereira 2006
Fumarsäure	(* Kontraindiziert <18 Jahre)
Meladinine	(* Kontraindiziert <12 Jahre)
Methotrexat	Kontraindiziert (keine ausreichenden Erfahrungen)
Phototherapien	
UVA	Vorsichtig dosiert einsetzbar
UVB	Vorsichtig dosiert einsetzbar
SUP, UVB-311 nm	Vorsichtig dosiert einsetzbar (Jury 2006)
PUVA, systemisch	Kontraindiziert
PUVA-Bad	Kontraindiziert
PUVA topisch (Creme)	Kontraindiziert

Tab. 7.1: Einsatz von Antipsoriatika im Kindesalter.

strahlung nur nach sorgfältiger Risiko-Nutzen-Abwägung einzusetzen.

Eine Sonderstellung unter den für Kinder verfügbaren systemischen Therapeutika nimmt das TNF-α blockierende *Biologic* Etanercept ein. Es ist u.a. für die Therapie der juvenilen Polyarthritis zugelassen und wurde in einer kontrollierten klinischen Studie an 211 Kindern (4-17 Jahre) mit Plaque-Psoriasis erfolgreich geprüft (Paller 2008). Etanercept wurde in einer Dosierung von 0,8 mg/kg (maximal 50 mg Gesamtdosis) gut toleriert und führte zu einer signifikanten Verbesserung des Hautzustandes (PASI-75 nach 12 Wochen) bei 58 % aller behandelten Kinder. Die Verträglichkeit zeigte keinen Unterschied zur Kontrollgruppe. Wichtigste unerwünschte Wirkung waren bei 3/211 Kindern aufgetretene Infekte (Paller 2008). Auf Basis dieser Studie erfolgte 2008 die Zulassung von Etanercept zur Behandlung der mittelschweren bis schweren Plaque-Psoriasis bei Kindern und Jugendlichen

Literatur

Boehncke WH, Brasie RA, Barker J, et al. Recommendations for the use of etanercept in psoriasis: a European dermatology expert group consensus. J Eur Acad Dermatol Venereol 2006;20:988-98.

Brune A, Miller DW, Lin P, Cotrim-Russi D, Paller AS. Tacrolimus ointment is effective for psoriasis on the face and intertriginous areas in pediatric patients. Pediatr Dermatol 2007;24:76-80.

Burden AD. Management of psoriasis in childhood. Clin Exp Dermatol 1999;24:341-345.

Cordoro KM. Topical therapy for the management of childhood psoriasis: part I. Skin Therapy Lett 2008;13:1-3.

Cordoro KM. Systemic and light therapies for the management of childhood psoriasis: part II. Skin Therapy Lett 2008;13:1-3.

Hawrot AC, Metry DW, Theos AJ, Levy ML. Etanercept for psoriasis in the pediatric population: experience in nine patients. Pediatr Dermatol 2006;23:67-71.

Janniger CK, Schwartz RA, Musumeci ML, Tedeschi A, Mirona B, Micali G. Infantile psoriasis. Cutis 2005;76:173-7

Jury CS, McHenry P, Burden AD, Lever R, Bilsland D. Narrowband ultraviolet B (UVB) phototherapy in children. Clin Exp Dermatol 2006;31:196-9.

Kress DW. Etanercept therapy improves symptoms and allows tapering of other medications in children and adolescents with moderate to severe psoriasis. J Am Acad Dermatol 2006;54(2):S126-8.

Mansouri P, Farshi S. Pimecrolimus 1 percent cream in the treatment of psoriasis in a child. Dermatol Online J 2006;12:7.

Paller AS, Siegfried EC, Langley RG, et al. Etanercept treatment for children and adolescents with plaque psoriasis. N Engl J Med 2008;358:241-51.

Patrizi A, Neri I, Rizzoli L, Varotti C. Topical calcipotriol in childhood psoriasis. Acta Derm Venereol 1999;79:477.

Pereira TM, Vieira AP, Fernandes JC, Sousa-Basto A. Cyclosporin A treatment in severe childhood psoriasis. J Eur Acad Dermatol Venereol 2006;20:651-6

Steele JA, Choi C, Kwong PC. Topical tacrolimus in the treatment of inverse psoriasis in children. J Am Acad Dermatol 2005;53:713-6.

Verbov J. Psoriasis in children. Arch Dis Child 1992;67:75-76.

Zhao G, Feng X, Na A, Yongqiang J, Cai Q, Kong J, Ma H. Acute guttate psoriasis patients have positive streptococcus hemolyticus throat cultures and elevated antistreptococcal M6 protein titers. J Dermatol 2005;32:91-6.

7.7. Psoriasis bei Schwangeren

Die Psoriasis von Frauen im gebärfähigen Alter kann durch eine Schwangerschaft erheblich beeinflusst werden. Nach Untersuchungen von Boyd et al. bemerkten 76,7 % aller schwangeren Frauen mit Psoriasis eine Veränderung ihrer Hauterkrankung. In 63,3 % trat dabei eine Besserung ein. Auch bei psoriatischer Arthritis führte eine Schwangerschaft in 80 % zu einer Besserung. Der Verlauf der Psoriasis unter einer Schwangerschaft lässt keine Rückschlüsse auf das Krankheitsbild im Rahmen weiterer Schwangerschaften zu. Neben klassischen erythrosquamösen Herden kann in der Schwangerschaft eine besondere klinische Variante der Psoriasis, die so genannte *Impetigo herpetiformis* auftreten. Lange Zeit als eigenständige Krankheitsentität eingestuft, gilt die Impetigo herpetiformis heute als generalisierte pustulöse Psoriasis der Schwangerschaft. Histologisch zeigen sich die typischen Merkmale der *Psoriasis pustulosa* mit Parakeratosen und Neutrophilenabszessen (spongiforme Kogoj-Pusteln). Häufige Begleitsymptome sind eine Hyperkalzämie, Hypalbuminämie, hormonelle Dysregulation mit Gefahr einer Plazentainsuffizienz und drohendem Abort sowie gelegentlich eine klinisch nicht relevante, da asympto-

	Klinische Erfahrung (* Eintrag in der Roten Liste 2006)
Topisch	
Calcipotriol	(* Kontraindiziert, da keine klinischen Erfahrungen vorliegen)
Calcineurininhibitoren (Tacrolimus, Pimecro-limus)	Relative Kontraindikation in Schwangerschaft und Stillzeit, da keine klini-schen Erfahrungen vorliegen
Dithranol	Begrenzt einsetzbar (im letzten Trimenon: ohne Salicylsäurezusatz!), nur nach sorgfältiger Nutzen-Risikoabwägung, nicht über 30 % Körperober-fläche, nicht an der stillenden Brust
Harnstoff	Einsetzbar
Kortikosteroidexterna	Einsetzbar. Bei hoher Wirkstoffklasse und langdauernder Anwendung Gefahr der systemischen Wirkung (Wachstum des Feten verringert, in Spätschwangerschaft Gefahr einer fetalen NNR-Insuffizienz). Nicht an der stillenden Brust, da orale Aufnahme durch den Säugling möglich.
Salicylate	Nicht im letzten Trimenon (Beeinflussung der Prostaglandine → Früh-geburten möglich)
Tacalcitol	(* Kontraindiziert in Schwangerschaft und Stillzeit, da keine klinischen Erfahrungen vorliegen)
Tazaroten	(* Kontraindiziert in Schwangerschaft und Stillzeit, da im Tierversuch teratogen/embryotoxisch)
Teer-Rezepturen	Kontraindiziert, Resorption möglich
Systemisch	
Acitretin	Streng kontraindiziert in Schwangerschaft und Stillzeit, teratogen
Ciclosporin	* Relative Kontraindikation, nicht teratogen, nicht embryotoxisch, aber keine ausreichende Erfahrung beim Menschen), wurde in Einzelfällen bis max. 3 mg/kg KG eingesetzt Abwägen von Nutzen und Risiko (**Cave:** Nieren und Blutdruck, ☞ Text)
Etretinat	Streng kontraindiziert in Schwangerschaft und Stillzeit, teratogen
Fumarate	(* Kontraindiziert in Schwangerschaft und Stillzeit, da keine ausreichen-den klinischen Erfahrungen vorliegen), nicht teratogen. Falls unter Thera-pie eine Schwangerschaft eintritt, ist das Präparat sofort abzusetzen, eine Indikation für eine Interruptio besteht nicht
Glukokortikosteroide	Einsetzbar ab 2. Trimenon
Goldsalze	(* Kontraindiziert in Schwangerschaft und Stillzeit, da keine ausreichen-den klinischen Erfahrungen vorliegen)
Meladinine	(* Relative Kontraindikation, nicht teratogen, nicht embryotoxisch, aber keine ausreichende Erfahrung beim Menschen), PUVA nicht zugelassen, aber in Einzelfällen erprobt: Tada 1989, Stern 1991
Methotrexat	Kontraindiziert in Schwangerschaft und Stillzeit: teratogen, embryo-toxisch, fetotoxisch
TNF-Antagonisten (Etanercept, Infliximab, Adalimumab)	Kontraindiziert in Schwangerschaft und Stillzeit
Efalizumab	Kontraindiziert in Schwangerschaft und Stillzeit

	Klinische Erfahrung
Phototherapien	
Allgemein	Bei allen Lichttherapien in der Schwangerschaft: Abdeckung des Gesichtes zur Vermeidung von hormonbedingten Hyperpigmentierungen (*Chloasma gravidarum*)
UVA	Erlaubt
UVB	Erlaubt
SUP, UVB-311 nm	Erlaubt
PUVA, systemisch	Kontraindiziert in Schwangerschaft und Stillzeit, da mutagen. Keine ausreichende Erfahrung beim Menschen, Einzelfälle berichtet: Tada 1989, Stern 1991
PUVA-Bad	Kontraindiziert, da keine ausreichende Erfahrung beim Menschen
PUVA topisch (Creme)	Kontraindiziert, da keine ausreichende Erfahrung beim Menschen
Excimer-Laser	Erlaubt

Tab. 7.2: Einsatz von Antipsoriatika in der Schwangerschaft.

matische, *Exfoliatio areata linguae (Lingua geographica).*

Die Behandlung der Psoriasis in der Schwangerschaft schließt im 1. Trimenon systemische Therapien weitgehend aus. Zur topischen Behandlung werden überwiegend Glukokortikosteroidexterna eingesetzt. Auch Harnstoff und Cignolin können während der Schwangerschaft appliziert werden, während Salizylate (häufig auch in Cignolinrezepturen!) während des letzten Trimenons nicht zur Anwendung kommen dürfen, da sie über eine Beeinflussung der Prostaglandinsynthese zu einem vorzeitigen Abort und damit zum Kindstod führen können. Cignolin (Dithranol-) Zubereitungen sollen nach der S3-Leitlinie der DDG nicht großflächig (d.h. mehr als 30% der Körperoberfläche) und nur nach sorgfältiger Nutzen-Risiko-Abwägung eingesetzt werden, da keine Erkenntnisse über die Sicherheit für das ungeborene Kind vorliegen. Die Cremes dürfen an der Brust von stillenden Müttern nicht angewendet werden.

Da die perkutane Aufnahme von Teeren nicht sicher ausgeschlossen werden kann, sollten diese in der Schwangerschaft möglichst nicht verwendet werden. Für Calcipotriol und Tacalcitol liegen keine ausreichenden klinischen Erfahrungen während der Schwangerschaft und Stillzeit vor. Tazaroten ist kontraindiziert, da im Tierversuch Teratogenität/Embryotoxizität nachgewiesen wurden.

Nach dem Abschluss der Organogenese können niedrig dosierte Glukokortikosteroide auch systemisch eingesetzt werden. Methotrexat ist während der gesamten Schwangerschaft kontraindiziert. Für Fumarate ist zwar keine Teratogenität oder Embryotoxizität bekannt, sie werden jedoch aus Sicherheitsgründen ebenfalls nicht bei Schwangerschaft verordnet.

Bei Patientinnen mit Psoriasis gibt es nur wenige Daten zur Schwangerschaft unter Therapie mit Cyclosporin A. Die umfangreichsten Daten zu dieser Frage gibt es aus der Transplantationsmedizin. Weltweit sind mehrere Tausend Schwangerschaften nach Organtransplantation dokumentiert. Der Wirkstoff Cyclosporin ist nicht teratogen und es wird keine höhere Missbildungsrate beobachtet. Eine Schwangerschaft unter Cyclosporin sollte dennoch als Risikoschwangerschaft eingestuft werden (Blutdruck, Nierenfunktion!). Wie andere Immunsuppressiva erhöht Cyclosporin die Wahrscheinlichkeit schwangerschaftsspezifischer Komplikationen wie Präeklampsie, Frühgeburtlichkeit und verringertes Geburtsgewicht. In jedem Fall ist bei Feststellung einer Schwangerschaft eine erneute Nutzen-Risiko-Bewertung durchzuführen. Eine Kurzzeittherapie mit Cyclosporin dürfte während der Schwangerschaft die sicherste Option zur Behandlung schwerer Formen der Psoriasis darstellen, wenn topische Therapien oder UVB-Behandlungen versagen.

Da Retinoide potente Teratogene sind und bei Anwendung in der Schwangerschaft schwere Missbildungen und Fehlgeburten beobachtet wurden, besteht eine Kontraindikation für diese Substanzen für Frauen im gebärfähigen Alter und eine absolute

Kontraindikation für Schwangere. Besonders für Etretinat, aber auch für andere Retinoide, sind lange Halbwertszeiten bekannt, folglich muss mindestens 2 Jahre über die Einnahmezeit hinaus eine effektive Kontrazeption gewährleistet sein. Acitretin mit der gegenüber Etretinat wesentlich kürzeren Halbwertszeit kann in Etretinat umgewandelt werden. Orale Antikonzeptiva mit niedrigem Progesterongehalt ("Minipille") sind zur Vermeidung einer Schwangerschaft bei Frauen mit Psoriasis ungeeignet, da Interaktionen mit Acitretin ihre Wirksamkeit herabsetzen können.

Literatur

Boyd AS, Morris LF, Phillips CM, Menter MA. Psoriasis and pregnancy: hormone and immune system interaction. Int J Dermatol 1996;35:169-172.

Breier-Maly J, Ortel B, Breier F, Schmidt JB, Hönigsmann H. Generalized pustular psoriasis of pregnancy (impetigo herpetiformis). Dermatology 1999;198:61-64.

Mowad CM, Margolis DJ, Halpern AC, Suri B, Synnestvedt M, Guzzo CA. Hormonal influences on women with psoriasis. Cutis 1998;61:257-260.

Stern RS, Lange R. Outcomes of pregnancies among women and partners of men with a history of exposure to methoxalen photochemotherapy (PUVA) for the treatment of psoriasis. Arch Dermatol 1991;127:347-350.

Tauscher AE et al. Psoriasis and pregnancy. J Cutan Med Surg 2002;6:561-570.

7.8. Psoriasis bei HIV-Infektion

 Einleitung und Epidemiologie

HIV-Infizierte und AIDS-Patienten haben häufiger eine klinisch manifeste Psoriasis als die Allgemeinbevölkerung. Epidemiologische Untersuchungen in mehreren deutschen Universitätshautkliniken zeigten klinisch sichtbare Psoriasissymptome bei 2,5 % bis 5,9 % aller HIV-Infizierten, während die Prävalenz in der Allgemeinbevölkerung Deutschlands mit 0,27-2,8 % angegeben wird. Im Patientenkollektiv der Frankfurter Hautklinik hatten 124 von 2.087 HIV-Infizierten eine Psoriasis (5,9 %).

Zur Manifestation der Psoriasis sind neben der hereditären Diathese (multifaktorieller Erbgang mit unregelmäßiger Penetranz) Manifestationsfaktoren, so genannte *"Trigger"*, erforderlich. Hierbei werden direkt einwirkende exogene Faktoren wie Reibung, Druck und UV-Licht von endogenen Faktoren wie Infekte (Superantigene), Medikamente, Alkohol und "Stress" unterschieden. Bei der HIV-assoziierten, schweren Immundefizienz mit Neigung zu rezidivierenden opportunistischen Infektionen und immer wieder erforderlich werdenden medikamentösen Behandlungen und Dauerprophylaxen finden sich dementsprechend wesentlich häufiger Triggerfaktoren als in einer gesunden, immunkompetenten Allgemeinbevölkerung. Der in beiden Gruppen vermutlich etwa gleich häufige asymptomatische Genotyp (ca. 7,9 % der Bevölkerung) wird bei HIV-Infektion und assoziierten Erkrankungen deutlich häufiger zum klinisch auffälligen Phänotyp.

Bemerkenswert ist, dass bei Patienten mit seit Jahren bekannter Psoriasis nach der Manifestation der HIV-Infektion eine Änderung des klinischen Erscheinungsbildes eintrat. Die Herde nahmen deutlich an Fläche zu und wurden auffallend stark entzündlich bis exsudativ-nässend. Zahlreiche Patienten entwickelten Jahre nach Beginn der HIV-Infektion erstmalig eine Psoriasis. Dabei zeigte sich keine Abhängigkeit vom Stadium der HIV-Infektion. Ätiopathogenetisch könnte neben den schon genannten Triggerfaktoren auch eine veränderte Zytokinexpression im Rahmen der HIV-Infektion zur Aktivierung der Psoriasis führen. Auch die antiretrovirale Therapie, insbesondere die hochaktive antiretrovirale Kombinationstherapie (HAART) kann den Verlauf der Psoriasis beeinflussen. In Einzelfällen kam es zu solch eindrucksvollen Befundbesserungen, dass erwogen - und im Falle des Zidovudins auch versucht - wurde, antiretrovirale Substanzen zur Behandlung nicht HIV-infizierter Psoriasispatienten einzusetzen. Die Therapieerfolge waren jedoch nicht überzeugend und immer wieder wurde bei HIV-Infizierten beobachtet, dass es auch zu Exazerbationen durch einzelne antiretrovirale Substanzen kommen kann.

Die Behandlungsmöglichkeiten HIV-infizierter Psoriatiker sind durch die zusätzliche immunsuppressive Wirkung fast aller Antipsoriatika und die zumindest theoretisch vorhandene tumorinduzierende Wirkung, der sonst häufig eingesetzten Photo- und Photochemotherapien beträchtlich eingeschränkt.

Klinik

Bei HIV-Infizierten werden neben typischen kleinfleckig eruptiv-exanthematischen oder chronisch stationären Plaques auch atypische Verläufe mit inversem Befallsmuster (Befall von Leisten, Achselhöhlen, Handtellern, Fußsohlen und Gesicht) beschrieben. Letztere sind meist exsudativ, teilweise pustulös oder erythrodermisch. Die Schwere soll nach einigen Autoren mit der zunehmenden Funktionseinschränkung des Immunsystems parallel gehen. Im Endstadium der HIV-Infektion (AIDS) liegen Beobachtungen sowohl über absolut therapieresistente, generalisierte Fälle als auch über Erscheinungsfreiheit bei vorher deutlich ausgeprägter Manifestation vor.

Unter den auslösenden oder eine vorbestehende Psoriasis verschlechternden Faktoren spielen Virusinfektionen (*Herpes simplex, Varicella zoster,* Hepatitis-Viren, CMV, EBV) aber auch Bakterien (besonders *Staphylococcus aureus* und Streptokokken), Hefen (Candidaspezies, besonders *C. albicans*) und *Pneumocystis jiroveci* eine wichtige Rolle. Die erythrodermatische Psoriasis kann durch staphylogene Superinfektionen bis hin zur Sepsis kompliziert werden.

Medikamentöse Auslöser können Bleomycin, Vincristin, Interferon-α, Betablocker und vermutlich auch einige, durch die übliche Kombinationstherapie nur schwer zu identifizierenden antiretrovirale Substanzen sein.

 Diagnostik

Die Psoriasis HIV-Infizierter kann, wie bei immunkompetenten Patienten auch, fast immer klinisch diagnostiziert werden: typisch ist der erythematosquamöse Einzelherd mit silbrig glänzenden Schuppen auf infiltrierten erythematösen Plaques. Psoriasisphänomene lassen sich auslösen sind aber nicht beweisend. Bei unklaren Befunden helfen minimale Stigmata wie Nagelveränderungen, eine zentrale Rhagade in der *Rima ani,* Nabelbeteiligung, Herde am Kapillitium und anderen Prädilektionsstellen differentialdiagnostisch weiter. In Zweifelsfällen sollte eine klinisch atypische Psoriasis bioptisch gesichert werden. In der Differentialdiagnose steht das seborrhoische Ekzem an erster Stelle. Diese ebenfalls erythrosquamöse Dermatose kann bei HIV-Infektion sehr großflächig, hyperkeratotisch und über die eigentlichen seborrhoi-

schen Zonen hinaus auftreten. Da es sowohl klinisch, als auch histologisch Übergänge zwischen der Psoriasis und dem seborrhoischen Ekzem gibt, kann die diagnostische Festlegung schwierig sein. Ist die Diagnose Psoriasis gestellt, sollten vor allem die bereits erwähnten Trigger durch entsprechende Diagnostik abgeklärt und gegebenenfalls behandelt werden. Nur dann kann eine antipsoriatische Therapie bei fortgeschrittener Immundefizienz erfolgreich sein. Immer wieder zeigte sich bei den HIV-Infizierten der Frankfurter Hautklinik, dass eine unbehandelte Hepatitis B oder C, eine unentdeckt gebliebene Pneumocystis-Pneumonie sowie viele weitere Infektionen die Ursache für die "Therapieresistenz" der Psoriasis waren. Es lohnt sich immer, bei HIV-Infektion und Psoriasis besonders intensiv auf Fokussuche zu gehen und sich die Medikamentenliste inklusive der Eigenmedikation der Patienten gründlich anzusehen.

 Therapie

Je fortgeschrittener die zelluläre Immundefizienz (niedrige CD4-Zellzahl/μl) und je höher die HIV-Viruslast (HIV-Kopien/ml) desto wahrscheinlicher liegen infektiöse Triggerfaktoren vor. Die Suche nach solchen Faktoren und - falls möglich - deren Therapie, sollte am Anfang jeder Psoriasistherapie bei HIV-Infektion stehen.

Der zweite obligate Schritt besteht heute in der Einleitung einer hoch aktiven antiretroviralen Kombinationstherapie (HAART) bzw. in der Optimierung einer nur mäßig oder nicht mehr wirksamen HAART.

Bei umschriebenem Befall reicht eine Lokaltherapie mit Dithranol, Calcipotriol oder Tacalcitol (Daivonex®, Psorcutan®, Curatoderm®) bzw. dem topischen Retinoid Tazarotene (Zorac®) aus. Dabei ist zu beachten, dass die Haut HIV-Infizierter häufig sehr trocken ist und in vielen Fällen eine besonders hohe Empfindlichkeit auf chemisch-physikalische Reize (ähnlich wie beim Atopiker) aufweist. Immer wieder müssen topische Antipsoriatika wegen Reizungen abgesetzt werden. Kurzzeitige Behandlungsintervalle (3-4 Tage) mit fluorierten Glukokortikosteroidexterna sind bei solchen Reizzuständen sehr hilfreich. Auch am Kapillitium und an den Nägeln werden häufig und erfolgreich Kortikosteroide eingesetzt. Calcipotriol-Lösung ist eine weitere Behandlungsalternative am

Kapillitium. Im Gesicht haben wir sehr gute Erfahrungen mit der deutlich antientzündlich wirksamen Ketoconazol-Creme (2 %ig) gemacht. Der antipsoriatische Effekt kommt vermutlich durch die Verminderung von, in den talgdrüsenreichen Arealen in hoher Keimzahl vorkommenden, Malassezia-Spezies zustande. Ein lokaler Triggerfaktor fällt damit weg.

Reicht die topische Therapie wegen ausgedehntem Befall oder stark entzündlicher und exsudativer Ausprägung nicht aus, muss systemisch behandelt werden. Hierzu ist in erster Linie Acitretin (Neotigason 25-75 mg/die) geeignet. Methotrexat und Cyclosporin sollten wegen ihrer immunsuppressiven Wirkung nicht eingesetzt werden. In Einzelfällen schwerer, therapierefraktärer Psoriasis (Erythrodermie) kann nach eigener Beobachtung und Mitteilungen anderer Autoren (Tourne 1997) Cyclosporin auch bei einer T-Helfer-Zellzahl von <10/μl, erfolgreich eingesetzt werden.

Für die TNF-Antagonisten Infliximab (Remicade®), Etanercept (Enbrel®) und Adalimumab (Humira®) stellen Immundefizienzen eine relative Kontraindikation dar, da latente chronische Infektionen durch die medikamenteninduzierte zusätzliche Immundefizienz aktiviert werden könnten. Diese Präparate sollten bei Immundefizienz nur unter besonderen Vorsichtsmaßnahmen eingesetzt werden:

• Ausschluss einer Sepsisgefahr und vorbestehender chronischer Infektionen, z.B. einer Tuberkulose (absolute Kontraindikationen).

• Aufklärung des Patienten über ein erhöhtes Infektionsrisiko und

• regelmäßige klinische und laborchemische Kontrolluntersuchungen während der Therapie.

Eine absolute Kontraindikation bei HIV-Infektion besteht für das selektive Immunsuppressivum Efalizumab (Raptiva®, CD11a-Antikörper). Bei allen *Biologics* sind - vor der Prüfung eines evtl. Einsatzes bei HIV-Infizierten - die allgemeinen Verordnungsvoraussetzungen dieser kostspieligen Medikamentengruppe (fehlende Wirksamkeit, Unverträglichkeit oder Kontraindikation für sonstige Psoriasistherapien) zu überprüfen. Details ☞ S3-Leitlinie zur Psoriasistherapie.

Auch Zidovudin und eine antiretrovirale Kombinationstherapie haben einen günstigen Einfluss auf die Psoriasis, vermutlich über die Verbesserung der Immunitätslage, evtl. auch durch eine Verminderung der HIV-Viruslast. Für eine gelegentlich geäußerte retrovirale Ursache der Psoriasis ließ sich bisher kein entsprechender Erreger nachweisen. Bei therapieresistenter Psoriasis HIV-Infizierter wurden auch experimentelle Behandlungen, wie Cimetindin (400 mg, 4 ×/d, Stashower 1993) oder Carbamazepin erfolgreich eingesetzt.

Da auch UV-Licht zu einer lokalen und vermutlich auch zu einer systemischen Immundefizienz führt, gilt es theoretisch als kontraindiziert bei der Psoriasistherapie immundefizienter Patienten. Es wurden Rezidive von *Herpes-simplex*-Infektionen und das Auftreten von *Herpes-zoster*-Erkrankungen (Aktivierung latenter *Varicella-zoster*-Viren aus Ganglienzellen) unter starkem UV-Einfluss beobachtet.

Andererseits ist aufgrund eigener Beobachtungen und aus der Literatur belegt, dass UV-Phototherapien bei HIV-infizierten Psoriatikern effektiv sind und es nicht zu einer signifikanten Verschlechterung der HIV-Erkrankung mit Abnahme der CD4-Zellen und Ansteigen der Viruslast kommt. Es ist noch nicht entschieden, welches spezielle UV-Spektrum die besten Therapieerfolge bei geringster immunsupprimierender Wirkung erzielen kann. Eingesetzt werden Breitspektrum-UVB-, UVB 311- und PUVA-Bestrahlungen. In der Frankfurter Universitätshautklinik wurden gute Erfahrungen mit UVB 311 gemacht (F. R. Ochsendorf, unveröffentlichte Daten), aber auch frühere Behandlungen mit systemischer Photochemotherapie (PUVA) führten zu sehr guten klinischen Resultaten ohne Verschlechterung der Gesamtsituation der Patienten.

Inwieweit UV-Bestrahlungen die HI-Viruslast und die zelluläre Immundefizienz in klinisch relevanter Weise beeinflussen, wird kontrovers diskutiert. Da eine Erhöhung der Viruslast unter UVB bzw. PUVA nicht zwangsläufig ist, scheint der Einsatz einer UV-Therapie bei gegebener Indikation und entsprechenden Kontrollen, sowie insbesondere unter antiretroviraler Kombinationstherapie vertretbar. Über Interaktionen der genannten Antipsoriatika mit antiretroviralen Substanzen liegen bisher keine ausreichenden Kenntnisse vor. Besondere Vorsicht ist bei allen Präparaten geboten, die anerkannte oder potentielle Substrate der Cytochrom-P450-Enzymfamilie sind. Auch muss geprüft werden, ob sich unter den derzeit 25 verfügbaren antiretroviralen Wirkstoffen eventuelle Photosensibilisatoren befinden.

Literatur

Breuer-McHam J, Marschall G, Adu-Oppong A et al. Alterations in HIV expression in AIDS patients with psoriasis or pruritus treated with phototherapy. J Am Acad Dermatol 1999;40: 8 - 60.

Buccheri L et al. Acitretin therapy is effective for psoriasis associated with human immunodeficiency virus infection Arch Dermatol 1997;133: 711 - 715.

Fischer T, Schworer H, Vente C, Reich K, Ramadori G. Clinical improvement of HIV-associated psoriasis parallels a reduction of HIV viral load induced by effective antiretroviral therapy. AIDS 1999;13:628-629.

Gordon KB, Langley RG, Leonardi C et al. Clinical response to adalimumab treatment in patients with moderate to severe psoriasis: double-blind, randomized controlled trial and open-label extension study. J Am Acad Dermatol 2006;55:598-606

Namazi MR. Paradoxical exacerbation of psoriasis in AIDS: proposed explanations including the potential roles of substance P and gram-negative bacteria. Autoimmunity 2004;37:67-71.

Patel RV, Weinberg JM. Psoriasis in the patient with human immunodeficiency virus, Part 1: review of pathogenesis. Cutis 2008;82:117-22.

Patel RV, Weinberg JM. Psoriasis in the patient with human immunodeficiency virus, Part 2: Review of treatment. Cutis 2008;82:202-10.

Schöfer H: Hauterkrankungen bei HIV-Infektion und AIDS. Schwer Verlag 1990, S. 122-126.

Schoppelrey HP, Breit R. UV-Therapie bei HIV-Patienten. Hautarzt 1999;50:643-648.

Sellam J, Bouvard B, Masson C, et al. Use of infliximab to treat psoriatic arthritis in HIV-positive patients. Joint Bone Spine 2007;74:197-200.

Stern RS, Mills DK, Krell K et al. HIV-positive patients differ from HIV-negative patients in indications for and type of UV therapy used. J Am Acad Dermatol 1998;39: 48-55.

Ting PT, Koo JY. Use of etanercept in human immunodeficiency virus (HIV) and acquired immunodeficiency syndrome (AIDS) patients. Int J Dermatol 2006;45:689-92

Tourne L et al. Alleviation of HIV-associated psoriasis and psoriatic arthritis with cyclosporine. J Amer Acad Dermatol 1997;37:501-502.

Vittorio Luigi De Socio G, Simonetti S, Stagni G. Clinical improvement of psoriasis in an AIDS patient effectively treated with combination antiretroviral therapy. Scand J Infect Dis 2006;38:74-5.

Der Psoriasis Area and Severity Index (PASI) - ein Crash-Kurs

8. Der Psoriasis Area and Severity Index (PASI) - ein Crash-Kurs

8.1. Messung des Therapieerfolges bei Psoriasis

Jede Therapie bedarf einer Evaluation. Im Gegensatz zu anderen Disziplinen können Dermatologen jedoch keine einfachen numerischen Werte apparativ erfassen wie z.B. Diabetologen, wo der HbA_{1c} über Erfolg oder Misserfolg der Behandlung Auskunft gibt. Dies wird eine umso drängendere Aufgabe, als innovative Therapien oft erheblich höhere direkte Medikamentenkosten verursachen (Biologics beispielsweise kosten ein Vielfaches im Vergleich zu konventionellen systemischen Therapien.). Behörden wie die europäische EMEA oder die amerikanische FDA haben daher Kriterien aufgestellt, wonach die Indikation zur Behandlung individueller Patienten mit scheinbar teuren Medikamenten sowie Therapieerfolg und Nutzen geprüft werden. In diesem Zusammenhang ist das bisher am meisten angewandte Instrument zur Messung von Schwere und Aktivität der Psoriasis *Psoriasis Area and Severity-Index* (PASI); seine Veränderung wird entsprechend oft zur Quantifizierung des Therapieerfolges herangezogen. I.d.R. gilt eine mindestens 75 %ige Reduzierung des initialen PASI (PASI-75) als gutes klinisches Ansprechen bzw. guter Therapieerfolg.

Neben dem PASI werden weitere Parameter verwendet, z.B. die Abschätzung die betroffene Körperoberfläche (BSA - *Body Surface Area affected*) in Prozent, oder die allgemeine Einschätzung des Arztes (PGA - *Physician's Global Assessment*), welche sowohl als statisches wie als dynamisches Maß eingesetzt werden kann. Daneben gibt es Instrumente, die auf Patientenaussagen basieren. Ein typisches Beispiel ist die Erfassung der Krankheitslast durch einen Fragebogen wie den DLQI *(Dermatology Life Quality Index).*

Ein weit verbreiteter Ansatz zur Messung der Schwere einer Psoriasis ist die kombinierte Anwendung von PASI, BSA, und DLQI. Nach der sog. "10er-Regel" ist eine Psoriasis dann mittelschwer bis schwer, wenn entweder PASI oder BSA oder DLQI einen Wert >10 annehmen.

8.2. Wie erhebt man den PASI?

Wie die Bezeichnung schon nahe legt, dokumentiert der PASI sowohl den Anteil der betroffenen Körperoberfläche, also auch die Krankheitsschwere. Um Letztere zu erfassen, werden die Parameter Erythem, Infiltration und Schuppung quantifiziert; dies geschieht separat für die anatomischen Regionen Kopf, Stamm, Arme und Beine (☞ Abb. 8.1).

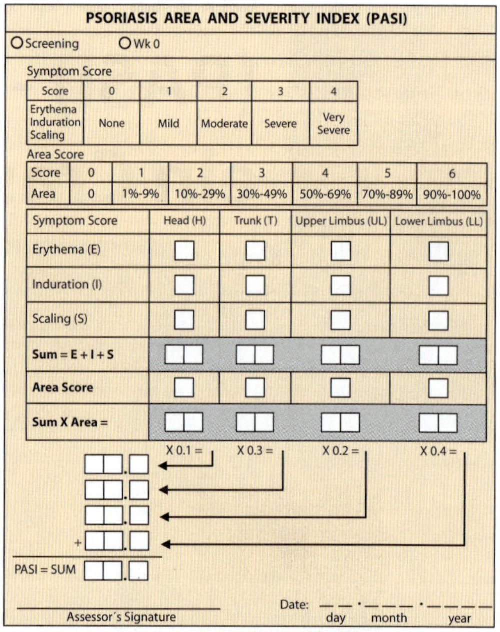
PSORIASIS AREA AND SEVERITY INDEX (PASI)

O Screening O Wk 0

Symptom Score

Score	0	1	2	3	4
Erythema Induration Scaling	None	Mild	Moderate	Severe	Very Severe

Area Score

Score	0	1	2	3	4	5	6
Area	0	1%-9%	10%-29%	30%-49%	50%-69%	70%-89%	90%-100%

Symptom Score	Head (H)	Trunk (T)	Upper Limbus (UL)	Lower Limbus (LL)
Erythema (E)				
Induration (I)				
Scaling (S)				
Sum = E + I + S				
Area Score				
Sum X Area =				
	X 0.1 =	X 0.3 =	X 0.2 =	X 0.4 =

PASI = SUM

Assessor's Signature

Date: day month year

Abb. 8.1: Der PASI dokumentiert die Schwere der Psoriasis. Er umfasst Schätzungen der Parameter Erythem (E), Infiltration (I), und Schuppung (S) für 4 anatomische Regionen: Kopf (*head* - H), Stamm (*trunk* - T), Arme (*upper extremities* - U), und Beine (*lower extremities* - L), sowie die betroffene Körperoberfläche.

8.2.1. Messung des "Areals"

Die betroffene Körperoberfläche wird für jede der o.g. 4 Regionen (Kopf, Stamm, Arme, Beine) separate abgeschätzt, wobei die Regionen folgendermaßen definiert sind:

- Der Kopf umfasst Gesicht, behaarte Kopfhaut, und Nacken

- Der Stamm umfasst auch die Leisten
- Die Arme umfassen auch Achselhöhlen und den Musculus deltoideus
- Die Beine umfassen auch die Gluealregion

Für jede Region wird die betroffene Körperoberfläche mit einem Faktor abgebildet:

- 0 heißt 0 % der Region betroffen
- 1 heißt 1-9 % der Region betoffen
- 2 heißt 10-29 % der Region betroffen
- 3 heißt 30-49 % der Region betroffen
- 4 heißt 50-69 % der Region betroffen
- 5 heißt 70-89 % der Region betroffen
- 6 heißt 90-100 % der Region betroffen

Viele Dermatologen verwenden die sog. "Hände-Regel" in Kombination mit der "9er-Regel" zur Abschätzung der betroffenen Areale. Nach dieser Regel repräsentiert die Hand des Patienten etwa 1 % von dessen Körperoberfläche (☞ Abb. 8.2). Bei Erwachsenen repräsentiert

- der Kopf 9 % der Körperoberfläche
- jeder Arm 9 % der Körperoberfläche
- die Vorderseite des Stammes 18 % der Körperoberfläche
- die Rückseite des Stammes 18 % der Körperoberfläche
- jedes Bein 18 % der Körperoberfläche

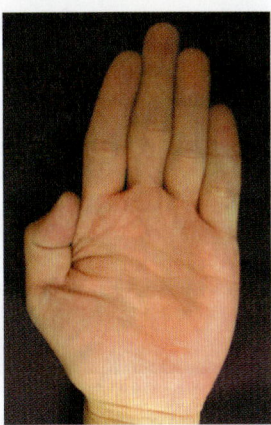

Abb. 8.2: Die "Hände-Regel". Das Areal der Hand ist definiert als die Fläche, welche von allen Fingern einschließlich Daumen sowie dem Handteller bedeckt wird. Die Hand endet am Handgelenk. Der Handteller allein repräsentiert ca. 0,5 %; Handteller plus 1.-4.Finger umfassen ca. 0,75 % (b).

Kombiniert man diese Regeln, erhält man ein "handliches" Instrument zur Ermittlung der für den PASI entscheidenden Faktoren zur Abbildung der betroffenen Körperoberfläche je Region (☞ Tab. 8.1):

	Körper-oberfläche	durch eine Hand repräsentierter Anteil (grobe Schätzung)
Gesamter Körper	100 %	1 %
Kopf	9 %	10 %
Arme	18 %	5 %
Stamm	36 %	2,5 %
Beine	36 %	2,5 %

Tab. 8.1: Abschätzung der betroffenen Körperoberfläche. Die kombinierte Anwendung der "Hände-Regel" sowie der "9er-Regel" erlaubt eine grobe Schätzung der betroffenen Körperoberfläche je Region.

8.2.2. Messung der "Schwere"

Die zweite Komponente des PASI ist die "Schwere". Diese wird mithilfe von drei Parametern semiquantitativ erfasst, wobei folgende Definitionen gelten:

- 0 bedeutet "fehlend"
- 1 bedeutet "mild"
- 2 bedeutet "moderat"
- 3 bedeutet "schwer"
- 4 bedeutet "sehr schwer"

Wiederum erfolgt die Erfassung aller Parameter für jede anatomische Region separat.

Offensichtlich handelt es sich also beim PASI nicht um eine objektive Quantifizierungsmethode. Da jedoch das wichtigste Ziel des PASI die Erfassung des Therapieerfolges ist, reicht es aus, wenn jeder den PASI nutzende Arzt seine eigenen Standards für diese Begriffe festlegt. Die nachfolgenden Abbildungen dokumentieren exemplarisch, wie diese deskriptive Terminologie umgesetzt werden kann (☞ Abb. 8.3 und 8.4):

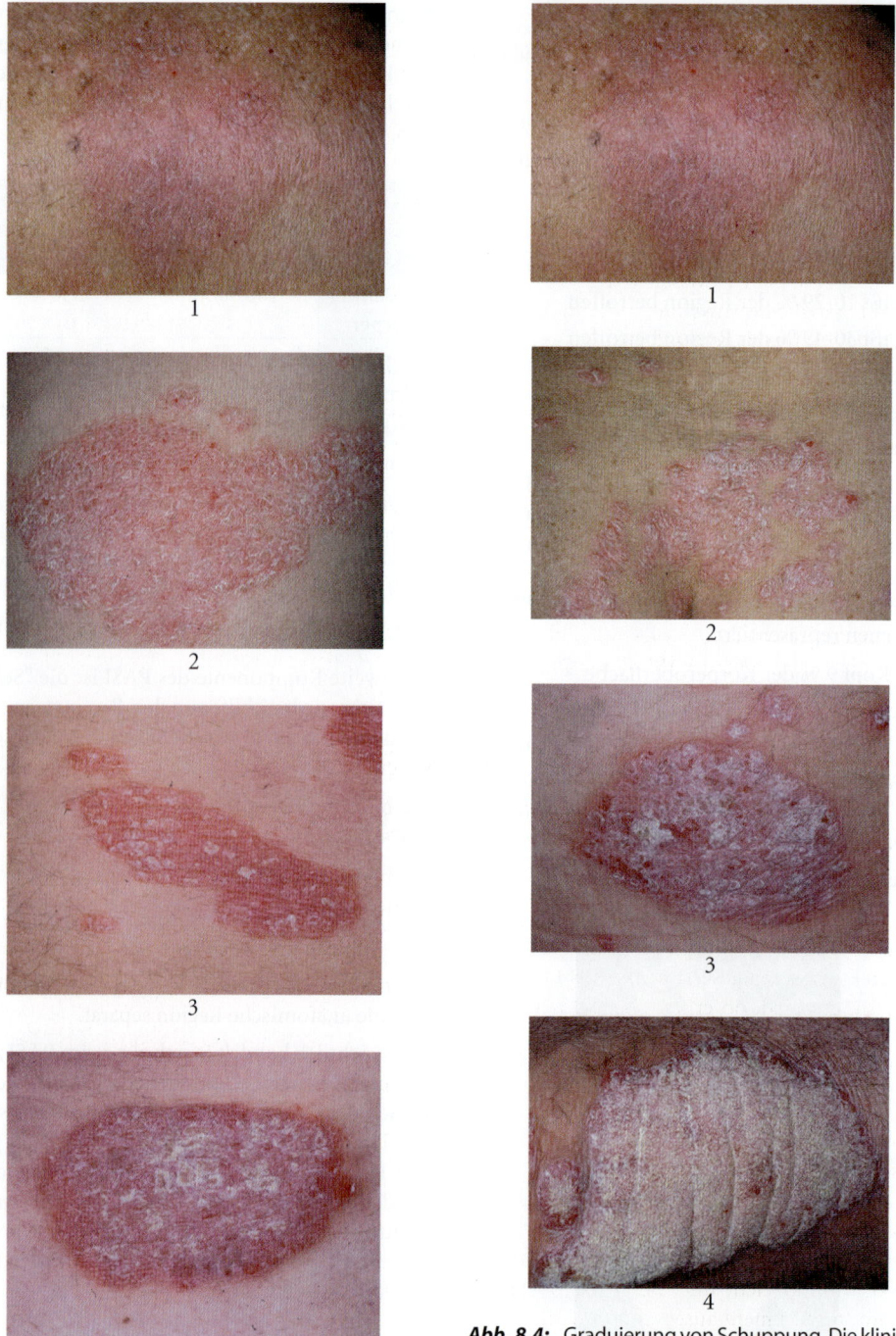

Abb. 8.3: Graduierung von Erythemen. Die klinischen Fotos repräsentieren Beispiele für "1" (hellrot), "2" (rot), "3" (tiefrot), and "4" (dunkelrot). Die Fotos wurden freundlicherweise von Dr. Diamant Thaçi zur Verfügung gestellt.

Abb. 8.4: Graduierung von Schuppung. Die klinischen Fotos repräsentieren Beispiele für "1" fein, einzelne Schuppen), "2" (fein, Plaque weitgehend bedeckt), "3" (Plaque vollständig von ausgeprägter Schuppung bedeckt), and "4" (Plaque von dickem Schuppenpanzer bedeckt). Die Fotos wurden freundlicherweise von Dr. Diamant Thaçi zur Verfügung gestellt.

8.3. Wie der PASI funktioniert: Stärken und Schwächen

Zusammengefasst ist der PASI ein kontinuierlicher Index, welcher in Schritten von 0,1 Werte zwischen 0 und 72 annehmen kann. Er stellt noch immer den Goldstandard für die Definition der Psoriasis-Schwere dar. Da er bereits 1978 eingeführt und seither häufig in klinischen Studien verwendet wurde, sind zu einem gewissen Grad historische Vergleiche möglich. Anwender empfinden den PASI als vergleichsweise einfach anwendbar; seine Erhebung dauert nur wenige Minuten.

Theoretisch könnte der PASI eine erhebliche intraindividuelle Variabilität aufweisen. Diese lässt sich jedoch durch entsprechendes Training erheblich reduzieren. Wenn Anwender darüber hinaus für sich selbst Definitionen für die o.g. Grade ("0" bis "4") festlegen, ist intraindividuelle Variabilität im Praxisalltag kein relevantes Problem.

Im Gegensatz dazu bleibt die interindividuelle Variabilität auch nach einem PASI-Training problematisch. Am meisten variieren dabei die Schätzungen bezüglich der betroffenen Körperoberfläche. Dies ist jedoch eher für Multicenterstudien relevant und kann für die tägliche Praxis vernachlässigt werden.

Wenn jedoch der PASI zur Kategorisierung eingesetzt wird, kann auch die interindividuelle Variabilität praxisrelevant werden. Wenn beispielsweise der PASI zur Definition einer mittelschweren bis schweren Psoriasis eingesetzt wird, macht es einen großen Unterschied, ob er 9,4 oder 10,1 beträgt. Allerdings taucht diese Frage derzeit ganz überwiegend nur im Zusammenhang mit der Verschreibung von Biologics auf.

Weitere theoretische Probleme des PASI, die wiederum eher in der klinischen Forschung Bedeutung haben, sind seien niedrige Sensitivität bei milder Psoriasis, und die eingeschränkte Diskriminierungsfähigkeit, da der PASI nur extrem selten Werte über 40 erreicht und somit das denkbare Spektrum (bis 72) nicht ausgeschöpft wird.

Viel wichtiger sind einige handfeste praktische Nachteile des PASI:

- So lässt er sich z.B. nur auf die *Psoriasis vulgaris* anwenden; andere klinische Manifestationen können nicht mit ihm abgebildet werden

- Darüber hinaus werden die betroffenen Regionen nicht nach ihrer klinischen Signifikanz gewichtet. Sind Hände oder Gesicht betroffen, so ist dies für viele Patienten und Ärzte ein Kriterium für eine "schwere" Psoriasis, da diese Regionen sichtbar sind und die Lebensqualität des Betroffenen erheblich mehr beeinträchtigen können als großflächiger Befall an nicht-sichtbaren Körperstellen

- Schließlich kann es sein, dass ein Parameter den anderen maskiert. Beispielsweise ist es problematisch, Erythem und Infiltration eines mit Schuppen bedeckten Plaques zu erfassen (☞ Abb. 8.5). In diesem Zusammenhang ist wichtig, ob die Schuppung vor oder nach einer keratolytischen (An-)Behandlung erfasst wurde, da dies den Ausgangs-PASI nachhaltig beeinflussen kann

- Last but not least muss ein Parameter nicht in einer gesamten anatomischen Region gleichartig ausgeprägt sein (☞ Abb. 8.6). Es ist daher u.U. nicht einfach, eine "repräsentative" Graduierung vorzunehmen

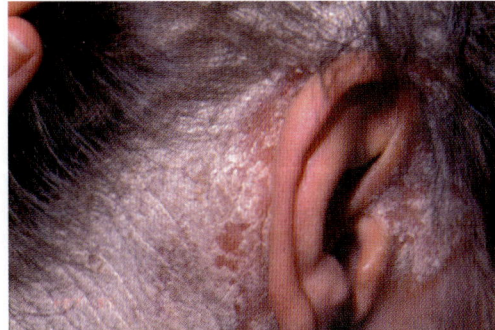

Abb. 8.5: Schuppung als Hindernis bei der Erfassung der Parameter Erythem und Infiltration. Das Foto wurde freundlicherweise von Dr. Tamar Nijsten zur Verfügung gestellt.

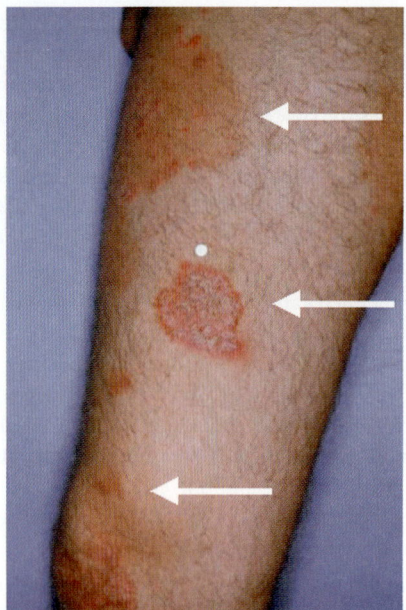

Abb. 8.6: Variabilität der Ausprägung eines Parameters als Hindernis für dessen Graduierung. Hier lassen sich unterschiedliche Rot-Töne in einer Region abgrenzen. Das Foto wurde freundlicherweise von Dr. Tamar Nijsten zur Verfügung gestellt.

Die große Stärke des PASI bleibt jedoch die Praktikabilität bei der Abschätzung des Therapieerfolges. Dieser wird i.d.R. als Reduzierung gegenüber dem Ausgangswert in Prozent angegeben. Eine 50 %ige Verbesserung (PASI-50) wird allgemein als befriedigendes Therapieansprechen gewertet, PASI-75 gilt als gutes Ansprechen und wird daher meist als primärer Studienendpunkt in klinischen Studien zur Evaluation der Effektivität von Antipsoriatika definiert. PASI-90 reflektiert eine weitestgehend abgeheilte Psoriasis.

Abschließend muss darauf hingewiesen werden, dass diese Maße wiederum etwas schwieriger zu interpretieren sind, als man auf den ersten Blick meint, denn der PASI ist nicht linear: Eine Verbesserung um den Wert "10" stellt sich bei einem Ausgangs-PASI von 30 anders dar als bei einem Wert von 15. Darüber hinaus ist ein PASI-75 umso schwieriger zu erzielen, je niedriger der Ausgangswert lag. Daher scheint die Wirksamkeit von Antipsoriatika, welche auch bei Psoriasisarthritis getestet wurden, in den Psoriasisarthritis-Studien häufig niedriger zu sein (In diesen Studien weisen die Patienten i.d.R. einen niedrigeren PASI auf als in den Psoriasis-Studien).

Zusammenfassend weist der PASI einige theoretische und praktische Schwächen auf. Einige dieser Schwächen lassen sich auch mit viel Aufwand nicht ausräumen und stellen potenzielle Fehlerquellen für Multicenterstudien dar. Im Praxis-Alltag bewährt sich der PASI jedoch als praktikables und zuverlässiges Instrument zur Dokumentation des Therapieerfolges bei *Psoriasis vulgaris*, da sich die meisten "Fallen" durch entsprechendes Training vermeiden lassen.

Anhang –
hilfreiche Adressen

9. Anhang - hilfreiche Adressen

Selbsthilfe-Gruppen (überregional)

Deutscher Psoriasis Bund e.V.
Seewartenstr. 10
D -20459 Hamburg
Tel.: 040 22 33 99 - 0
Email: info@psoriasis-bund.de

Psoriasis Selbsthilfe Arbeitsgemeinschaft
c/o Bernhard Pitzal
Jahnstraße 35
D -47119 Duisburg
Tel.: 0203 8788329
Email: Pitzal@aol.com

Selbsthilfegruppe Psoriasis Arthritis
(Rheuma-Forum e.V.)
Postfach 1308
D -71536 Murrhardt
Ansprechpartner: Friedrich Thiemann
Tel.: 07192 900570

Psoriatiker-Verein Austria
Stromstraße 39-45/7
A - 1200 Wien
Tel.: (+43) 1 3324003

Schweizerische Psoriasis-Vitiligo Gesellschaft
(SPVG)
Postfach
CH - 8048 Zürich
Tel.: (+41) 31 7613966

■ Heilmaßnahmen am Toten Meer

Eine Liste von Veranstaltern kann bezogen werden von:

K.i.M. Info-Service GmbH
Postfach 1260
86635 Wertingen
Email: kim@psoaktuell.com

Internet

Neben Fachkliniken, Geräteherstellern oder Verlagen präsentieren sich zunehmend auch nationale und internationale Patienten- und Selbsthilfeorganisationen im Internet. Deren *homepages* eignen sich gut als Ausgangspunkt für weitere Fragen, da sie ausgewählte *links* aufweisen, so dass eine gewisse Filterung des extrem großen Angebotes erfolgt. Die *homepage* von "PSO aktuell" kann hier als Start empfohlen werden:

http://www.psoaktuell.com

Hilfreich sind weiterhin u.a. die *homepages* des deutschen Psoriasis Bundes e.v.:

http://www.psoriasisbund.de

und der amerikanischen National Psoriasis Foundation:

http://www.psoriasis.org

Primär an Ärzte richten sich die beiden auf dem Gebiet der Psoriasis bzw. Psoriasisarthritis aktiven Gruppierungen GRAPPA *(Group for Research and Assessment in Psoriasis and Psoriatic Arthritis)* und IPC *(International Psoriasis Council)* mit folgenden Seiten:

http://grappa.bigmindcatalyst.com

http://www.psoriasiscouncil.org

Index

A

Acitretin 48
Adalimumab 121
Akanthose 23
Akupunktur 97
Alefacept 107
Arthritis psoriatica 130
    Adalimumab 139
    Ätiologie 132
    Bildgebung 133
    Cyclooxygenase II-Inhibitoren 134
    Cyclosporin A 136
    Diagnostk 132
    DMARD 134
    Epidemiologie 130
    Etanercept 139
    Infliximab 138
    Klassifikation 130
    Kombinationstherapien 139
    Leflunomid 137
    Methotrexat 135
    Nicht-steroidale Antirheumatika 134
    Sulfasalazin 136
    Therapie 134
    TNF-α-Inhibitoren 137
Arthropathie 18
Ätiologie 22
Auslösefaktoren 12

B

Biologics 137
    Adalimumab 121
    Alefacept 107
    Anwendung 125
    Efalizumab 110
    Etanercept 113
    Herstellung 102
    Infliximab 117
    off-label use 125
    Wirkmechanismen 104

C

Calcitriol 42
Celecoxib 134
Cyclosporin A 76, 136
    Anwendung 78
    Indikationen 77
    Kombinationstherapien 79
    Kontraindikationen 79
    Nebenwirkungen 78

D

Definition 12
Dermabrasio 61
Dermatom 61
Dexamethason 72
Differentialdiagnose 20
Disease modifying antirheumatic drug (DMARD) 134

D (rechte Spalte)

Dithranol 32
    Anwendung 34
    Indikationen 34
    Nebenwirkungen 33
    Wirkmechanismus 33

E

Efalizumab 110
Endothelzellen 26
Entzündungsreaktion 103
Entzündungsreaktion, psoriatische 23
    Gegenregulation 28
    Gewebelokalisation 27
    Komponenten 23
    Leukozyten-Extravasation 27
Epidemiologie 12
Ernährung 98
Erscheinungsformen 13
Erythrodermie, psoriatische 17
Etanercept 113, 139
Etoricoxib 134
Etretinat 47

F

Familienanamnese 12
Fumarsäureester 36
    Anwendung 37
    Indikationen 37
    Nebenwirkungen 37
    Wirkmechanismus 36

G

Genetik 28
Glukokortikoide 71
    Anwendung 74
    Einteilung 73
    Indikationen 74
    Nebenwirkungen 73
    Wirkmechanismen 72
Goeckermann-Schema 40, 87

H

Histologie 18
HIV-Infektion 160
    Diagnostik 161
    Epidemiologie 160
    Klinik 161
    Therapie 161
Hyperkeratose 23

I

Impetigo herpetiformis 157
Infliximab 117, 138
Ingram-Schema 35, 41, 87

K

Keratinozyten 23
Kindesalter 155
Klassifikation 13
Klimatherapie 97
Klinik 12
Köbner-Phänomen 13, 14
Kogoj'sche Mikropusteln 19

Krümelnägel..........15
Kryotherapie..........62
Kutanes Immunsystem..........23

L

Laserbehandlung..........64
Leflunomid..........137

M

Mahonia aquifolium..........97
Makrophagen..........24
Mastzellen..........26
Methotrexat..........80, 135
  Fraktionierte Therapie..........84
  Indikationen..........84
  Leberbiopsien..........83
  Monitoring..........84
  Nebenwirkungen..........82
  Stoßtherapie..........84
  Wirkmechanismen..........81
Methylprednisolon..........72
Monozyten..........24
Munro'scher Mikroabszess..........18

N

Nagelbeteiligung..........15
Neutrophile Granulozyten..........26
Nicht-steroidale Antirheumatika (NSAR)..........134

O

off-label use..........125
Okklusion..........67
Ölfleck..........15
Onychodystrophien..........15
Onycholysen..........15
Onychopathie..........15

P

Parakeratose..........23
Pathogenese..........29, 103
Phototherapie..........87
  Creme-PUVA-Therapie..........91
  Kombinationstherapien..........92
  Orale PUVA-Therapie..........89
  Photochemotherapie..........89
  Photodynamische Therapie..........93
  Photosoletherapie..........93
  PUVA-Badtherapie..........89
  UVB-Phototherapie..........87
Physikalische Therapie..........61
Phytotherapeutika..........97
Prädilektionsstellen..........13
Prednisolon..........72
Psoriasis
  capitis..........150
  geographica..........15
  im Gesicht..........154
  intertriginosa..........151
  inversa..........13, 15, 151
  Kinder..........155
  Nagelbeteiligung..........153
  palmoplantaris..........16, 152
  Psoriasisformen..........13
  Pustulöse..........16
  Schwangerschaft..........159
  vulgaris..........13, 14, 15

Psoriasisarthritis (s.a. Arthritis psoriatica)..........130
Psychosoziale Therapie..........97

R

Retinoide..........47
  Anwendung..........54, 57
  Indikationen..........54, 57
  Kombinationstherapie..........50
  Kontraindikationen..........52
  Laborkontrollen..........55
  Monotherapie..........49
  Nebenwirkungen..........52, 57
  Systemische..........48
  Topische..........56
  Wirkmechanismus..........49
  Wirkungen..........49, 57

S

Schwangerschaft..........159
Selbsthilfe-Gruppen..........172
Skin immune system (SIS)..........22
Sulfasalazin..........136

T

Tacalcitol..........42
Tazaroten..........57
Teerpräparate..........39
  Anwendung..........40
  Nebenwirkungen..........40
  Wirkmechanismen..........39
Therapie..........32
  Acitretin..........48
  Akupunktur..........97
  Biologics..........100
  Calcipotriol..........45
  Calcitriol..........42, 45
  Cyclosporin A..........76
  Dithranol..........32
  Ernährung..........98
  Etretinat..........47
  Fumarsäureester..........36
  Klimatherapie..........97
  Methotrexat..........80
  Phototherapie..........87
  Physikalische Maßnahmen..........61
  Phytotherapeutika..........97
  Psychotherapie..........97
  Retinoide..........47
  Tacalcitol..........42, 45
  Teerpräparate..........39
Thrombozyten..........27
T-Lymphozyten..........24, 103
TNF-alpha-Inhibitoren..........137
Tüpfelnägel..........15

U

Ustekinumab..........122

V

Vitamin-D3-Analoga..........42
  Anwendung..........45
  Indikationen..........45
  Nebenwirkungen..........44
  Wirkmechanismen..........42

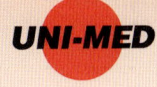
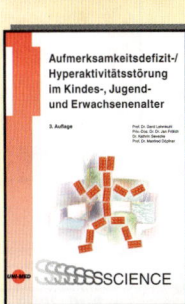
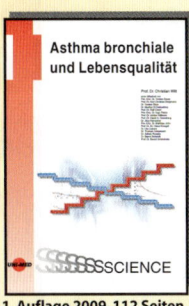
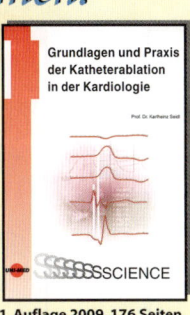
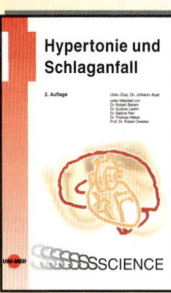
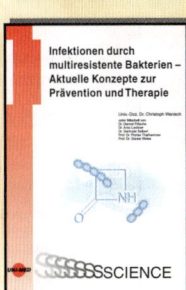
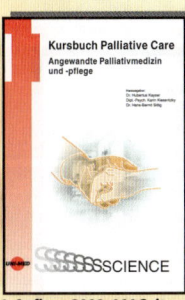
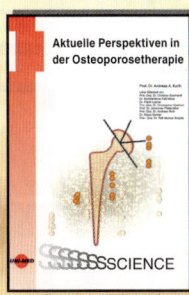
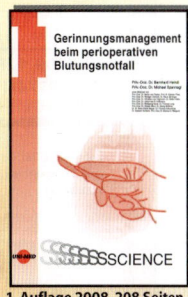
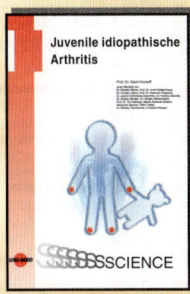
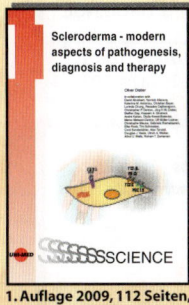
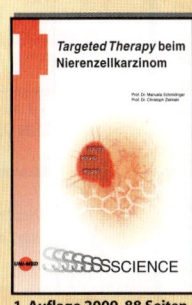
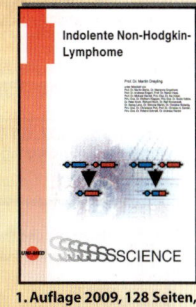
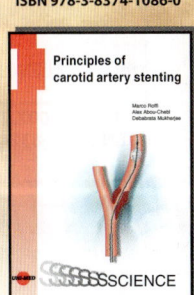
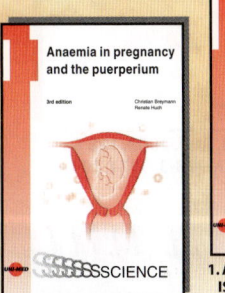
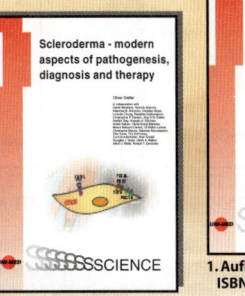
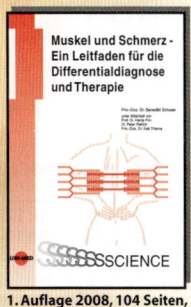

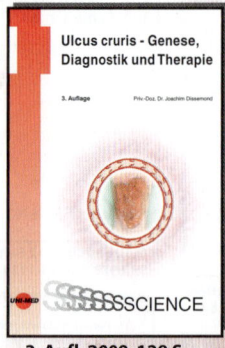
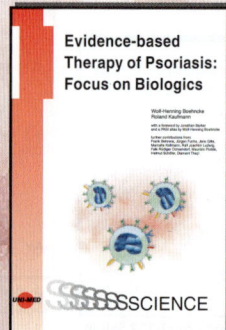
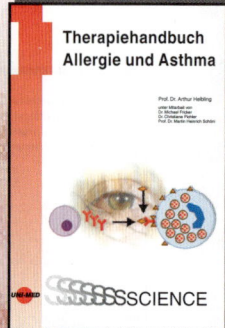
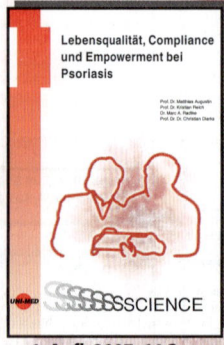
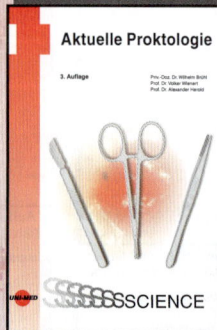
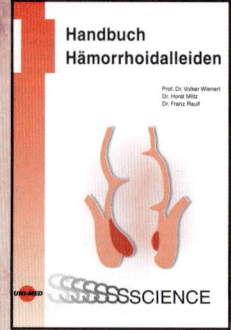
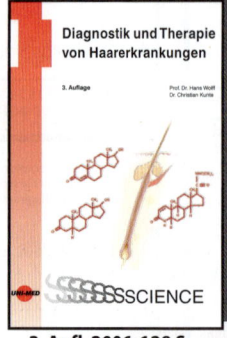
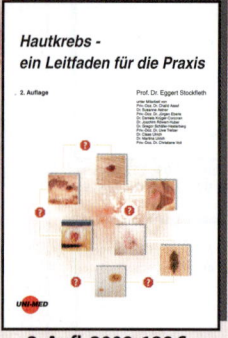
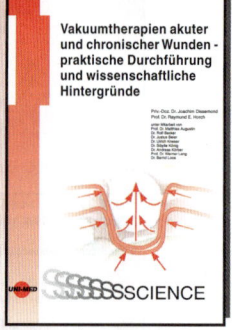
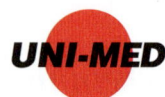